名院特色护理技术丛书

眼耳鼻咽喉头颈外科特色护理技术

主　编　韩　杰

副主编　李　越　杜晓霞

编　者　（按字母顺序排序）

董桂霞　段金萍　杜晓霞　方　微　韩　杰

胡雅斌　刘　辉　刘　蕊　刘淑贤　李　越

任晓波　商　淼　王晶雪　张宛侠　张永杰

张玉焕　赵　岩

科学技术文献出版社
SCIENTIFIC AND TECHNICAL DOCUMENTATION PRESS

图书在版编目(CIP)数据

眼耳鼻咽喉头颈外科特色护理技术/韩杰主编．—北京：科学技术文献出版社，2011.11

（名院特色护理技术丛书）

ISBN 978-7-5023-6923-1

Ⅰ.①眼…　Ⅱ.①韩…　Ⅲ.①眼科学：外科学：护理学　②耳鼻咽喉科学：外科学：护理学　③头-外科学：护理学　④颈-外科学：护理学　Ⅳ.①R473.6

中国版本图书馆CIP数据核字(2011)第081259号

眼耳鼻咽喉头颈外科特色护理技术

策划编辑：陈玉珠　付秋玲　责任编辑：付秋玲　责任校对：唐　炜　责任出版：王杰馨

出 版 者　科学技术文献出版社
地　　址　北京市复兴路15号　邮编 100038
编 务 部　(010)58882938,58882087(传真)
发 行 部　(010)58882868,58882866(传真)
邮 购 部　(010)58882873
网　　址　http://www.stdp.com.cn
发 行 者　科学技术文献出版社发行　全国各地新华书店经销
印 刷 者　北京时尚印佳彩色印刷有限公司
版　　次　2011年11月第1版　2011年11月第1次印刷
开　　本　787×1092　1/16开
字　　数　320千
印　　张　14　彩插12面
书　　号　ISBN 978-7-5023-6923-1
定　　价　49.00元

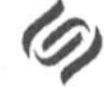

序

眼科、耳鼻咽喉头颈外科临床医学参考书籍中，护理方面的书籍可谓有限，鉴于此，具有专科特点、以实用性为特色的《眼耳鼻咽喉头颈外科特色护理技术》经过多年的沉淀，在以韩杰为代表的一批护理专家的努力下即将出版，该书积我院多年护理工作之经验，经总结和提炼，将与读者见面。

首都医科大学附属北京同仁医院的眼科、耳鼻咽喉头颈外科均系国家重点学科，在长期的学科建设与发展中，专科护理技术也日臻完善。为适应临床护理工作日益发展的需求，本书结合国内外学科发展新的理念、新的学术思想以及大批新技术，系统阐述了专科护理知识、临床护理操作规范，收集插图近400幅，图文并茂，语言简洁，条理清晰，相信对临床护理工作会有很好的实际指导作用。

全书分为两篇，每篇分为五个章节，从临床教学和实际工作需要出发，以临床护理操作为主线，系统地讲述了眼科、耳科、鼻科、咽喉科与头颈外科的检查、技术操作、手术配合、疾病应急预案及常见急症处理等基本规范，该书编写中注重将现代医学护理理论与实践经验相结合、注重新的学术思想与应用相结合，既可以用于临床专科护理工作者自学，也可用于专科护理教学、护理研究等项工作，还可成为医学院校学生和初入院的临床医生的参考用书。

本书内容系统全面，讲解深入透彻。各章节均由护理医疗专家执笔，遵循“三基五性”的基本原则（即基本理论、基本知识和基本技能，思想性、科学性、先进性、启发性和适用性），对临床护理重点、难点及关键点进行深入阐述，是一本很有价值的专业护理用书。

该书问世，不仅有助于提高广大临床专科护理人员的操作技能、优化护理服务、促进学术技术交流，也将推动并提高我国眼耳鼻咽喉头颈外科护理教学和临床工作的整体水准，促进大学科建设思想的早日实现，为广大患者提供更加符合国际流行标准的高水平医疗技术服务，相信这个目标在不远的将来一定会得到验证。

韩德民

前言

护理学是运用专业知识和技术为人民群众健康提供服务的一门行为科学，其工作实践性强，技术操作的水平直接关系到护理工作的质量，为了规范护理人员的技术操作，适应临床工作日益发展的需要，我们编写的《眼耳鼻咽喉头颈外科特色护理技术》一书即将与读者见面。

本书以眼耳鼻咽喉头颈外科护理技术操作为主线，将护理程序贯穿始终，对各专科的检查、技术操作、手术配合、疾病应急预案及常见急症处理等内容进行全面阐述，不仅讲解了护理技术的操作流程，而且运用并列对照的形式说明了护理技术操作的理论依据；同时还增加了解剖和生理方面的知识，努力做到传授理论知识与培养实践能力相结合；另外，本书收集插图近400幅，图文并茂，生动形象地诠释了技术操作的要点，便于操作者理解。我相信，《眼耳鼻咽喉头颈外科特色护理技术》一书的出版，不仅可以作为临床护理人员的工具书，也可作为护理院校学生临床学习参考之用，并对家庭护理、防治疾病、增进健康有一定的指导作用。

本书由从事眼耳鼻咽喉头颈外科的临床护理专家编写而成，从策划、构思、撰写到出版，无一不是作者辛勤劳动的成果，她们在总结多年临床护理经验和参考大量国内外相关资料的基础上，结合学科发展及护理专业技能的规范进行认真编写。谨此，特向为编写及编辑此书付出辛劳的各位专家及有关工作人员，致以诚挚的谢意。

汇编此书，各位编者虽殚精竭虑，但是仍难免有疏漏之处，如有不妥请广大读者批评指正。

目　录

第一篇　眼科护理技术操作

第二篇　耳鼻咽喉头颈外科护理技术操作

第一篇

眼科护理技术操作

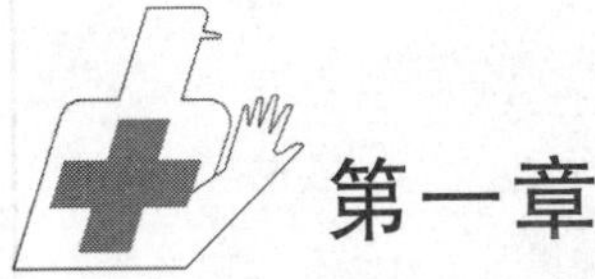

第一章

同仁眼科专科检查操作规范及流程

第一节 视力检查操作规范及流程

【目的】

视力检查是眼科检查的第一步，主要目的是检查黄斑的视功能，是健康的检测指标之一。

【对象】

远视力：眼科就诊的患者、屈光不正和健康体检者。

近视力：屈光不正、老视患者和需要检查近视力的其他情况。

视力 是指眼分辨最小物体的能力，它反映了眼底黄斑中心凹的形觉功能。视力又分中心视力和周边视力，中心视力的检查又分为远视力和近视力，因为远视力检查比较简单、方便，作为青少年视力健康的监测指标之一，有一定意义。

一、远视力检查

操作技术流程	技术依据及相关知识
图 1：眼的屈光	→什么是屈光不正？ 屈光不正是指眼在不使用调节时，平行光线通过眼的屈光作用后，不能在视网膜上结成清晰的物像，而在视网膜前或后方成像。它包括远视、近视及散光。

续表

<table>
<tr><th>操作技术流程</th><th>技术依据及相关知识</th></tr>
<tr><td>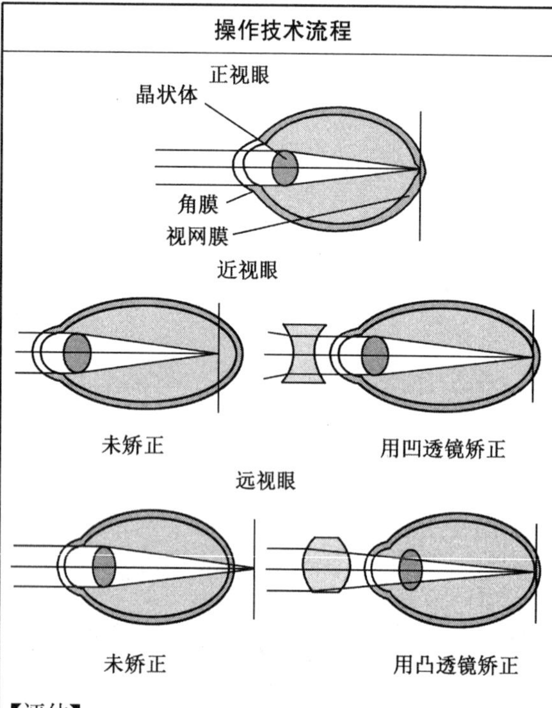</td><td></td></tr>
<tr><td>【评估】
①评估环境是否适合此项操作。</td><td>→环境要求：安静，光线充足，照明良好，视力检查表置于空间明亮、宽敞的环境中，避免阳光直射，视力表的照明应均匀，无眩光。</td></tr>
<tr><td>②评估患者年龄、眼部状况，全身状况，是否有精神或智力障碍合作程度。</td><td>→协助患者熟悉视力检查表，患者眼部如有分泌物应帮助其清洁眼部。</td></tr>
<tr><td>③告知患者视力检查的目的、方法及注意事项，以取得配合。
图 2：国际标准视力表
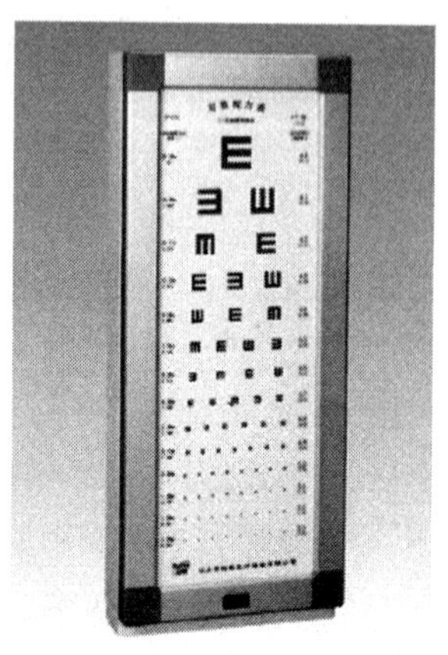</td><td>→视力检查表安装于墙上或固定在专用架上。视力表与视力反光镜的距离为 2.5 米，如无反光镜，则需与被检查者相距 5 米，视力表的 1.0 一行应与被检查者的眼睛平行。</td></tr>
</table>

续表

<table>
<tr><th>操作技术流程</th><th>技术依据及相关知识</th></tr>
<tr><td>

【操作前准备】

①操作人员仪表要求：仪表端庄，服装整齐、干净；洗手，戴口罩。

图 3：操作者仪表规范

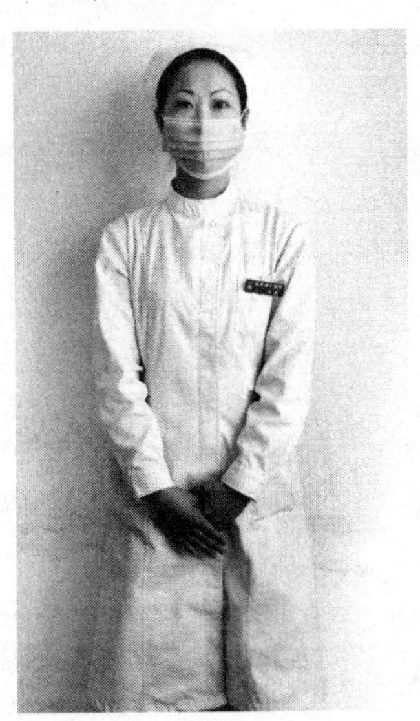

②患者体位要求：坐位。

③物品准备：国际标准视力表、视力表反光镜、视力指示棒、眼用遮盖勺、浸泡桶、洁净小毛巾、圆凳、检查用椅、含氯消毒液。

【操作流程】

图 5：镜面反射方式测量视力

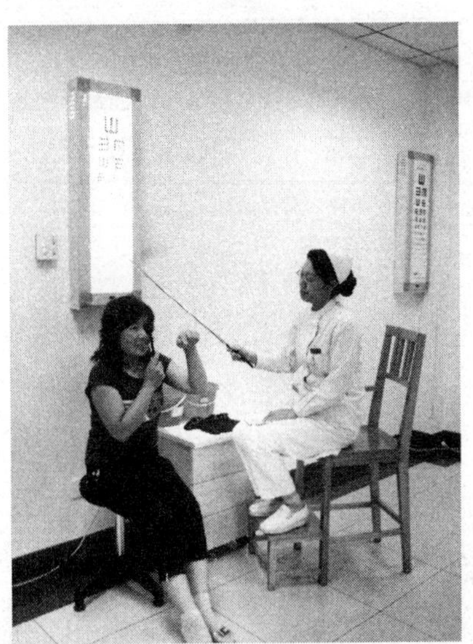

</td><td>

→七步洗手法

图 4：七步洗手法

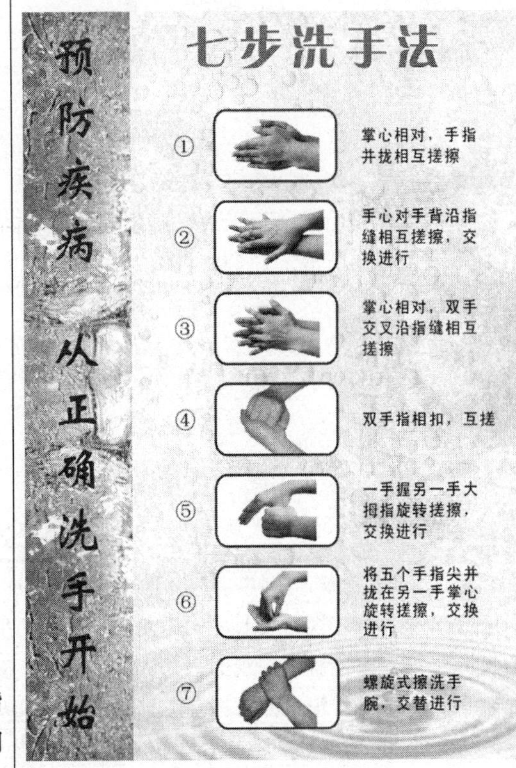

提示：消毒液浓度：1 片 CLB/500ml

图 6：视力表与镜子距离图片

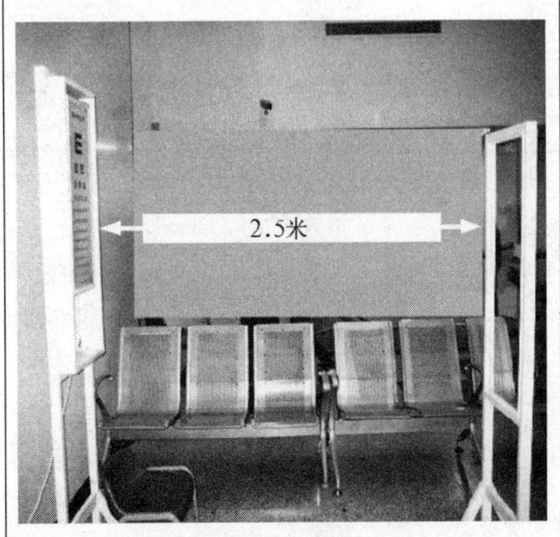

</td></tr>
</table>

续表

操作技术流程	技术依据及相关知识
①核对医嘱，做好三查七对及解释工作，核对好眼别，无特殊要求一般为双眼视力。	
②协助患者取坐位。	→认真接待患者，主动热情，消除患者紧张情绪，使患者在放松的状态下接受检查，以达到检查的准确性。
③嘱患者将一只眼用遮盖勺完全遮盖，且不可加压。 ④检查时能看清第1行者记录为0.1，以此类推，看清第10行者为1.0，看清第12行者记录为1.5。	→常规检查是先查右眼，后查左眼，如果受检查者戴眼镜，应先检查裸眼视力，再检查戴镜视力。非受检眼必须完全遮盖，但不能压迫眼球。 提示：检查时，患者每个字母的辨认时间为2～3秒。检查者头位要正，切忌歪头、眯眼，或用另一只眼帮忙。
⑤对视力不及0.1者，应嘱患者起立并慢慢向视力表靠近，直至能够辨认视力表上最大的视标。记录的视力为：0.1乘以被检查者与视力表的距离(m)/5。例如，在2米距离处看清最大视标0.1，则视力为0.1×2/5＝0.04，依此类推。	视力检查时会出现数字右上角标记加减号的结果，如0.8^{+}就是表示患者能够辨认第8行的全部视标，同时能够辨认第9行半数以下的视标，如果患者能够辨认第8行的全部视标，同时能够辨认第9行半数以上的视标，则记录为0.9^{-}。
⑥如患者在距离1米处仍不能够辨认视力表上的最大视标，应嘱患者背光辨别检查人员手指数目，记录能够辨认手指数目的最远距离，例如在30cm处能看清指数，则记录为30cm指数或“CF/30cm”。	如5cm处仍不能辨认手指数，则检查者在患者前摆手，记录能够辨认手动的最远距离，如在5cm处能看到手动则记录为5cm手动或“HM/5cm”。
⑦对视力为手动或光感的患者，应在暗室中检查光感及光定位，等辨认光感的最远距离应记录为光感/30cm，如只有眼前能看见光亮，则记录为眼前光感，如患者不能看见眼前的光亮，则记录为无光感。	
⑧双眼交替检查完后，将患者使用过的遮盖勺浸泡在含氯消毒液中。	→浸泡时间为30min，遮盖勺的头部与手柄部应完全浸泡。
⑨准确记录。	

二、近视力检查

<table>
<tr><th>操作技术流程</th><th>技术依据及相关知识</th></tr>
<tr><td>【评估】
①评估环境是否适合此项操作。
②评估患者年龄、眼部状况，全身状况，是否有精神或智力障碍不能合作。
③告知患者近视力检查的目的、方法及注意事项，以取得配合。
【操作前准备】
①操作人员仪表要求：仪表端庄，服装整齐、干净；洗手，戴口罩。
②患者体位要求：坐位。
③物品准备：选用耶格E字近视力表、徐广第近视力表、对数视力表、手电。
图7：近视力检查用品
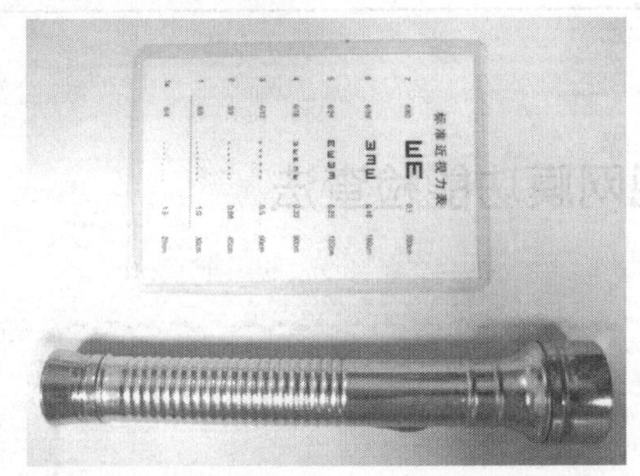</td><td>→环境要求：安静，光线充足，照明良好。
→协助患者熟悉视力检查表，患者眼部如有分泌物应帮助患者清洁眼部。

→七步洗手法
相关知识：一般近视力检查常用于老年病人老花眼的检查，人到40～45岁的中年时期，眼的调节能力开始减弱衰退，发生看近物困难，这就是老视现象，也就是老花眼。</td></tr>
<tr><td>【操作流程】
①核对医嘱，做好三查七对及解释工作，核对好眼别，无特殊要求一般为双眼视力。
②协助患者取坐位。
③嘱患者将一只眼用遮盖勺完全遮盖，且不可加压。常规先查右眼后查左眼。
④检查时眼与视力表的距离为30厘米。若在30厘米处辨认不清字符，可将视力表移近或移远，直至辨认清楚为止。记录方法为：近视力/距离，如1.0/30厘米。
⑤以能够看清最小一行字为测量结果，用小数法记录。如用耶格(Jaeger)近视力表则用J1～J7记录，并注明检查距离。</td><td>→认真接待患者，主动热情，消除患者紧张情绪，使患者在放松的状态下，以达到检查的准确性。

提示：检查时，患者每个字母的辨认时间为2～3秒。非受检眼必须完全遮盖，但不能压迫眼球。检查时检查者头位要正，切忌歪头、眯眼，或用另一只眼帮忙。</td></tr>
</table>

续表

操作技术流程	技术依据及相关知识
图 8:近视力检查 	
⑥双眼交替检查完后,将患者使用过的遮盖勺浸泡在含氯消毒液中。 ⑦准确记录。	→浸泡时间为 30 分钟,遮盖勺的头部与手柄部应完全浸泡。

第二节　视网膜功能检查法

【目的】

了解视网膜各个部位的光感情况。

【对象】

裸眼视力小于 0.02 的患者。

视网膜功能检查是在肯定光感存在的基础上,检查视网膜各个部位的光感情况。如所有方位光感全部消失时,才记为无光感,也就是全盲。操作者熟练掌握视功能检查技术,检查中善于沟通,准确判断患者的回应,准确无误地给出结论,避免误诊或漏诊。

操作技术流程	技术依据及相关知识
图 9:视网膜功能检查屏图片 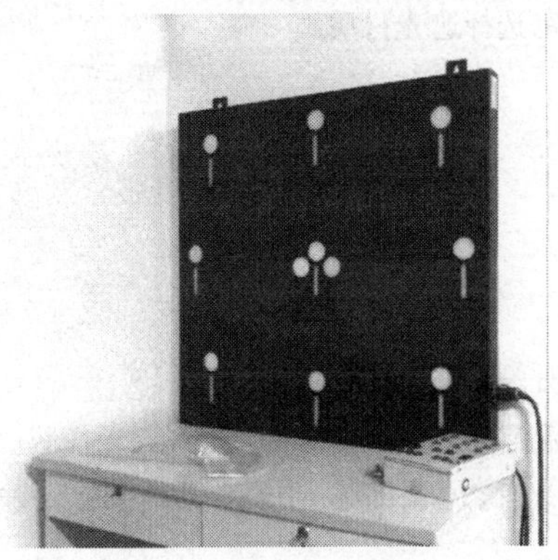	→什么是视网膜功能? 视网膜功能是外界物体通过视觉器官反映到大脑皮质视中枢后的综合感觉,即光刺激-感觉-知觉。是从器官水平上描述眼及视觉系统的功能情况。 光定位不准表明患者视功能严重受损往往预示着较差的手术效果。
【评估】 ①评估环境是否达到暗室标准。 ②了解患者的年龄、眼部情况、病情及合作程度。	→全身状况是否允许检查;是否有精神或智力障碍等情况不能配合检查。
③向患者讲解视网膜功能检查的目的、操作方法及注意事项。	→用和蔼可亲的态度,耐心为患者讲解以取得配合。
【操作前准备】 ①操作人员仪表要求:仪表端庄,服装整齐、干净;洗手,戴口罩。	→七步洗手法,避免交叉感染。
②患者体位要求:取坐位。	→患者距检查屏之间的距离为 1 米。
③用物准备:视功能检查屏、座椅、遮盖眼勺、专用记录单。 **图 10:视功能检查专用记录单** 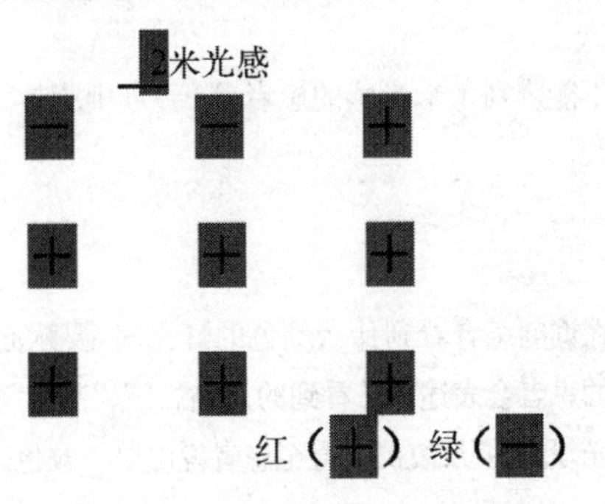 	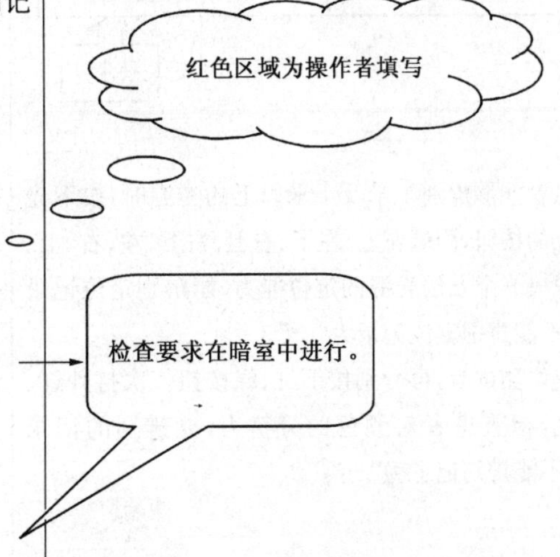

续表

操作技术流程	技术依据及相关知识
④环境要求及物品摆放标准:将视网膜功能检查屏置于宽敞的环境中,遮挡窗帘,关门关灯,保持无外源光线进入。 将检查屏安置在墙上,其高度为屏中点与坐位时患者眼部平行。	→窗帘选择遮光材质。
【操作过程】 ①主动热情接待患者,认真查对医嘱。	→核对患者姓名、眼别。
②协助患者取坐位,并调整好与检查屏之间的距离,检查一侧眼时要将另一侧眼完全遮盖,嘱患者平视前方且头保持固定不动。	→遮盖健眼注意不能漏光或透光。 ※ 嘱患者切忌头部随着光亮移动或用眼寻找光亮。
③遮挡窗帘,关灯关门,操作者站在检查屏的一侧,用右手打开电源开关,按下代表光源距离的按钮,依次打开不同亮度的灯光,由暗至明分别代表 6、5、4、3、2、1 米远的亮度,操作者记录患者能分辨的最低亮度,即代表相应距离的光感。 **图 11:视功能检查操作板(附彩图)** 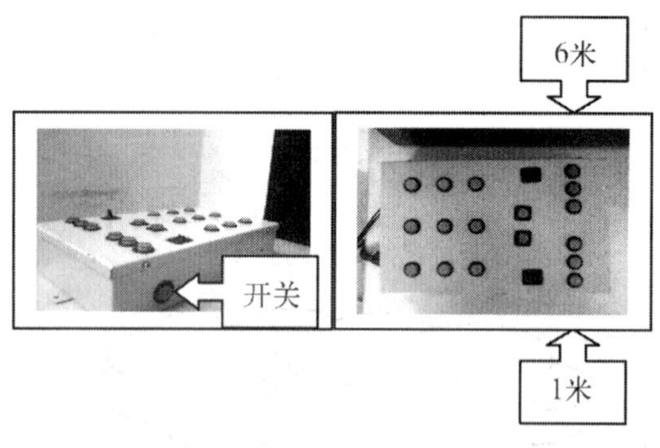 	→每一次按下和松开按钮的时间不可过短,老年人反映比较慢,如果测试速度太快,往往出现不准确的结果。 ※ 良好的沟通是测试的关键。
④在患者能够辨别 1 米及 1 米以上的光源时,按下光源定位的按钮,测试左上、左下、右上、右下、左、右、上、下及中央 9 个方位光源的定位能力,能辨别定位记录"+",不能辨别定位记录为"-"。	→不能辨别 1 米光感的患者,记录为"眼别<1 米光感"。
⑤光定位测试后,再分别按下红、绿按钮依次打开红、绿灯光,检查患者对颜色的分辨力,能辨别的记录"+",不能辨别记录为"-"。	→在询问患者看到什么颜色的灯光时,要耐心细致,有的患者会表述自己看到的是"橘红"、"蓝绿"颜色的灯光,此时要反复测试直至患者说出单一颜色。

续表

操作技术流程	技术依据及相关知识
⑥准确无误地将检查结果记录在视功能检查专用记录单上。要求字迹清楚,横竖分明。 ⑦将视功能检查专用记录单规整地粘贴在病历上。	图 12:视功能检查操作规范图片(附彩图)
⑧正确处理用物:遮盖眼勺使用后用 500ppm 的含氯消毒液浸泡消毒 30min 后,用清水冲洗晾干备用。	→避免交叉感染。

第三节　眼压测量操作技术

眼压是眼球内容物作用于眼球壁及内容物之间相互作用的压力。眼压的形成与房水循环密切相关。正常人的眼压值是 10～21mmHg,双眼压差值≤5mmHg。房水循环异常、炎症、全身疾病等多种因素都会引起病理性眼压。临床上分为两种:①眼压>21mmHg,称为高眼压症;②眼压<6mmHg,称为低眼压症。

一、Schoitz 眼压计量方法

【目的】

眼压是衡量是否患青光眼的重要标志,除此以外,测量眼压还能提早预知眼睛是否有其他的健康问题,有着非常重要的临床意义。

【对象】

需要了解眼压的患者。

禁忌证:全身情况不允许采取仰卧位者,角膜或结膜急性传染性或活动性炎症者,严重的角膜上皮损伤者,眼球开放性损伤者。

操作技术流程	技术依据及相关知识
图 13:Schoitz 眼压计 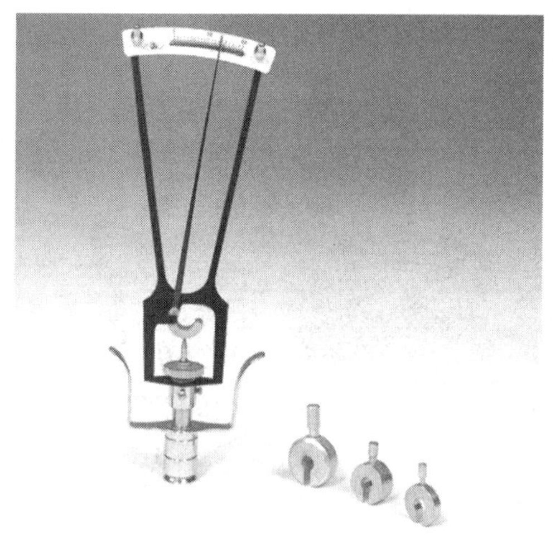	→什么是 Schoitz 眼压计? Schoitz 压陷式眼压计为临床常用,它是以一定重量的砝码压陷角膜中央部,以测量眼压。
【评估】 ①评估环境是否适合操作。	
②评估患者的眼部情况及合作程度。 ③告知患者测量眼压的目的及方法,以取得其配合。	→观察患者眼部情况,能否进行此项操作,对于不能合作的婴幼儿,一定要教会其家属约束患儿的方法,确保操作安全。
【操作前准备】 ①操作人员仪表要求:仪表端庄,服装整齐、干净;洗手,戴口罩。	→七步洗手法。
②患者体位要求:仰卧位、低枕位。	→体位要求:头部固定不动,患者双眼向正前方注视,使角膜位于水平位置。
③物品准备:Schoitz 眼压计、酒精棉球、灭菌干棉块、表面麻醉剂、消炎眼药水。 **图 14:Schoitz 眼压计检查准备用品** 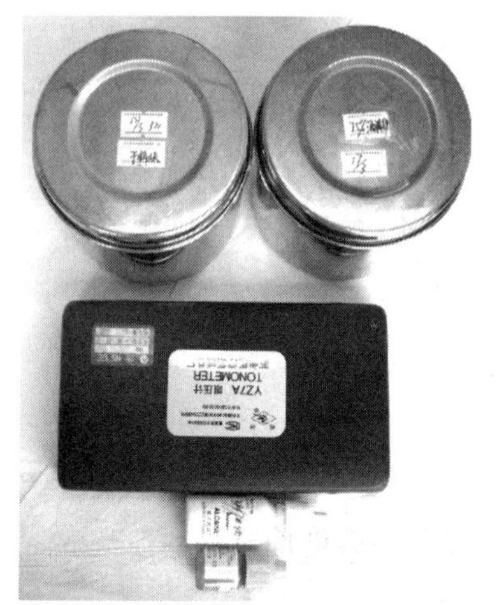	

续表

操作技术流程	技术依据及相关知识
【操作流程】 ①核对医嘱、做好三查七对,核对好眼别。 ②协助患者取仰卧位或低枕位。 ③操作者向结膜囊内滴表面麻醉剂 2 次,每次间隔 2～3分钟,使角膜充分麻醉。	→核对医嘱严格做好三查七对及二人核对。 →要求仰卧位且头部固定不动。 →滴眼药水的方法:嘱患者眼睛向上注视。结膜囊内分泌物较多者,先用消毒棉签、棉块擦净眼部分泌物或生理盐水冲洗结膜囊。 用手指分开下眼睑,将药液滴入下穹窿部,一般一次 1～2 滴。轻提上睑使药物充分弥散。滴药后嘱患者轻轻闭合眼睑。
④检查眼压计指针是否在零点刻度位置上,指针是否灵活,用酒精擦拭眼压计足板并用消毒干棉球擦干。 ⑤检查者右手持眼压计持柄,左手轻轻分开患者上、下眼睑,分别固定于上下眶缘,嘱患者双眼向正前方注视,使角膜位于水平正中位。将眼压计足板放于角膜中央,保持竖直方向,并与角膜垂直。	→用酒精棉球消毒后,一定要确保用干棉球擦干足板,防止患者角膜被酒精烧伤。 →认真对照医嘱,确认患者的姓名,测眼压的是哪只眼睛,如果是双眼注意先右后左。 →操作者固定眼睑时,切忌对眼球施加压力。 →眼压计足板放置在角膜上时,动作要轻,且足板要与角膜平行,时间不宜过长,否则会引起眼压下降或对角膜上皮划伤。遇到不合作者,应该做好解释工作,切忌强行测量。 ※一般连续测量不超过 3 次,每次测量时眼压计不得在角膜上停留过长的时间。
图 15:测量眼压图 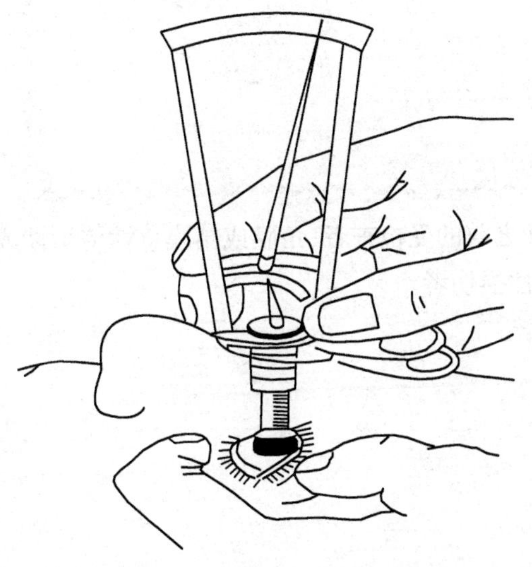 ⑥手柄保持在眼压计圆柱上、下两端中间位置,此时可读出刻度板上指针的刻度。 ⑦根据测眼压时所用砝码的重量,从眼压计所附属的换算表中查出对应的眼压值。	**图 16:眼压换算表** 眼压换算表 Calibration Scale for Tonometer [illegible]

续表

操作技术流程	技术依据及相关知识
⑧测量眼压时，如果需要不同重量的砝码测量，一般先用 5.5g 的砝码，若读数小于 3，则更换 7.5g 或 10g 的砝码，然后再以 15g 砝码测量。	
⑨测量完毕后，向患者眼内滴入消炎眼药水，用酒精棉块立即将眼压计足板清洁干净并用无菌干棉球拭干，放回眼压计盒内备用。	→避免交叉感染
⑩记录值为：砝码重量/指针偏转的刻度＝换算后的眼压值，以 mmHg 为单位。	
⑪操作完毕后，洗手，签字，告知患者注意事项。	→嘱患者 30 分钟内勿揉眼，以免引起角膜上皮擦伤。
⑫整理用物。	→眼压计消毒要彻底，切忌强行测量。

二、非接触眼压计的测量方法

【目的】

眼压是衡量是否患青光眼的重要标志。除此以外，测量眼压还能提早预知眼睛是否有其他的健康问题，有着非常重要的临床意义。

【对象】

①需要了解眼压的患者。

②进行眼内血管波动测定的患者。

③进行房水动力学测定的患者。

禁忌证：全身状况不允许坐于非接触眼压计之前的受检查者、角膜或结膜急性传染性或活动性炎症者、严重的角膜上皮损伤者、眼球开放性损伤者。

<table>
<tr><th>操作技术流程</th><th>技术依据及相关知识</th></tr>
<tr><td>图 17:非接触式眼压计
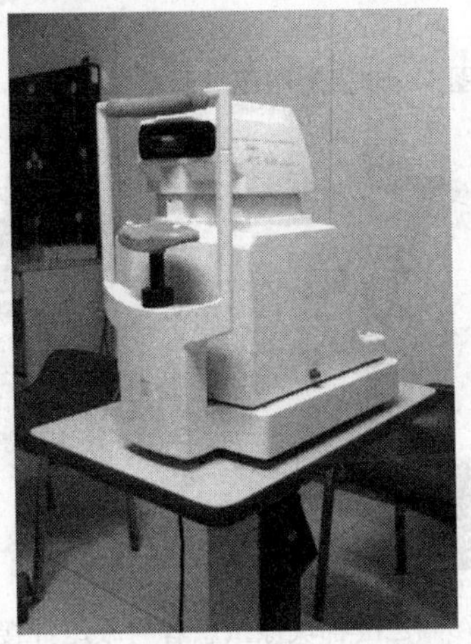</td><td>→非接触式眼压计的原理是什么?
非接触式眼压计的原理是通过气浪打到角膜上再反射回去的压力值,以此判断眼压的高低。这样做很简单、卫生,不像接触式眼压计要先上麻药,而且减少交叉感染的可能。但非接触眼压计缺点是不太精确,常常有 4mmHg 以内的误差,因此测量时每个眼睛会打 3～4 次,取一个中间平均值。</td></tr>
<tr><td>【评估】
①评估环境是否适合操作。
②评估患者的眼部情况及合作程度。
③告知患者测量眼压的目的及方法,以取得其配合。</td><td>

→观察患者眼部情况,能否进行操作。</td></tr>
<tr><td>【操作前准备】
①操作人员仪表要求:仪表端庄,服装整齐、干净;洗手,戴口罩。
②患者体位要求:坐位。
③物品准备:非接触眼压计、椅子、酒精棉球、干棉球。</td><td>→七步洗手法。
→体位要求:坐位,头部固定不动,患者双眼向正前方注视。
→操作前擦拭好眼压计与患者接触的各个部位,并检查线路是否正常,眼压计是否工作正常。</td></tr>
<tr><td>【操作流程】
①核对医嘱、做好三查七对,核对好眼别。
②协助患者取坐位。
③嘱患者坐在非接触眼压计之前,其头部固定在眼压计的头架上,向前注视,尽量张大睑裂。
④调节眼压计,将眼压计压头对准角膜正中的部位,此时眼压计上自动显示待测眼别。
⑤在眼压计控制板上选择 AUTO(自动)系统进行测量眼压,嘱患者注视测压头内的绿色或红色指示灯,系统自动发出一股气体压平角膜,监视器上自动显示眼压值,如果数值为“＊”则为参考数值或不显示数值。</td><td>→认真对照医嘱,确认患者的姓名,测眼压的是哪只眼睛,检查眼压计是否处于完好可使用的状态。

→前后移动眼压计镜头时,注意不要触碰患者。</td></tr>
</table>

续表

操作技术流程	技术依据及相关知识
⑥眼压计测完一只眼，自动调节测量另外一只眼。 ⑦测量完成后，在控制板上选择“PRINT”(打印)，打印结果。	图 18：非接触眼压计测量法 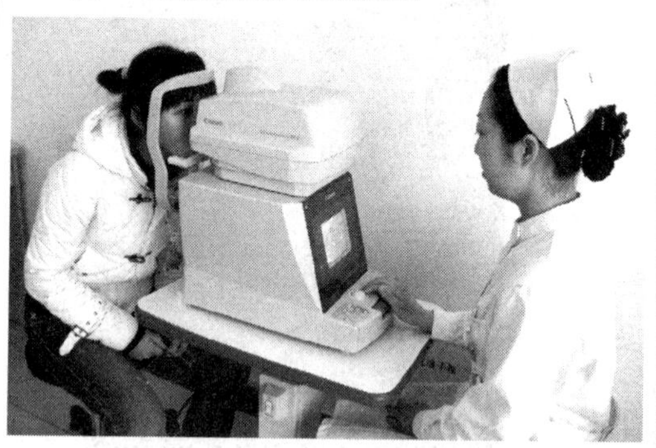
⑧洗手、清洁消毒眼压计。 ⑨操作完毕后，关闭眼压计，切开电源。	→用 75%乙醇棉块擦拭患者与眼压计接触的部位(包括下颌托、额托等)。

第四节　Schirmer 泪液试验检查法

【目的】

检测泪膜中水液层在特定时间内的分泌量。

【对象】

①流泪、溢泪的患者。

②眼干的患者。

凡能刺激泪腺或刺激支配泪腺分泌神经的病变，早期可使泪液分泌增加而引起流泪；如泪腺遭受了不可逆的破坏或者发生萎缩，将会使泪液分泌减少，严重者，角结膜表面得不到足够的泪液润泽而引起眼干燥症。泪腺分泌正常，泪道排泄功能障碍时，可引起泪溢，多见于泪道阻塞。操作者熟练掌握 Schirmer 泪液试验检查法，准确得出结果，防止误诊及漏诊。

操作技术流程	技术依据及相关知识
图 19:外眼图片 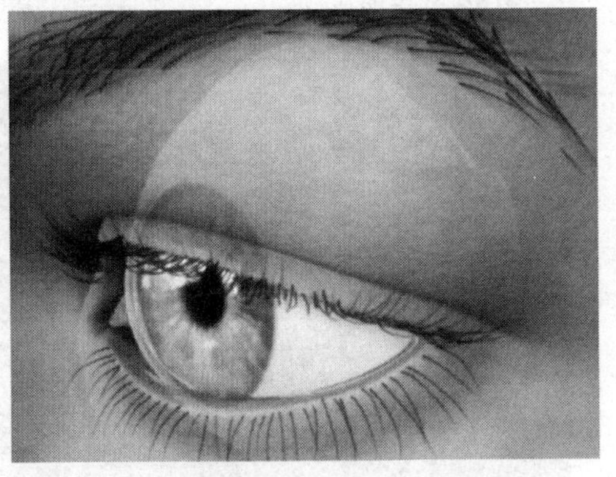	→覆盖于眼表面的泪液由脂质层、水液层及黏蛋白层组成,脂质层由睑板腺分泌,水液层则由泪腺分泌,黏蛋白则由眼表面上皮细胞分泌。水液性泪液的分泌分为基础性分泌及反射性分泌。 →基础性分泌即是泪腺在无任何刺激的情况下分泌泪液,一些研究认为基础性分泌的泪液主要来源于副泪腺,而由泪腺分泌的泪液则为反射性泪液。但临床观察表明,在睡眠、全麻或局麻下泪液的分泌较正常状态时减少,因而一些学者认为泪腺也有基础性分泌。
图 20:泪腺及泪液图片 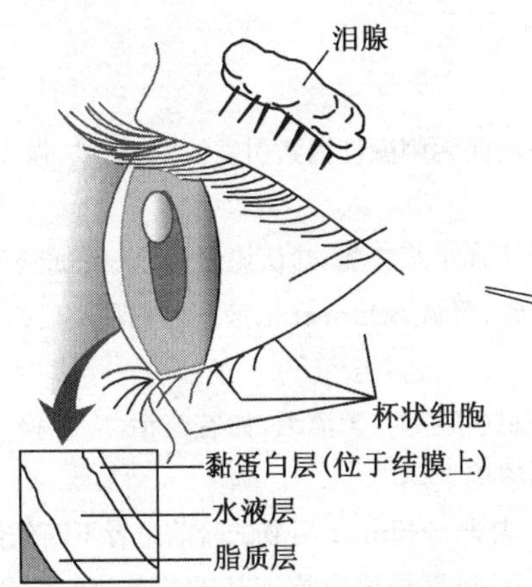 	→泪腺的反射性分泌是在强烈的心理或物理刺激下引起的泪腺分泌。 →反射性泪液中含有保持眼表面上皮细胞增生和分化所必须的成分,它对眼表面伤口的愈合具有十分重要的作用。 眼表泪液分为哪几层?
【评估】 ①评估环境是否存在刺激产生流泪的因素。	
②了解患者的年龄、眼部情况、病情及合作程度。	→是否有精神或智力障碍等情况不能配合检查。
③向患者讲解 Schirmer 泪液试验检查的目的、操作方法及注意事项。	→用和蔼可亲的态度,耐心为患者讲解以取得配合。
【操作前准备】 ①操作人员仪表要求:仪表端庄,服装整齐、干净;洗手,戴口罩。	→七步洗手法,避免交叉感染。
②患者体位要求:取坐位。 ③用物准备:Schirmer 试验试纸、计时器。	

续表

操作技术流程	技术依据及相关知识
图 21:泪液试验检查用物图片 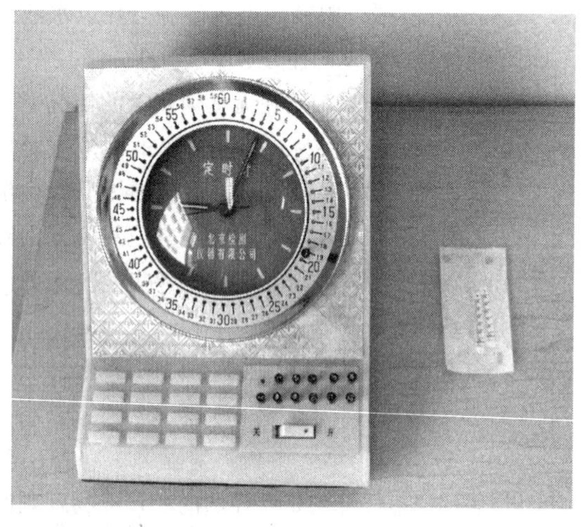	**图 22:洗手图片** 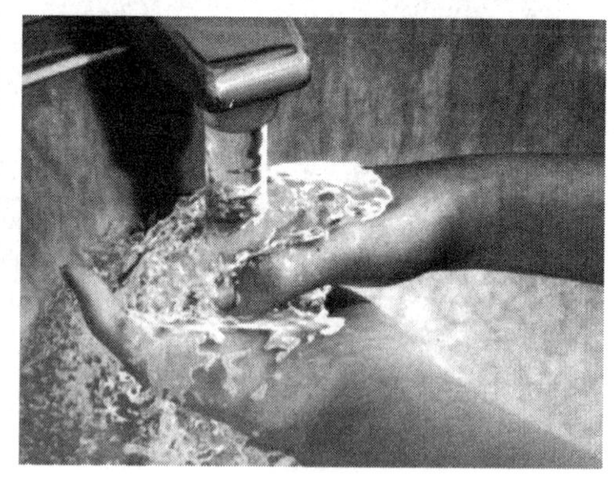
④环境要求:检查时,若患者临窗而坐,应关窗;面向窗且阳光足时应拉窗帘。	→确保无刺激性因素引发流泪,如风、强光等。
【操作过程】 ①主动热情接待患者,认真查对医嘱。	→认真对照医嘱,确认患者姓名、做试验的是哪只眼睛、确认 Schirmer 泪液试验的种类。
②协助患者取坐位,嘱患者睁眼向上看,用准备好的 Schirmer 泪液试验试纸将具有圆弧度的一端夹持于下眼睑中外 1/3 处结膜囊内,另一端悬挂于眼外,嘱患者轻轻闭眼。 **图 23:Schirmer 泪液试验试纸夹持图片** 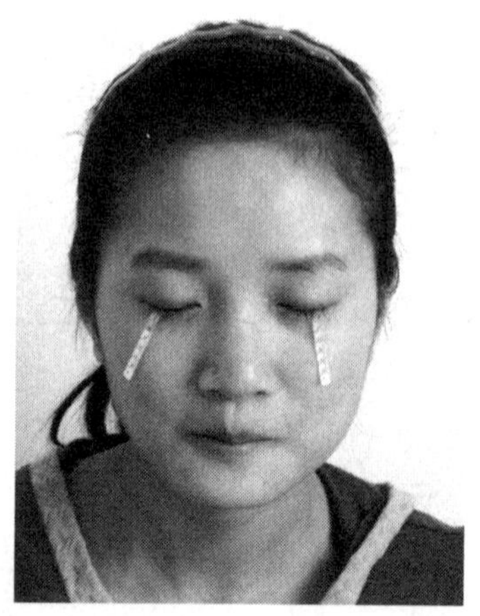	→观察眼部有无流泪,如有流泪,应在检查前先用棉签擦干。 ※ 普通 Schirmer 泪液试验前患者不滴任何药物。 提示:若医嘱要求检查基础的 Schirmer 泪液试验检查,应先在眼内滴入麻醉剂(临床常用爱尔卡因滴眼液),5 分钟后用棉签擦干眼睑皮肤,再夹入 Schirmer 泪液试纸,并于 5 分钟后取出读数。

续表

操作技术流程	技术依据及相关知识
③调好定时器(时间为 5 分钟),以确保结果准确。 ④5min 后取下试纸,观察试纸浸湿的长度并记录(前 5mm 不记录)。 ⑤正确处理用物:Schirmer 泪液试验试纸为一次性物品,使用后投入黄色垃圾袋内。	→取下试纸前应充分下拉下眼睑,完全暴露试纸顶端(即圆弧端),并嘱病人放松不要突然闭眼,以免试纸被夹断而进入结膜囊内。

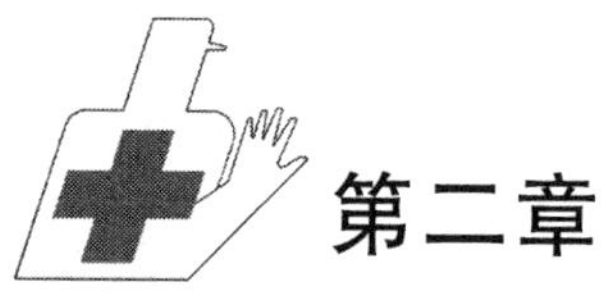

第二章

同仁眼科专科技术操作规范及流程

第一节　点眼药水(膏)技术

【目的】

局部给药,提高到达治疗部位的药物浓度以取得较好的疗效;减少眼药吸收引发的全身反应。

【对象】

①眼病患者手术前后预防感染。

②眼部疾患患者。

③需散瞳、缩瞳、麻醉处置的患者。

由于存在血眼屏障(血房水屏障、血视网膜屏障)等特殊组织解剖结构,大多数眼病的有效药物治疗是局部给药。点眼药是一项简单有效的治疗眼部疾患的方法。操作者除了掌握正确点眼药的方法,更重要的是全面掌握药物的吸收途径、各种眼药的作用及副作用,从而更好地指导患者用药,减少药物的全身吸收,降低药物副作用。

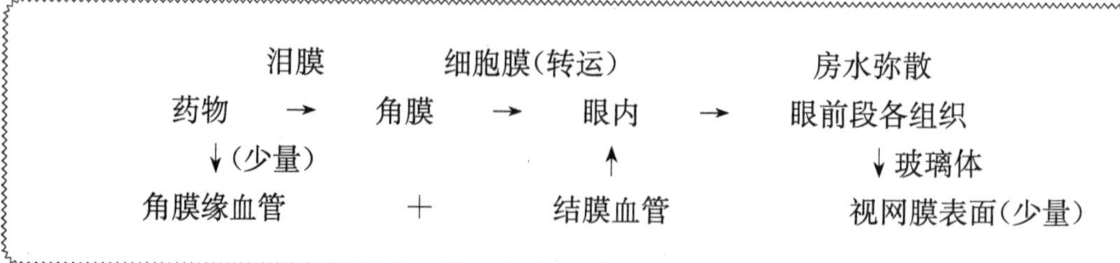

药物到达眼内途径

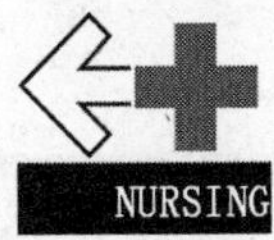

<table>
<tr><th>操作技术流程</th><th>技术依据及相关知识</th></tr>
<tr><td>【评估】
①评估环境是否适合操作。
②评估患者的眼部情况及合作程度。
③告知患者点眼药的目的及方法,以取得其配合。</td><td>

→患者眼部有无分泌物,有无药物过敏史,是否戴隐形眼镜,小儿需要家属配合。</td></tr>
<tr><td>【操作前准备】
①操作人员仪表要求:仪表端庄,服装整齐、干净;洗手,戴口罩。
②患者体位要求:平卧位或坐位。
③物品准备:病历本或医嘱单、眼药水(膏)、消毒棉签或棉块、无菌眼垫、快速洗手液。</td><td>
→七步洗手法。</td></tr>
<tr><td>【操作流程】
①核对患者姓名、床号、眼别、眼药水标签、质量、规格及有效期。
②嘱患者取坐位或平卧位,头稍后仰,眼睛向上注视。
图 24:平卧位(操作者用消毒棉签擦试分泌物)
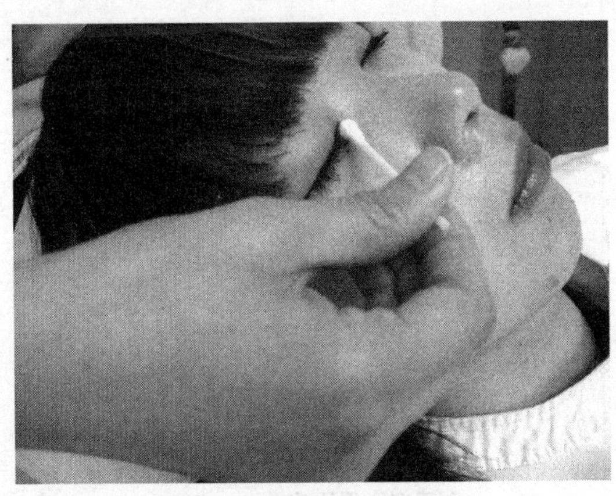</td><td>
→确认患者是否为本人。
→严格执行查对制度。</td></tr>
<tr><td>③操作者先用消毒棉签或棉块擦干净眼部分泌物,用手指分开患者下眼睑。
④将药液滴入下穹窿部,一般一次 1 滴(眼药膏量约绿豆大小量即可)。</td><td>→从内向外擦拭,以免堵塞泪腺。
→若双眼用药,先滴健眼,后滴患眼。</td></tr>
</table>

续表

<table>
<tr><th>操作技术流程</th><th>技术依据及相关知识</th></tr>
<tr><td>

图 25：点眼药时左手扒开下睑，右手将药液滴入下穹窿

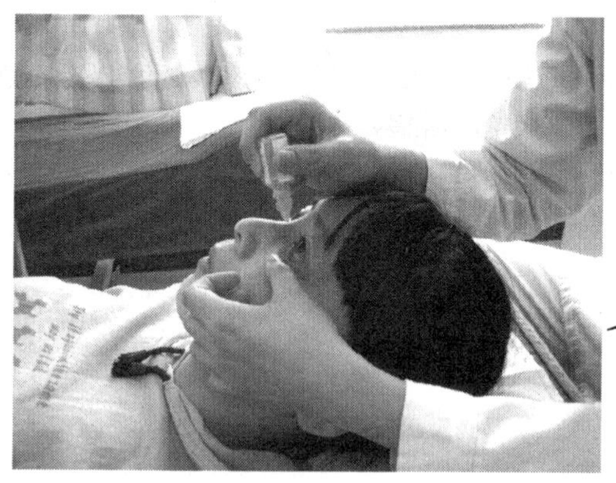

⑤轻提上睑使药液充分弥散。

图 26：点药后右手轻提上睑

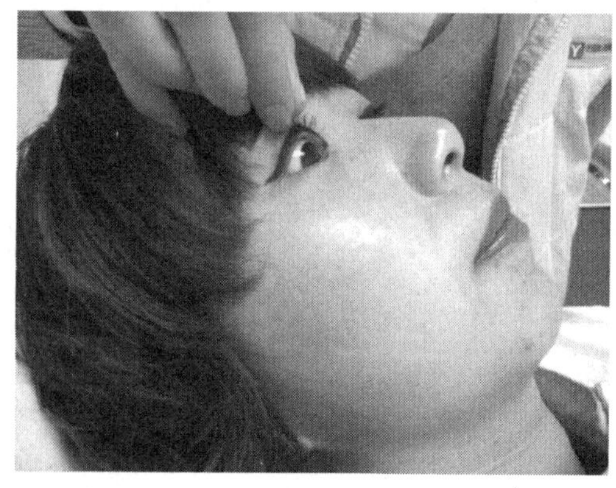

⑥滴药后嘱患者轻轻闭合眼睑 3～5min。

图 27：点某些特殊药物如散瞳剂时，用棉块按压泪囊部 3min

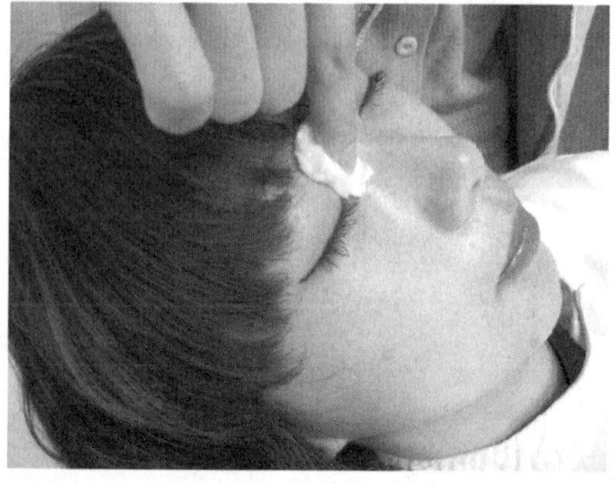

</td><td>

瓶口距离眼睑2cm以上，避免接触眼睑、睫毛。

▼点多种眼药的步骤

①使用药物的顺序：水溶性→悬浊性→油性。两药间隔应在 5min 以上。

②先滴刺激性弱的，再滴刺激性强的药物。

③疗效持续性药水后点。

④期待产生疗效的眼药水后点。

散瞳药（阿托品）、β受体阻断剂（盐酸卡替洛尔）、缩瞳剂（硝酸毛果芸香碱）等滴用后需压迫泪囊部3min，可减少药液经泪道进入鼻黏膜吸收引起的中毒反应。

</td></tr>
</table>

第二节　泪道冲洗技术

【目的】

用于检查泪道是否通畅，疏通阻塞的泪道，治疗慢性泪囊炎。

【对象】

①拟行内眼手术患者。

②泪道手术患者。

③慢性泪囊炎患者。

④有泪溢症状的患者。

⑤其他需要进行泪道冲洗的患者。

泪道包括泪小点、泪小管、泪总管、泪囊和鼻泪管。其中泪小点、泪小管、泪总管管径窄细，位置表浅，易受炎症、外伤等因素影响发生阻塞；鼻泪管下端为解剖学狭窄段，易受鼻腔病变影响而发生阻塞。泪道冲洗术是通过将液体注入泪道疏通其不同部位阻塞的操作技术，既可作为诊断技术，又可作为治疗方法。

图 28：泪道解剖结构

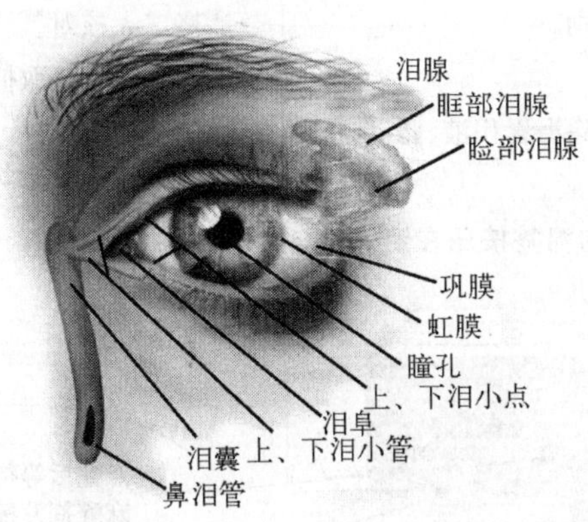

操作技术流程	技术依据及相关知识
【评估】 ①评估环境是否适合操作。 ②评估患者的眼部情况及合作程度。 ③告知患者泪道冲洗的目的及方法，以取得其配合。	 →观察眼部有无分泌物，泪小管有无狭窄或闭锁（以便判断是否需用泪点扩张器）。对于不能合作的婴幼儿，一定要教会其家属约束患儿的方法，确保操作安全。
【操作前准备】 ①操作人员仪表要求：仪表端庄，服装整齐、干净；洗手，戴口罩。	 →七步洗手法。

续表

操作技术流程	技术依据及相关知识
②患者体位要求:坐位或卧位,面向操作者。 **图 29:门诊使用专用椅冲洗泪道患者** 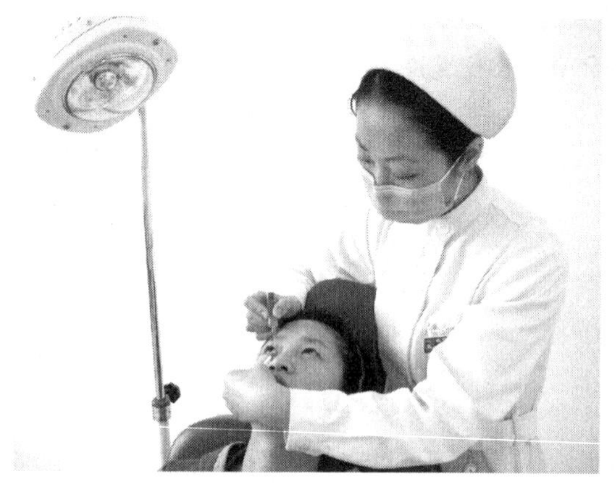	→体位要求原则头部固定,最好使用泪道冲洗专用椅,方便易于操作。婴幼儿则取仰卧位并专人辅助。
③物品准备:泪道冲洗专用椅、已消毒的泪道扩张器、一次性泪道冲洗针、消毒棉签和棉块、表面麻醉剂、抗生素滴眼液、生理盐水。	→事先备齐用物,节约时间。
【操作流程】	
①核对医嘱、患者床号、姓名、眼别。	→严格二人核对。
②患者取坐位或仰卧位。	→不合作的患儿取仰卧位,需有家属或专人辅助。
③操作者用棉签挤压泪囊区,排除泪囊积液、脓液。	
④滴表面麻醉剂于泪点处。 **图 30:用蘸有表面麻醉剂的棉签按压在泪点处,确保麻药发挥疗效** 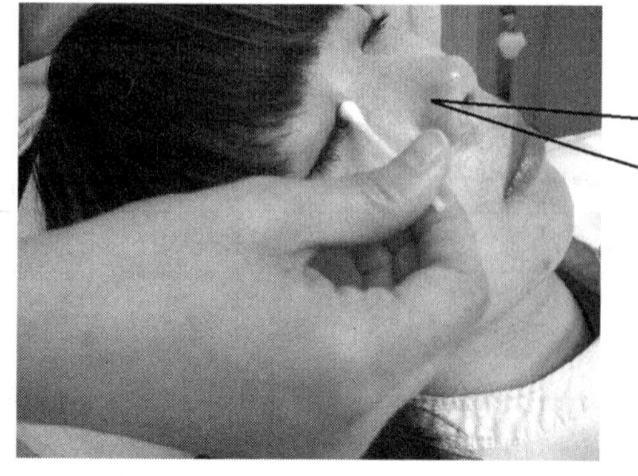 	
⑤遵医嘱抽吸药液。	→临床上常用生理盐水冲洗。

续表

<table>
<tr><th>操作技术流程</th><th>技术依据及相关知识</th></tr>
<tr><td>⑥患者头部固定向上注视。操作者右手持冲洗针，左手持棉签拉开眼睑，暴露下泪点，把针头垂直插入下泪点 1～2mm，然后转动 90°，使针尖朝向鼻侧，即针头的长轴平行于睑缘。使针尖沿泪小管缓慢前进，如无阻力可推进 3～5mm。向管内推注液体，用力均匀、适当，边推边询问患者有无液体流入鼻腔或咽部，并观察泪点处有无液体或分泌物反流，推注时有无阻力，从而判断泪道是否通畅。

图 31：泪道冲洗操作示意图

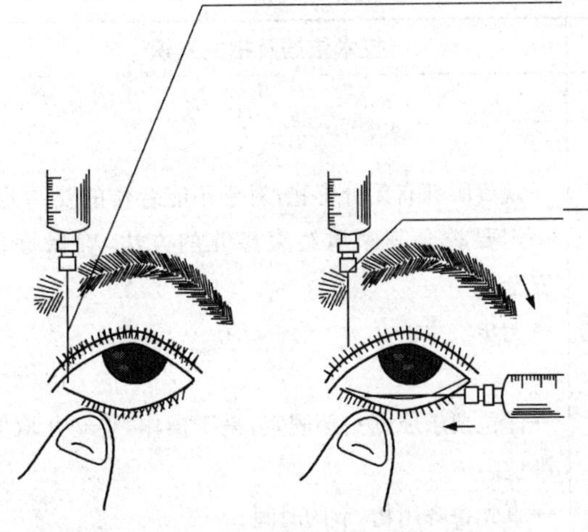</td>
<td>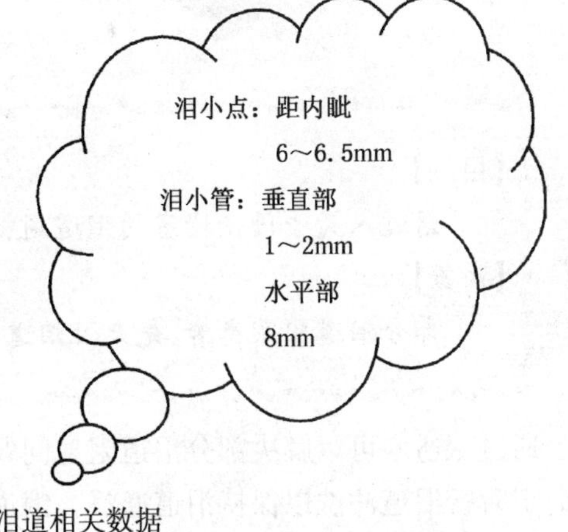

泪道相关数据

针头垂直插入下泪点1～2mm，注意避免伤及角膜。

转动90°，使针尖朝向鼻侧，即针头的长轴平行于睑缘，使针尖沿泪小管缓慢前进，如无阻力可推进3～5mm。

◆进针时注意深度以免损伤黏膜，遇阻力时不可暴力推进，以免损伤泪道。
◆婴幼儿在冲洗时取头侧位，以免冲洗液误吸，引起呛咳或肺部感染。</td></tr>
<tr><td>⑦冲洗完毕，退出针头，滴抗生素眼药，用棉签擦干流出的液体及分泌物。
⑧告知患者注意事项，整理用物，洗手。
⑨正确记录。</td>
<td>→如何正确记录泪道冲洗结果：
冲洗时常见的状况与判断
<table>
<tr><th>冲洗结果</th><th>判断</th></tr>
<tr><td>无阻力，液体顺利进入鼻咽部</td><td>泪道通畅</td></tr>
<tr><td>原冲原返</td><td>泪小管阻塞</td></tr>
<tr><td>下冲上返</td><td>泪总管阻塞</td></tr>
<tr><td>下冲上返有脓性分泌物</td><td>鼻泪管阻塞合并慢性泪囊炎</td></tr>
<tr><td>有阻力，部分返回，部分入鼻腔</td><td>鼻泪管狭窄</td></tr>
</table></td></tr>
</table>

第三节　泪道探通技术

【目的】

通过人为手段使堵塞的泪道通畅。

【对象】

部分泪道阻塞患者、先天性泪道阻塞、新生儿泪囊炎。

通过探通术可以解决部分泪道阻塞问题，并可正确确诊阻塞部位。泪道探通术后可置管，但应定时行泪道冲洗以保持泪道通畅。泪道探通术有一定的盲目性，需不断总结经验，一般可行两次探通。如有泪道损伤表现为少许出血、眼睑肿胀，点用抗生素眼液一般能自愈。

操作技术流程	技术依据及相关知识
【评估】	
①评估环境是否适合操作。	
②评估患者的眼部情况及合作程度。 ③告知患者泪道冲洗的目的及方法，以取得其配合。	→观察眼部有无分泌物，对于不能合作的婴幼儿，一定要教会其家属约束患儿的方法，确保操作安全。
【操作前准备】	
①操作人员仪表要求：仪表端庄，服装整齐、干净；洗手，戴口罩。	→七步洗手法。
②患者体位要求：坐位或卧位，面向操作者。	→体位要求原则头部固定，易于操作，婴幼儿取仰卧位。
③物品准备：泪道冲洗专用椅、一次性泪点扩张器、一次性泪道冲洗针、探针、消毒棉签和棉块、表面麻醉剂、抗生素滴眼液、生理盐水。	→事先备齐用物，节约时间。
【操作流程】	
①核对医嘱，患者床号、姓名、眼别。	→严格二人核对。
②患者取半坐位或仰卧位。	→不合作的患儿取仰卧位，需有家属或专人约束。
③操作者用棉签挤压泪囊区，排除泪囊积液、脓液。	
④滴表面麻醉剂于泪点处。	→点完后需等待片刻，让麻醉药发挥药效。临床常用爱尔卡因。
⑤患者头部固定向上注视。操作者右手持冲洗针，左手持棉签拉开眼睑，暴露下泪点，患者取坐位，取合适的探针自下泪点进针，伸入后水平转向鼻侧，进入泪小管内，在到达鼻侧泪骨壁时，略后退 1～2mm，以探针头端为支点迅速竖起转 90°直角，向下并稍向后外方顺鼻泪管缓缓插入。	◆ 探针进入泪道后遇到阻力时，切不可猛力强行推进，以防假道形成。 ◆ 婴幼儿在冲洗时取头侧位，以免冲洗液误吸，引起呛咳或肺部感染。 →探通后冲洗泪道时如果眼睑及面颊也随之隆起，则有假道形成，应停止冲洗，及时给予抗感染治疗。

续表

操作技术流程	技术依据及相关知识
图 32:泪道探通操作(附彩图) 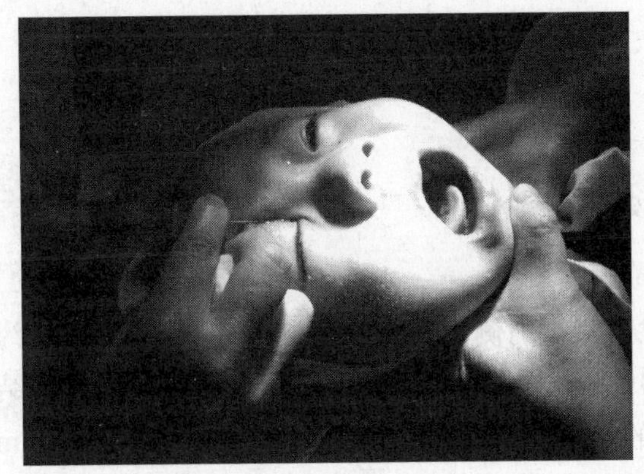 ⑥注入生理盐水进行冲洗,如探通成功则冲洗通畅,留置 20min 后拔出。 图 33:留置探针 20min(附彩图) 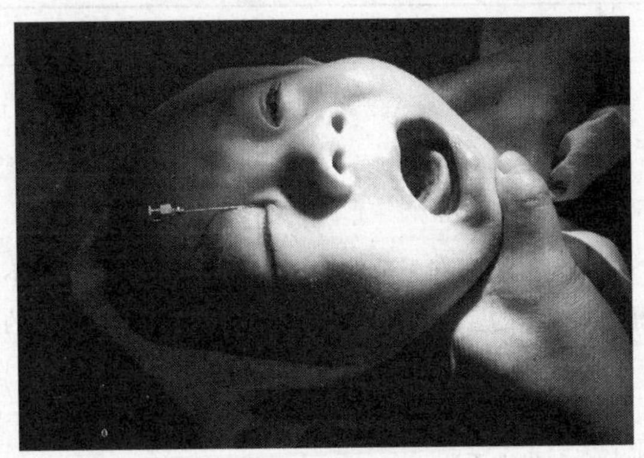 ⑦拔探针时,用手指压住泪囊部,然后敏捷地拔出探针,用抗生素滴眼。 ⑧告知患者注意事项,整理用物,洗手。 ⑨正确记录。	→婴幼儿在冲洗时取头侧位,以免冲洗液误吸,引起呛咳或肺部感染。

第四节　泪道X线造影

【目的】

了解泪道解剖形态；了解泪囊大小、泪道阻塞部位；为手术方式提供准确依据。

【对象】

泪囊及鼻泪管慢性炎症、瘘道患者及肿瘤诊断。

泪小点是泪道的开口、泪液引流的起点，位于睑缘内侧小乳头状突起的中央部，距内眦约6mm，上、下各一个，贴附于眼球表面，便于吸引积存于泪湖的泪液。泪小点周围环绕致密结缔组织，使开口保持张开状态。与泪小点连接的是上、下泪小管，首先垂直进入眼睑，1～2mm后向后内转，上泪小管向内向下、下泪小管向内向上，汇合或开口于泪囊，全长约8mm。泪囊是泪道的膨大部分，位于泪骨的泪囊凹内，上端为盲端，位置相当于内眦韧带之后，向下行，长约12mm，宽4～7mm。泪囊经过狭窄部分连接鼻泪管，此管位于上颌骨内，上接泪囊，下至下鼻道，全长约18mm。泪道经碘油造影，可显示全过程。

禁忌证：泪道急性炎症。

操作技术流程	技术依据及相关知识
【评估】	
①评估环境是否适合操作。	
②评估患者的眼部情况及合作程度。 ③告知患者泪囊X线造影的目的及方法，以取得配合。	→观察眼部有无分泌物，结膜是否充血。对于不能合作的婴幼儿，一定要教会其家属约束患儿的方法，确保操作安全。
【操作前准备】	
①操作人员仪表要求：仪表端庄，服装整齐、干净；洗手，戴口罩。	→七步洗手法。
②患者体位要求：坐位，头稍向后仰。	→体位要求原则头部固定，婴幼儿则需专人辅助。
【物品准备】 泪道冲洗专用椅、表面麻醉剂、泪道冲洗注射器、泪点扩张器、消毒棉签、造影剂。	→事先备齐用物，节约时间。

续表

操作技术流程	技术依据及相关知识
图 34:泪囊造影剂 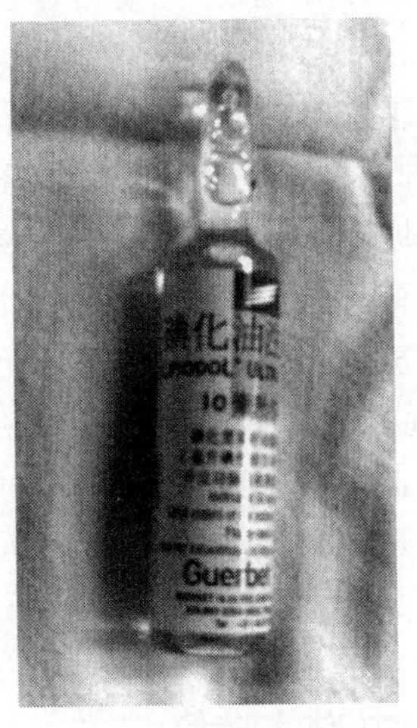	
【操作流程】	
①核对医嘱,患者床号、姓名、眼别。	→严格查对制度。
②患者取坐位或仰卧位。	
③操作者用手指或棉签挤压泪囊部,排出泪囊内积液、脓液。	→冲洗前应先挤压泪囊,观察有无黏液或脓性分泌物排出,并尽量将分泌物排空。
④滴表面麻醉剂 2 次于泪点处,将下睑近内眦部轻轻向下牵拉,暴露下泪小点,进行泪道冲洗。	
⑤按泪道冲洗技术:由下泪点注入 40%碘化油 0.3～0.5ml,并在 X 线申请单上注明注药时间、签字。注入后立即做 X 线摄片。	→注入造影剂前应充分冲洗泪道并挤压泪囊部,将泪囊内容物完全排出,使造影剂能充分附着于泪道内,保证显影效果。 →如造影剂是在外加压的情况下注入,往往反映的不是生理状况,此时泪小管的显示也不佳。 →应避免造影剂从泪小点溢出,以免影响摄片效果。
⑥告知患者注意事项,整理用物,洗手。 ⑦正确记录。	→告知受检者 30min 内切勿揉眼,防止损伤角膜。 ◆ 若泪道通畅,泪小管、泪囊和鼻泪管显影清楚,并有少量造影剂流于鼻底或鼻咽部。由于泪道各部充填时间不同,或造影剂通过太快,各部分不在

续表

操作技术流程	技术依据及相关知识
图 35:碘油造影后拍摄的 X 线片 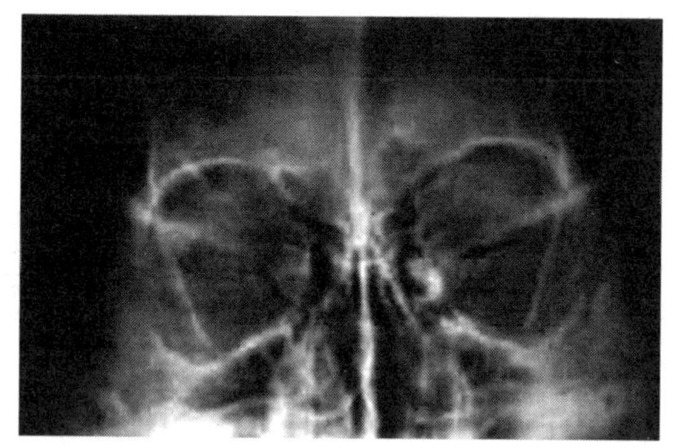	同一照片上显影,可在注入造影剂后 1min、5min、10min 及 30min 照片,连续拍摄可观察造影剂在泪道中的动态情况。正常泪囊的后前位观为一细长微弯的条状影,下端较宽。鼻泪管上 1/3 较宽,中部难显影,下端大而不规则,造影剂集聚处即为下口。若鼻泪管阻塞,泪囊显示扩张,泪小管也充填,阻塞部位界线清楚。泪囊憩室的形态亦可显示。不含钙盐的泪囊结石可显示为充盈缺损。泪囊周围如有肿瘤压迫,也可以通过泪囊的移位或变形显示出来。如果鼻内有少许造影剂,泪囊稍扩大,而在 30min 后仍不排空,即使在泪道冲洗时液体尚能通过,仍可以判断为部分或功能性排泪不足。左侧泪囊扩大,鼻泪管未显影(箭头)。

第五节　结膜囊冲洗技术

【目的】

清洁结膜囊。

【对象】

结膜囊内有大量分泌物、粉尘异物及颗粒状异物等,酸碱化学烧伤、眼内手术前清洁结膜囊的患者。

结膜是一层非薄而透明的黏膜,覆盖在眼睑后面和眼球前面,按其部位可分为眼睑结膜、眼球结膜和两者结合部位的穹窿结膜三部分。由结膜形成的囊间隙称为结膜囊。

禁忌证:婴幼儿不配合者,全麻后再进行冲洗。

操作技术流程	技术依据及相关知识
【评估】 ①评估环境是否适合操作。 ②评估患者的眼部情况及合作程度。	→眼球穿通伤,角膜溃疡,角膜葡萄肿及部分内眼手术后,禁止冲洗。 →观察结膜囊有无分泌物、异物及其量,结膜是否充血,有无眼球穿透伤。对于不能合作的婴幼儿,一定要教会其家属约束患儿的方法,确保操作安全。

续表

<table>
<tr><th>操作技术流程</th><th>技术依据及相关知识</th></tr>
<tr><td>③告知患者冲洗结膜囊的目的及方法,以取得配合。</td><td></td></tr>
<tr><td>【操作前准备】
①操作人员仪表要求:仪表端庄,服装整齐、干净;洗手,戴口罩。</td><td>→七步洗手法。</td></tr>
<tr><td>②患者体位要求:坐位或仰卧位</td><td>→体位要求原则头部固定,婴幼儿则需专人辅助。</td></tr>
<tr><td>③物品准备:表面麻醉剂、洗眼装置、受水器、10%肥皂水、垫巾、消毒棉签或棉棍、消炎眼药水、生理盐水或冲洗液、快速洗手液。</td><td>→事先备齐用物,节约时间。
→使用冲洗液前应仔细检查药名、批号,并观察药物有无变质、变色、混浊、沉淀或絮状物等。</td></tr>
<tr><td>图 36:结膜囊冲洗用物的图片
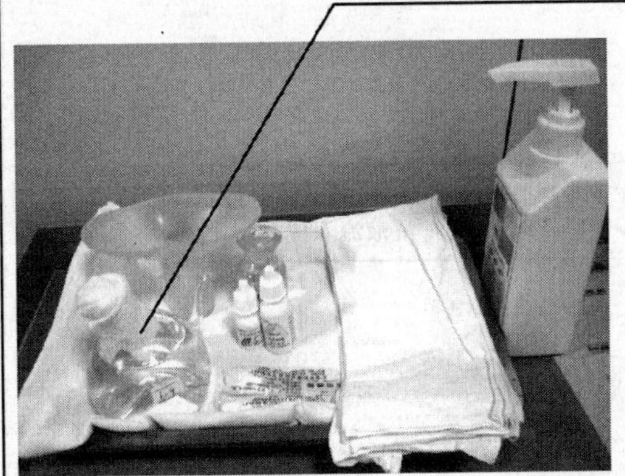</td><td>根据病情正确选择冲洗液
<table>
<tr><th>类别</th><th>冲洗液</th></tr>
<tr><td>酸烧伤</td><td>2%～3%的碳酸氢钠溶液</td></tr>
<tr><td>碱烧伤</td><td>2%～3%的硼酸溶液或 1%的醋酸溶液</td></tr>
<tr><td>石灰灼伤</td><td>0.37%依地酸二钠溶液,再以1%～2%依地酸二钠滴眼</td></tr>
<tr><td>术前准备及其他</td><td>生理盐水</td></tr>
</table></td></tr>
<tr><td>【操作流程】
①核对医嘱,患者床号、姓名、眼别。</td><td>→严格查对制度。</td></tr>
<tr><td>②患者取坐位或仰卧位。
③滴表面麻醉剂 1～2 滴。</td><td></td></tr>
<tr><td>④将治疗巾对角相折,铺于患者患眼侧肩部,头稍向冲洗侧倾斜。将授水器紧贴在洗眼一侧的面颊部,由患者自持。</td><td>→冲洗前,如眼部涂有眼药膏,应先擦拭。</td></tr>
</table>

续表

操作技术流程	技术依据及相关知识
图 37:坐式洗眼 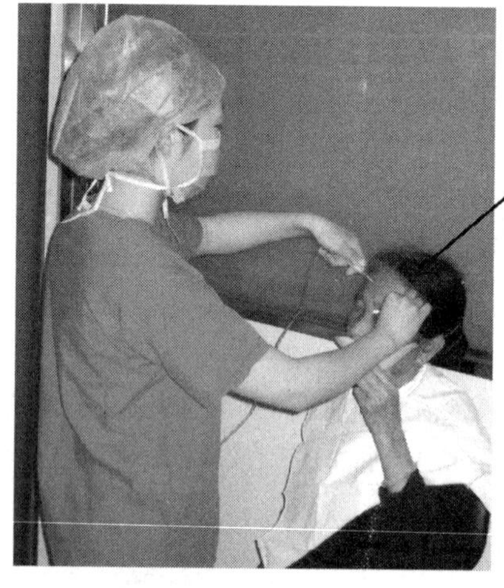	授水器需紧贴皮肤，防止冲洗液流至患者面颈部，弄湿患者衣服。
图 38:卧式洗眼 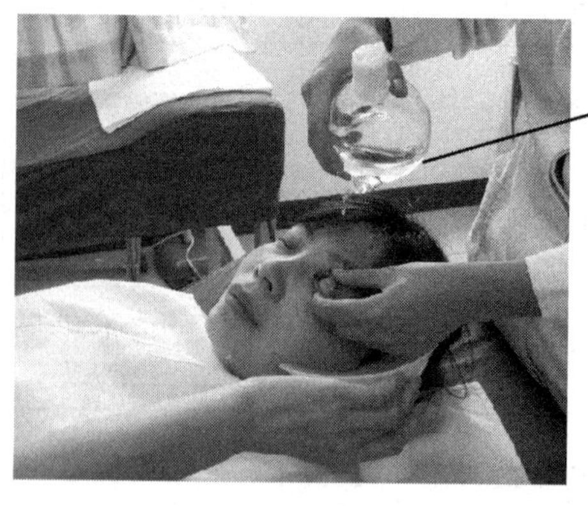	授水器要紧贴耳前皮肤放置,在耳内塞一小棉球,以免冲洗液流入耳内。
⑤嘱患者闭眼,用肥皂水擦拭患者眼周皮肤,做皮肤清洁。操作者右手持输血器末端距眼球 3～4cm,冲洗时先使水流冲于面颊部,然后再移至眼部,进行结膜冲洗,距离由近至远以增大水的冲力。冲洗液保持适宜的温度,一般以 35～40℃为宜,一次冲洗液不少于 250ml,以两授水器为宜。为防止交叉感染,输血器下段不可接触患者眼部。双眼冲洗时一般先冲洗健侧,后冲洗患侧,冲洗患侧时,不要污染健侧,务必防止污染的液体溅入健眼。	→洗眼时要防止肥皂液进入眼内,引起不适。

续表

操作技术流程	技术依据及相关知识
图 39:洗眼范围 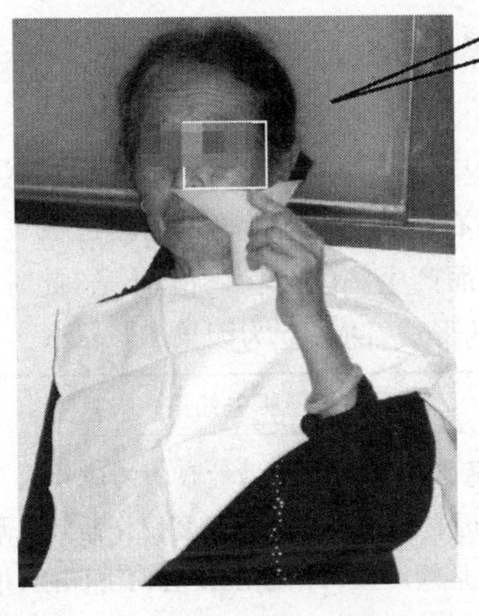	洗眼范围：上至眉弓，下至眶缘，内至鼻中线，外至耳突前 →如为酸碱烧伤或分泌物较多时,应先将分泌物拭去,翻转眼睑暴露穹窿部反复冲洗,必要时可用注射器抽取冲洗液,取下针头后加压冲洗。 →对眼睑肿胀者及不能配合的儿童,可使用眼睑拉钩帮助分开眼睑,再行冲洗。
⑥冲洗同时,嘱患者将眼球向各方向转动,并用左手将上下眼睑翻开,使结膜囊各部分充分暴露,彻底冲洗。 ⑦冲洗完毕,用消毒棉棍擦净眼睑及面部的残余冲洗液,取下授水器放于 84 液浸泡桶内,眼内滴入消炎眼药水 1～2 滴。 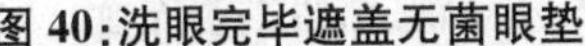 **图 40:洗眼完毕遮盖无菌眼垫** 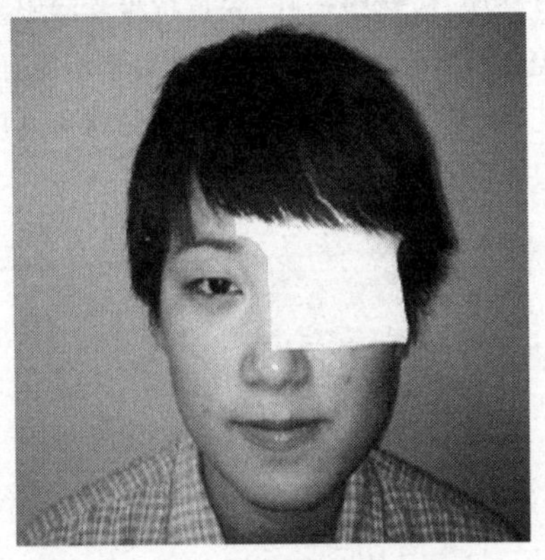	→术前准备加盖 T 形眼部敷料。 →其他结膜囊冲洗后遵医嘱点药或加盖椭圆形眼部敷料。
⑧告知患者注意事项,整理用物,洗手。 ⑨正确记录。	→嘱患者勿触碰眼睛,防止污染已冲洗干净的区域。嘱患者勿自行揭开眼部敷料。

第六节　结膜结石剔除技术

【目的】

剔除结膜结石，防止突出的结石擦伤角膜。

【对象】

眼睑结膜结石突出于结膜表面，容易引起角膜擦伤的患者。

结膜结石为细胞变性的产物积聚于结膜浅表的小凹陷中或积聚于结膜 Henle 腺（管状腺窝）而形成。一般无症状，对于深层没有突出结膜表面的结石不宜过早剔除，否则会造成负损伤形成瘢痕。但如果结膜结石突出于结膜面就会摩擦角膜而产生刺激症状，引起不适，此时应剔除。结膜结石好发于结膜炎患者，反过来又促进结膜炎的形成，两者互为因果。

操作技术流程	技术依据及相关知识
【评估】 ①评估环境是否适合操作。	结膜结石通常发生在患有慢性眼病的成年人身上，主要原因是慢性眼部炎症反复发作而刺激眼结膜（主要是睑结膜），结膜上皮会向下凹陷、增生，形成一个个小腔。小腔内会积聚一些坏死的细胞及渗出物或深部管状隐窝等处堆积脱落上皮细胞和退行性细胞等的凝固物，久而久之就会形成结膜结石，但其并非真正意义上的结石，从性质上看，它没有或极少有钙质沉着。
②评估患者的眼部情况及合作程度。 图 41：上睑结膜结石（附彩图） 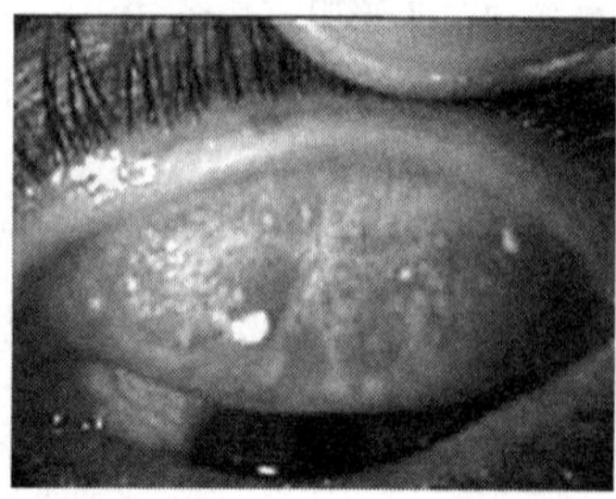	→观察眼部有无分泌物，结膜是否充血。如结膜血管怒张，应暂缓治疗，先点抗生素滴眼液，待炎症控制后再行结膜结石剔除。对于不能合作的婴幼儿，护士一定要教会患者家属约束患儿的方法，确保操作安全。
③告知患者剔出结膜结石的目的及方法，以取得其配合。	
【操作前准备】 ①操作人员仪表要求：仪表端庄，服装整齐、干净；洗手，戴口罩。	→七步洗手法。

续表

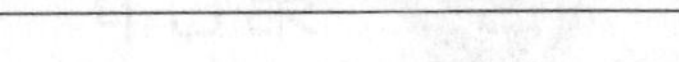

操作技术流程	技术依据及相关知识
②患者体位要求:仰卧位。	→体位要求原则头部固定,婴幼儿则需专人辅助。
③物品准备:表面麻醉剂、眼睑拉钩、消毒尖刀或一次性注射器、消毒棉棍、无菌眼垫、消炎眼药水或眼膏。	→事先备齐用物,节约时间。
【操作流程】	
①核对医嘱,患者床号、姓名、眼别。	→严格查对制度。
②患者取仰卧位。	
③滴表面麻醉剂 2 次,并嘱患者轻轻闭眼 2~3min。	→使麻醉剂的作用充分发挥。
④操作者左手持眼睑拉钩,右手持一棉签,翻转上睑或下睑,暴露睑结膜面。	
⑤嘱患者向手术眼睑相反的方向注视,右手以尖刀刀尖或注射器针头剔出突出结膜面的结石,取结石过程中造成的结膜出血,需用棉签按压出血部位。 **图 42:使用尖刀剔除结膜结石(附彩图)** 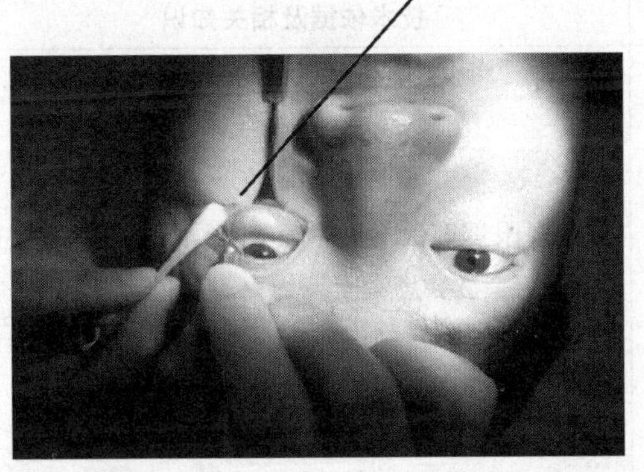	操作时针头或尖刀斜面向上,纵行挑出结膜上的结石,以减少出血。 →每次操作只能将突出于结膜表面的结石挑出,对于较深的结石不用取出,结石多而成堆时,只能剔出大而突出的,且不可一次取净,尽量减少对结膜的损伤。
⑥术毕滴消炎眼药水或涂眼药膏,用无菌眼垫遮盖,并让患者用手掌压迫 5min。	
⑦告知患者注意事项,整理用物,洗手。 ⑧正确记录。	→告知患者结石剔除后 30min 内切勿揉眼,手术当日减少用眼活动,洗脸用具保持清洁,遵医嘱按时点抗生素滴眼液。如并发沙眼、慢性结膜炎等眼病,应在剔除结膜结石后治疗原发病。 →如何预防结石? 长期在风沙地区工作的人员应佩戴风镜,防止沙石进入眼内;若眼内进沙粒和异物不可用手擦揉,应用生理盐水或清水冲洗,而后滴入抗生素,防止感染;积极治疗原发病,发现眼内有结石时应及早就诊,防止延误病情。

第七节　眼球表面异物取出技术

一、角膜异物取出技术

【目的】

角膜表层和深层内各种性质的异物。

【对象】

角膜异物未达到角膜实质层甚至前房者。

角膜位于眼球前部，受伤机会颇多。以透明，代谢缓慢，知觉敏感，无血管为特征。存留于角膜表层或嵌入角膜中的异物称为角膜异物。

禁忌证：异物达到角膜实质层甚至前房者。

操作技术流程	技术依据及相关知识
【评估】 ①评估环境是否清洁。 ②评估眼部角膜情况、异物性质及合作程度。 ③告知患者取角膜异物的目的及方法，以取得配合。	→观察眼部有无分泌物。对于不能合作的婴幼儿，一定要教会患者家属约束患儿的方法，确保操作安全。如果异物嵌顿在角膜深层，角膜后弹力层已经破裂，则应注意异物是否已伸入前房。
【操作前准备】 ①操作人员仪表要求：仪表端庄，服装整齐、干净；洗手，戴口罩。	→七步洗手法，严格无菌操作。
②患者体位要求：取仰卧位。	→体位要求原则头部固定。婴幼儿则取仰卧位并专人辅助。
③物品准备：表面麻醉剂、4.5 号小针头、无菌生理盐水、消毒棉签、无菌眼垫、消炎眼药膏、开睑器。	→事先备齐用物，节约时间。
【操作流程】 ①核对医嘱，患者床号、姓名、眼别。	→严格二人核对。
②患者取仰卧位，滴表面麻醉剂 2～3 次。	→不合作的患儿取仰卧位，需有家属或专人辅助。点完后需等待片刻，让麻醉药发挥药效。临床上常用爱尔卡因。
③在良好的照明条件下，以手指或开睑器牵拉开上、下睑，嘱患者注视一固定方向不动。	→较小的异物最好在双目放大镜、裂隙灯或手术显微镜下操作。

续表

操作技术流程	技术依据及相关知识
图 43:角膜异物图片(附彩图) 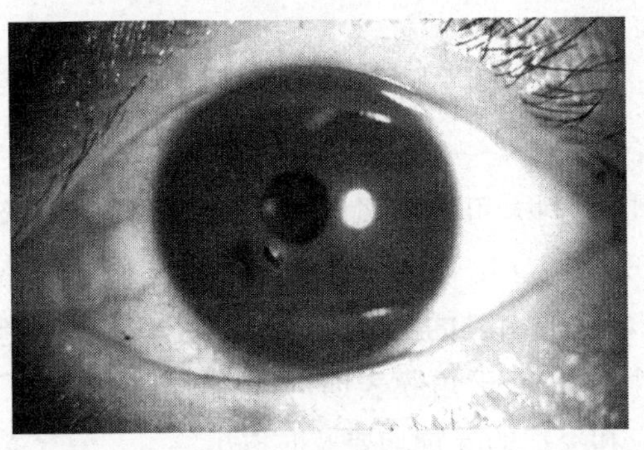	
④附着于角膜表面异物可用生理盐水冲出,或用消毒棉棒蘸生理盐水轻轻擦除,轻擦不掉者可用异物针或消毒针头自下向上将其剔出。如留有锈环可尽量一并剔出。	→冲洗时特别注意上穹窿部,不许有任何异物存留。 →取出时针头与角膜成 45°,斜面向上,针尖略向下方,防止患者眼球突然转动,刺伤眼球。将针尖插入铁屑下轻轻挑出,周围铁锈也应刮除干净。并用注射器中的盐水及时冲洗创面破碎的铁锈,防止创面干燥不透明,影响观察。当日进入眼内的铁质异物应尽量取净,否则次日便会留有铁锈环,取出较难。异物或锈环在角膜深层不宜强取,尽量减少对角膜组织的破坏,如留有铁锈环,可在 3~4 日后待周围组织软化,能更易取出。
⑤多发性角膜浅层异物如爆炸伤,有多量粉末异物嵌入角膜基质内,可分期取出,避免过多损伤角膜。	→对于多发性异物,一次取出创面过大,不宜一次取出,应分次取出。
⑥木刺类植物异物可用镊子夹出或用针头剔出。	→针头剔出时,针头与角膜成 45°,斜面向上。
⑦深层异物应在手术室用手术显微镜进行手术。必要时需切开角膜。铁性异物可用磁铁吸出。	→沿异物将周围组织轻轻分离后,将针尖插入异物后方,向外将异物轻轻挑出。操作过程中需要及时冲洗创面,防止角膜干燥,保持透明。
⑧剔除完毕,涂消炎眼膏或遵医嘱,用眼垫遮盖。	→预防感染。
⑨告知患者注意事项,整理用物,洗手,操作者签字。	→异物剔除后第 1 日一定要复诊,检查有无异物残留,角膜伤口有无感染。若怀疑感染,应按绿脓杆菌角膜溃疡处理,立即送细菌培养+药物敏感试验。

二、结膜异物取出技术

【目的】

取出进入结膜内的各种异物。

【对象】

结膜内进入各种异物的患者。

细小的异物，如灰尘、煤灰、小昆虫、睫毛及其他异物，可随着风吹或其他原因进入睑裂区的球结膜表面。通过眼睑的放射性痉挛和Bell现象将异物带入结膜囊的上穹窿内或停留在上睑结膜面的睑板沟处，但有时异物会存留在下穹窿或内眦的半月皱襞处。由爆炸伤引起的多发性异物多位于睑裂部的眼球表面。这种异物可附着于角膜表面，嵌顿或位于球结膜下。凡是造成患者不适，产生角膜损害，局部组织反应和炎症的异物均要及时取出。

操作技术流程	技术依据及相关知识
【评估】 ①评估环境是否清洁。	
②评估患者眼部结膜情况、异物的性质及合作程度。 **图44:结膜异物(见彩图)** 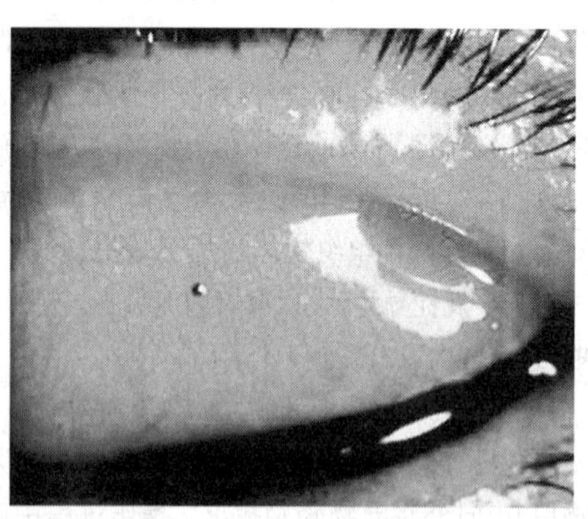 ③告知患者取结膜异物的目的及方法，以取得配合。	→观察眼部有无分泌物。对于不能合作的婴幼儿，一定要教会其家属约束患儿的方法，确保操作安全。
【操作前准备】 ①操作人员仪表要求:仪表端庄，服装整齐、干净;洗手，戴口罩。	→七步洗手法，严格无菌操作。
②患者体位要求:取仰卧位。	→体位要求原则头部固定。婴幼儿则取仰卧位并专人辅助。
③物品准备:表面麻醉剂、4.5号小针头、无菌生理盐水、消毒棉签、无菌眼垫、消炎眼药膏、开睑器。	→事先备齐用物，节约时间。

续表

操作技术流程	技术依据及相关知识
【操作流程】	
①核对医嘱，患者床号、姓名、眼别。	→严格二人核对。
②患者取仰卧位，滴表面麻醉剂1～2次。	→不合作的患儿取仰卧位，需有家属或专人辅助。点完后需等待片刻，让麻醉药发挥药效。临床上常用爱尔卡因。
③以生理盐水冲洗结膜囊，翻转上、下睑，冲洗上、下穹窿，皱褶处需以棉棒轻轻拉开冲洗，特别是石灰类异物，常积存在皱褶处，需以虹膜恢复器将石灰彻底清除后再冲洗。	→冲洗时要嘱患者向不同方向转动，以保证所有异物被冲洗干净。异物多且在皱褶处时，应用大量生理盐水反复冲洗结膜囊。
④以消毒棉棒轻轻拭出或以注射针头剔出结膜表面异物。	→如为单个的结膜面异物，可采用生理盐水蘸湿的棉签将异物拭去。采用针头取异物时针尖不可刺入过深，以免刺伤巩膜。当日进入眼内的铁质异物应尽量取净，否则次日便会留有铁锈环，取出较难。如留有铁锈环，可在3～4日后待周围组织软化，能更易取出。
⑤如系煤矿爆炸或雷管爆炸，异物常进入结膜内，可以TB针头或异物镊子轻轻剔出或夹取。多发异物可先取大而突出的，数日后再取遗留者，以免过多损伤结膜。	→对于火药爆炸所致的结膜多发细小异物，除将突出表面的异物摘除外，对无明显刺激症状的异物，无需全部摘除，以免多发异物的摘除对结膜造成广泛的瘢痕形成。
⑥结膜内的异物必要时可切开结膜将异物取出。	
⑦取出异物后遵医嘱用药和遮盖患眼。	→预防感染。
⑧告知患者注意事项，整理用物，洗手，操作者签字。	

第八节　眼部绷带包扎及遮盖技术

在眼垫外加绷带包扎，对眼部施加一定压力，可以更好地固定眼睑，并有防止术后水肿及出血的作用。一般眼内手术绷带只要有轻度的压力便可以达到固定眼睑的作用；植皮手术需要中度压力包扎，使皮瓣紧贴于植床但不应过紧以免妨碍其血液循环；眼眶手术及眼球摘除术后，则要求较大压力包扎以防术后出血及眶内软组织水肿。

一、单眼绷带包扎技术

【目的及适应证】

①保护患眼，杜绝外界光线进入眼内，减轻患眼的刺激和细菌侵袭，使患眼得到充分休息。

②加压包扎止血及治疗虹膜脱出。

③青光眼滤过术后,预防及治疗术后无前房。

④角膜溃疡软化,预防穿孔。角膜知觉麻痹和兔眼症,避免眼球组织暴露和外伤。

操作技术流程	技术依据及相关知识
【评估】	
①评估环境是否清洁。	
②评估眼部情况,合作程度。	→观察眼部有无分泌物。对于不能合作的婴幼儿,一定要教会其家属约束患儿的方法,确保操作安全。
③告知眼部绷带包扎得目的、方法,以取得配合。	
【操作前准备】	
①操作人员仪表要求:仪表端庄,服装整齐、干净;洗手,戴口罩。	→七步洗手法,严格无菌操作。
②患者体位要求:取坐位或仰卧位。	→体位要求原则头部固定。婴幼儿则取仰卧位并专人辅助。
③物品准备:无菌眼垫、眼用绷带、眼药膏、透明胶带。	→事先备齐用物,节约时间。
【操作流程】	
①查对医嘱,患者床号、姓名、眼别。	→严格二人核对。
②患者取坐位或仰卧位。	
③遵医嘱涂眼药膏后用眼垫覆盖。	→同涂眼药膏技术。
④以绷带卷从患侧耳上在前额缠绕一圈后,拉紧至健侧耳上,斜经后头枕部,由患侧耳下经患眼斜至健侧前额 2～4 圈,再经前额水平缠绕,如此重复至绷带将尽时,做水平缠绕固定。	→单眼包扎时,应将患眼完全包住。斜至健侧前额时,不可将健眼遮挡,以免引起患者行动不便。如系儿童,应嘱其注意保持头部相对稳定,防止绷带脱落。 →妥善固定,使绷带不致妨碍健眼视线。
图 45:单眼包扎图片 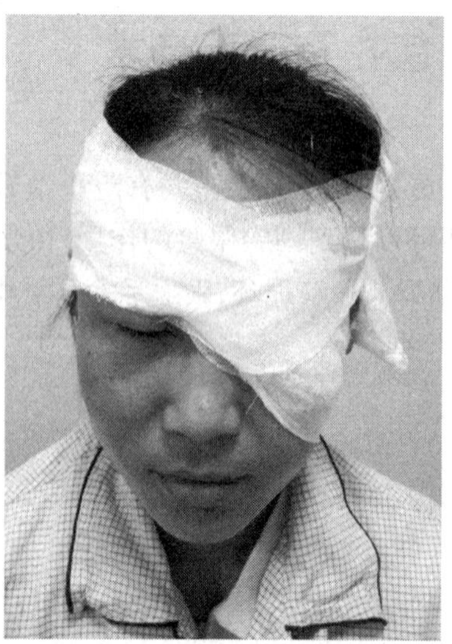	
⑤告知注意事项,整理用物,洗手,签字。	

二、双眼绷带包扎技术

【目的及适应证】

同单眼绷带包扎技术

操作技术流程	技术依据及相关知识
【评估】	
①评估环境是否清洁。	
②评估眼部情况，合作程度。 ③告知眼部绷带包扎的目的、方法，以取得配合。	→观察眼部有无分泌物。对于不能合作的婴幼儿，一定要教会其家属约束患儿的方法，确保操作安全。
【操作前准备】	
①操作人员仪表要求：仪表端庄，服装整齐、干净；洗手，戴口罩。	→七步洗手法，严格无菌操作。
②患者体位要求：取坐位或仰卧位。	→体位要求原则头部固定。婴幼儿则取仰卧位并专人辅助。
③物品准备：无菌眼垫、眼用绷带、眼药膏、透明胶带。	→事先备齐用物，节约时间。
【操作流程】	
①核对医嘱、患者床号、姓名、眼别。	→严格二人核对。
②患者取坐位或仰卧位。	
③双眼涂上药膏，眼垫遮盖后，以绷带卷从右侧耳上开始，在前额缠绕一圈后，向下斜至对侧耳下，水平绕经颈部，由右侧耳下向上斜过前额水平缠绕一圈，再向下斜至对侧耳下，如此重复斜绕数次，最后在前额水平缠绕固定。 **图 46:双眼包扎图片** 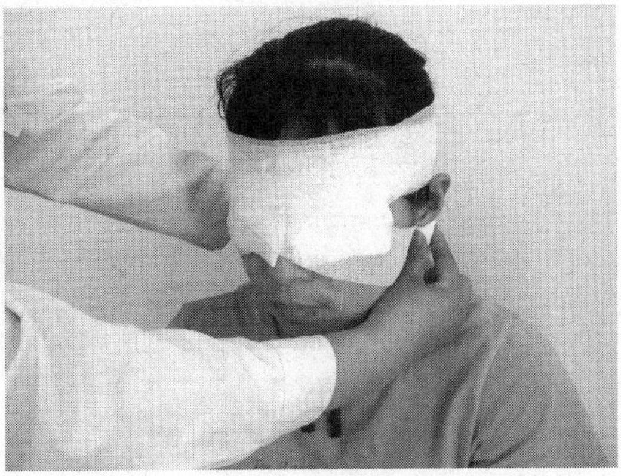	→同涂眼药膏技术。 →包扎时不可过紧，以免局部循环障碍，引起患者头痛、头晕和不适。绷带勿加压于耳。层次要分明，绕后头部一定要固定在枕骨结节之上，以免滑脱。
④告知注意事项，整理用物，洗手，签字。	

三、眼垫遮盖技术

【目的及适应证】

①保护患眼，杜绝外界光线进入眼内，减轻患眼的刺激和细菌侵袭，使患眼得到充分休息。

②手术、外伤后保持局部清洁，避免感染，促进伤口愈合。

③预防或治疗弱视。

④新鲜视网膜脱离术前遮盖，为促使视网膜部分复位。

⑤眼睑闭合不全、角膜暴露，避免角膜干燥，预防感染，保护眼球，可暂时用眼垫遮盖。

操作技术流程	技术依据及相关知识
【评估】	
①评估环境是否清洁。	
②评估眼部情况，合作程度。	→观察眼部有无分泌物。对于不能合作的婴幼儿，一定要教会患者家属约束患儿的方法，确保操作安全。
③告知眼垫遮盖的目的、方法，以取得配合。	
【操作前准备】	
①操作人员仪表要求：仪表端庄，服装整齐、干净；洗手，戴口罩。	→七步洗手法，严格无菌操作。
②患者体位要求：取坐位或仰卧位。	→体位要求原则头部固定。婴幼儿则取仰卧位并专人辅助。
③物品准备：无菌眼垫。 **图47：临床使用的各种眼垫** 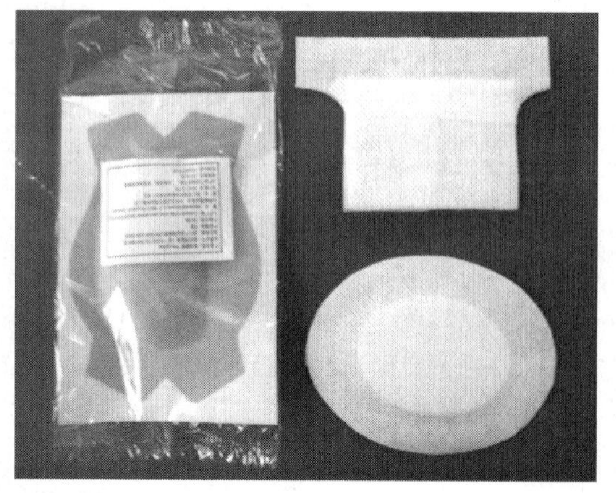	→事先备齐用物，节约时间。
【操作流程】	
①核对医嘱、患者床号、姓名、眼别。	→严格二人核对。

续表

操作技术流程	技术依据及相关知识
②患者取坐位或仰卧位。 ③遵医嘱涂眼药膏或滴眼药水，嘱患者充分闭睑，避免角膜与眼垫接触，然后根据要求覆盖不同规格的眼垫。 **图 48：眼垫遮盖的患者** 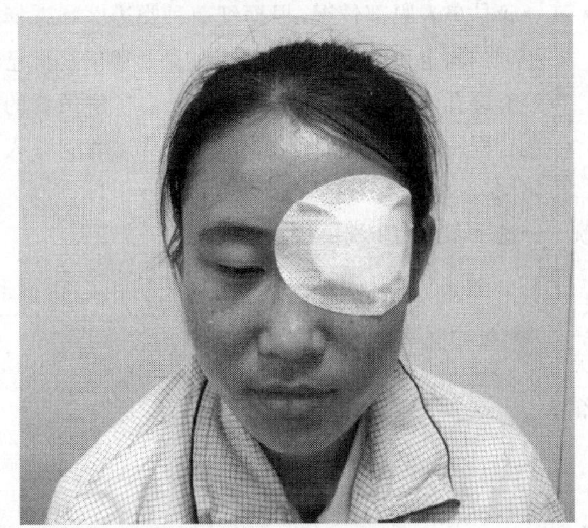 ④告知注意事项，整理用物，洗手，签字。	→先用消毒棉签或棉块擦净眼部分泌物，用手指分开下眼睑。将药液滴入下穹窿部，一般 1～2 滴。轻提上睑使药液充分弥散。滴药后嘱患者轻轻闭合眼睑 3～5min。涂眼膏时，将眼膏直接挤入下穹窿部。检查是否有睫毛被压向睑裂内，刺激角膜，防止角膜上皮擦伤和疼痛不适。涂药后嘱患者轻轻闭合眼睑 3～5min。 →急性结膜炎或眼部分泌物较多时不宜遮盖，以免局部温度增高使细菌繁殖，且不利于分泌物排出。单眼覆盖眼垫后，仅有单眼视野，同时双眼单视功能消失，故应嘱患者不宜做精细、高速车床及其他需立体视觉的工作和活动。小儿单眼遮盖过久，可能出现弱视现象。

第九节　眼部微生物标本采集技术

一、角结膜刮片法标本采集技

【目的】

微生物造成的眼部感染，常见有细菌、病毒和真菌。该项操作是进行眼部微生物的检查，对眼病的诊断、治疗和预防均有重要意义。

【对象】

①怀疑有细菌性结膜炎，角膜炎的患者。

②怀疑眼睑及睑缘等处皮肤有细菌感染导致炎症的患者。

刮取法为眼科最常用的一种标本采取方法，即刮取有炎症的上皮组织供图片染色和培养，以检查病变区的致病微生物的形态和细胞学改变。刮片法标本采集分为结膜刮片采集和角膜刮片采集。眼部微生物标本的采取方法一般分为刮取法，结膜囊普通细菌培养法，角膜溃疡部普通细菌培养和真菌培养等方法。

禁忌证：因精神因素或全身状况不适应检查者，角膜溃疡已经有穿孔倾向者。

操作技术流程	技术依据及相关知识
【评估】	
①评估环境是否适合此项操作。	→确认环境整洁、安静、光线适宜良好的环境，有利于标本采集技术的实施。
②评估患者的眼部情况、全身情况及合作程度。 ③告知患者操作的目的、方法及注意事项，以取得配合。	→评估患者眼部情况，根据细菌种类遵医嘱选择不同的固定和染色方法。患者如果角膜溃疡但已经有穿孔倾向者，禁忌做角膜刮片。了解患者的配合程度，全身情况不良、低视力及儿童应有人陪同。
【操作前准备】 ①操作人员仪表要求：仪表端庄，服装整齐、干净；洗手，戴口罩。	→洗手参照七步洗手法。
②患者体位要求：仰卧位。 ③物品准备：灭菌生理盐水、消毒棉签、表面麻醉剂、灭菌刮匙、清洁载玻片、开睑器、消炎眼药水、固定液、红蓝铅笔、酒精灯、火柴。 **图 49：角结膜刮片法标本采集用物图片** 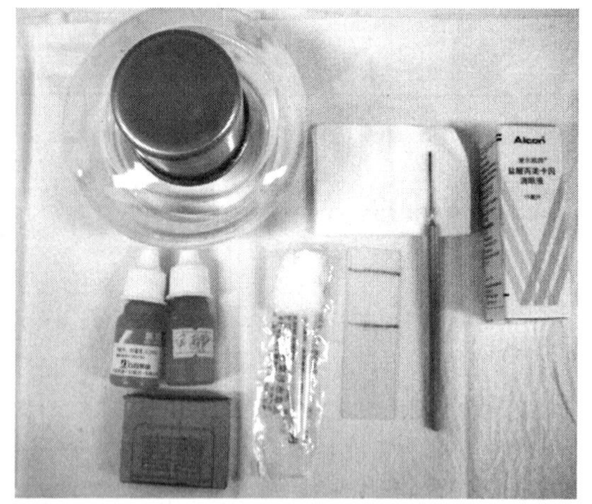	→固定的作用：固定的目的是保持细胞形态尽量与活动时相似，防止细胞内的酶将蛋白质分解而自溶、沉淀或凝固细胞内物质，保持其与组织生活时相仿的成分，使细胞各部分易于着色。
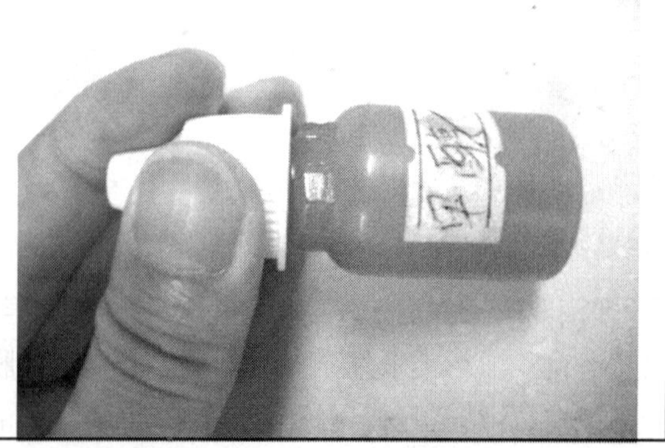	→甲醇固定效果好，可以确保核结构清晰，一般在玻片上滴数滴甲醇铺满涂膜即可。

续表

操作技术流程	技术依据及相关知识
【操作流程】 ①核对医嘱、做好三查七对,核对好眼别。	→核对医嘱,严格做好三查七对及二人核对。一定要核对病历本和化验单是否一致。
②协助患者取仰卧位。	→要求仰卧位且头部固定不动。仰卧位有利于患者放松心情,减轻恐惧。有利于医护人员操作。
③操作者向结膜囊内滴表面麻醉剂 2 次,每次间隔2～3min,使角膜、结膜充分麻醉。	◆ 滴眼药水的方法: 嘱患者眼睛向上注视。结膜囊内分泌物较多者,先用消毒棉签、棉块擦净眼部分泌物或生理盐水冲洗结膜囊。 用手指分开下眼睑,将药液滴入下穹窿部,一般一次 1～2 滴。轻提上睑使药物充分弥散。滴药后嘱患者轻轻闭合眼睑。
④贴标本号,将相同数字的化验标号一张贴在玻片一边,另一张贴于化验单上,并进行核对。 **图 50:贴标本号的化验单与玻片** 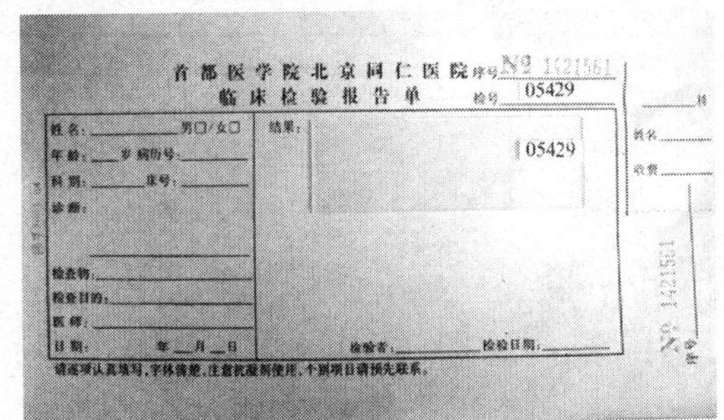 首都医学院北京同仁医院 序号 № 临床检验报告单 检号 05429 姓名: 男□/女□ 年龄: 岁 病历号: 科别: 床号: 诊断: 检查物: 检查目的: 医师: 日期: 年 月 日 结果: 05429 检验者: 检验日期: 姓名 收费	
⑤在玻片上以红笔划出标本区,然后在酒精灯上烧灼消毒备用。 **图 51:标出标本区的玻片** 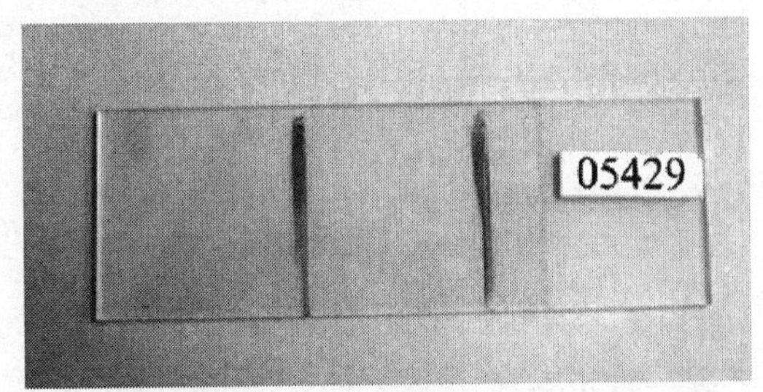 	→酒精灯使用时,应用火焰外焰烧灼载玻片,以达到灭菌目的。
⑥操作者先用灭菌生理盐水湿棉签将角膜或结膜分泌物拭去。	→目的是清除取材区域脱落的坏死组织,以利于取材培养的阳性率。
⑦刮片法标本采集分为结膜刮片采集和角膜刮片采集:	

续表

操作技术流程	技术依据及相关知识
A. 如在角膜上取材，以开睑器牵拉上、下眼睑，用灭菌刮匙取45°角沿着角膜的弯曲度，在病变区轻轻刮取角膜溃疡表层组织后，将刮出物涂于玻片上，立即用甲醇固定标本，待自然干燥后，再次核对标本号后送化验室。 B. 如在结膜上取材，操作者翻转患眼上睑暴露出上睑结膜，用灭菌刮匙垂直睑结膜面，轻轻刮取结膜上皮细胞层，将刮出物涂于玻片上，立即用纯甲醇固定，待自然干燥后，再次核对标本号后送化验室。 **图52：刮片标本采集操作（附彩图）** 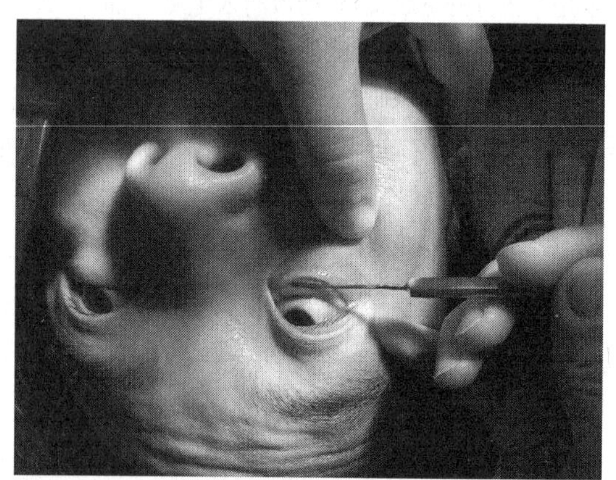 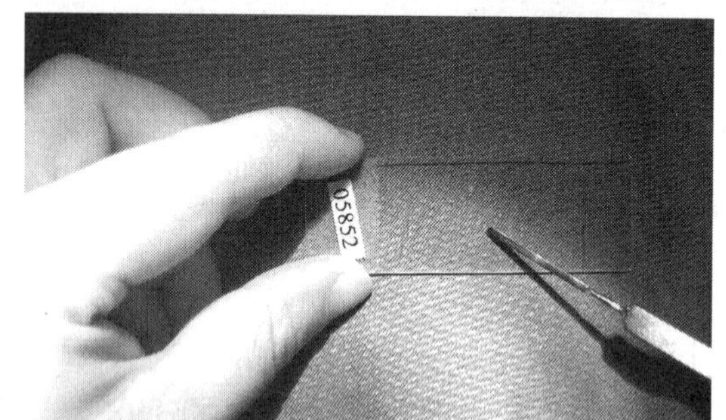	→刮取过程中嘱患者向一固定方向注视不动，勿转动眼球，以免损伤正常组织和触及非病变区。一般不刮取角膜溃疡基底部，若需要刮取角膜溃疡的基底组织时，勿过度向下用力，以防角膜穿孔。 →如患者不能自行睁眼暴露取材部位，应放置开睑器。刮取结膜上皮组织时动作轻柔，在病变组织的同一部位不能反复刮取。 →应在使用抗生素药物之前刮取标本，以提高阳性检出率。
⑧刮取标本后，眼内滴用抗生素眼药水，避免感染。 ⑨标本取出后，及时固定后立即送检，送检途中避免污染。	
⑩洗手，签字。	→先洗手，再签字，避免交叉感染。 签字时再次核对，确保安全。
⑪告知患者注意事项。	→告知患者2h内避免揉眼，以免引起角膜内皮擦伤。
⑫整理用物。	→刮匙、开睑器用清水冲洗后，放于清洁区，一定要和无菌物品区分放置，由供应室统一进行终末消毒。

二、结膜囊细菌培养法标本采集技术

【目的】

微生物造成的眼部感染，常见有细菌、病毒和真菌。该项操作是进行眼部微生物的检查，对眼病的诊断、治疗和预防均有重要意义。

【对象】

①怀疑有细菌性结膜炎，角膜炎。

②怀疑眼睑及睑缘等处皮肤有细菌感染导致的炎症。

结膜囊细菌培养法标本采集法是利用人工的方法，把细菌生长繁殖所需的营养物质按适量加以调配而成培养基。最常用的是肉汤培养基，培养基必须无菌。将结膜囊细菌接种于培养基内，经一定的温度和时间孵育，在培养基表面堆积成可见的细菌集团，即菌落。因而可根据菌落的特征来初步鉴别细菌的种类。

禁忌证：因精神因素或全身状况不适应检查者。

操作技术流程	技术依据及相关知识
【评估】	
①评估环境是否适合此项操作。	→确认环境整洁、安静、光线适宜，良好的环境有利于标本采集技术的实施。
②评估患者的眼部情况、全身情况及合作程度。 ③告知患者操作的目的、方法及注意事项，以取得配合。	→了解患者的配合程度，全身情况不良、低视力及儿童，应有人陪同。
【操作前准备】	
①操作人员仪表要求：仪表端庄，服装整齐、干净；洗手，戴口罩。	→洗手参照七步洗手法。
②患者体位要求：仰卧位。	→仰卧位有利于患者放松心情，减轻恐惧。有利于医护人员操作。
③物品准备：表面麻醉剂、无菌培养管、酒精灯、火柴，消炎眼药水。 **图 53：结膜囊培养法用品** 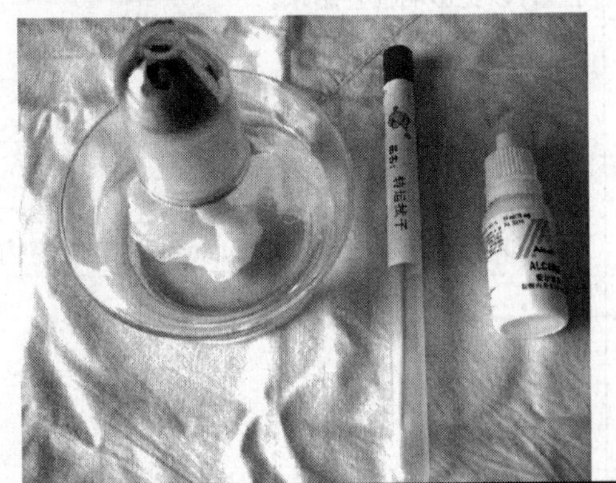	

续表

操作技术流程	技术依据及相关知识
【操作流程】 ①核对医嘱、做好三查七对,核对好眼别。 ②协助患者取仰卧位。	→核对医嘱严格做好三查七对及二人核对。一定要核对病历本和化验单是否一致。
③操作者向结膜囊内滴表面麻醉剂 2 次,每次间隔2～3min,使角膜、结膜充分麻醉。	→嘱患者眼睛向上注视。 结膜囊内分泌物较多者,先用消毒棉签、棉块擦净眼部分泌物或生理盐水冲洗结膜囊。用手指分开下眼睑,将药液滴入下穹窿部,一般一次 1～2 滴。轻提上睑使药物充分弥散。滴药后嘱患者轻轻闭合眼睑。
④贴标本号,将相同数字的化验标号一张贴在无菌培养管上,另一张贴于化验单上,并进行核对。 ⑤将无菌培养管拧开,拉出 1/5 棉拭子,以酒精灯火焰消毒培养管口后,轻轻取出浸有肉汤的消毒棉拭子(注意勿触及培养管)。	图 54:结膜囊细菌培养法操作 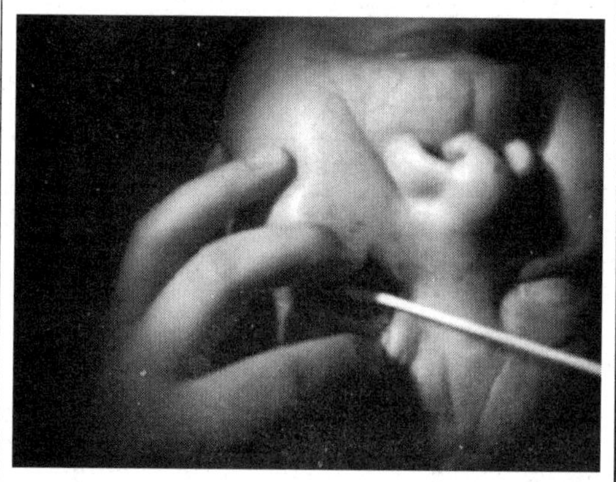
⑥左手将患眼下睑向下牵拉,充分暴露并固定下睑穹窿,用棉拭子在内 1/3 下穹窿内轻轻擦拭,并旋转 360°,然后松开下睑。	→采集过程中嘱患者向上方注视不动,勿转动眼球,以免损伤正常组织和触及非病变区。操作过程中棉拭子切勿接触睫毛和睑缘皮肤,以免影响检查结果。
⑦将培养管口在酒精灯火焰上旋转消毒,再将棉拭子轻而准确地插入管中,拧好培养管盖,在 2h 内送化验室。	→从培养管取出和送进棉拭子时勿触及培养管的管口,以免影响检查结果。
⑧采集标本后,眼内滴用抗生素眼药水。	→采集标本后滴入抗生素眼药水,避免感染。
⑨洗手,签字。	→先洗手,再签字,避免交叉感染。 签字时再次核对,确保安全。
⑩告知患者注意事项。 ⑪整理用物。	→告知患者 2h 内避免揉眼,以免引起角膜内皮擦伤。

三、角膜溃疡部普通细菌培养和真菌培养法标本采集技术

【目的】

微生物造成的眼部感染,常见有细菌、病毒和真菌。该项操作是进行眼部微生物的检查,对眼病的诊断、治疗和预防均有重要意义。

【对象】

①怀疑细菌性角膜炎,细菌性结膜炎。

②眼睑及睑缘等处皮肤有细菌感染。

【禁忌证】

因精神因素或全身状况不适合检查者、角膜已经穿孔者。

操作技术流程	技术依据及相关知识
【评估】	
①评估环境是否适合此项操作。	→确认环境整洁、安静、光线适宜,良好的环境有利于标本采集技术的实施。
②评估患者的眼部情况、全身情况及合作程度。 ③告知患者操作的目的、方法及注意事项,以取得配合。	→了解患者的配合程度,全身情况不良、低视力及儿童应有人陪同。
【操作前准备】	
①操作人员仪表要求:仪表端庄,服装整齐、干净;洗手,戴口罩。	→洗手参照七步洗手法。
②患者体位要求:仰卧位。	
③物品准备:表面麻醉剂、无菌培养基、酒精灯、火柴。	
【操作流程】	
①核对医嘱、做好三查七对,核对好眼别。 ②协助患者取仰卧位。	→核对医嘱严格做好三查七对及二人核对。一定要核对病历本和化验单是否一致。
③操作者向结膜囊内滴表面麻醉剂 2 次,每次间隔2～3min,使角膜、结膜充分麻醉。 ④贴标本号,将相同数字的化验标号一张贴在无菌培养管上,一张贴于化验单上,并进行核对。	→嘱患者眼睛向上注视。 结膜囊内分泌物较多者,先用消毒棉签、棉块擦净眼部分泌物或生理盐水冲洗结膜囊。用手指分开下眼睑,将药液滴入下穹窿部,一般一次 1～2 滴。轻提上睑使药物充分弥散。滴药后嘱患者轻轻闭合眼睑。

续表

操作技术流程	技术依据及相关知识
⑤将无菌培养管拧开，拉出 1/5 棉拭子，以酒精灯火焰消毒培养管口后，轻轻取出浸有肉汤的消毒棉拭子(注意勿触及培养管)。	**图 55：角膜溃疡细菌培养法操作** 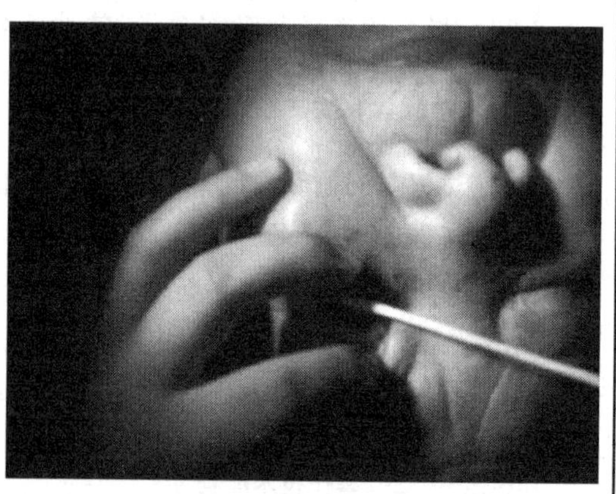
⑥左手将患眼下睑向下牵拉，充分暴露并固定下睑穹窿，用棉拭子在内 1/3 下穹窿内轻轻擦拭，并旋转 360°，然后松开下睑。 ⑦将培养管口在酒精灯火焰上旋转消毒，再将棉拭子轻而准确地插入管中，拧好培养管盖，在 2h 内送化验室。 ⑧采集标本后，眼内滴用抗生素眼药水。 ⑨洗手，签字。 ⑩告知患者注意事项。 ⑪整理用物。	→采集过程中嘱患者向上方注视不动，勿转动眼球，以免损伤正常组织和触及非病变区操作过程中棉拭子，切勿接触睫毛和睑缘皮肤，以免影响检查结果。 →从培养管取出和送进棉拭子时勿触及培养管的管口，以免影响检查结果。 →采集标本后滴入抗生素眼药水，避免感染。 →先洗手，再签字，避免交叉感染。 签字时再次核对，确保安全。 →告知患者 2h 内避免揉眼，以免引起角膜内皮擦伤。

第十节　睑板腺按摩技术

【目的】

通过物理挤压按摩排除睑板腺内的分泌物。

【对象】

睑板腺阻塞患者

睑板腺阻塞的病因：睑缘炎、慢性结膜炎引起的睑板腺排泄管阻塞、分泌物潴留而形成。操作者熟练掌握睑板腺按摩技术，及时为患者解除病痛，避免因睑板腺按摩产生角膜擦伤等。

操作技术流程	技术依据及相关知识
图 56:睑板腺剖面图片 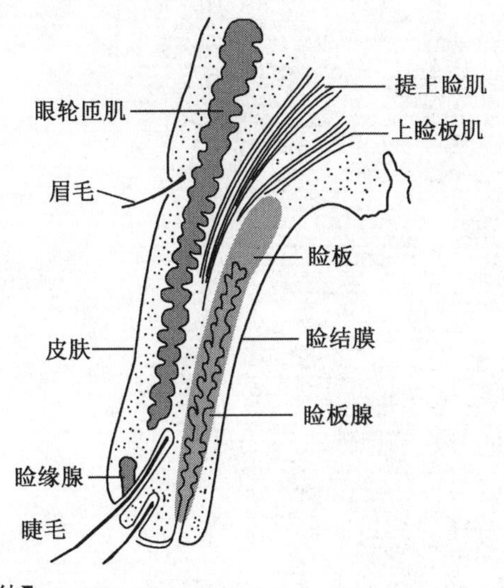 	→睑板腺的位置和功能: 睑板中含有高度发达与睑缘垂直、互相呈平行排列的睑板,开口于睑缘后唇,分泌油脂状物,以润滑睑缘、减少摩擦和防止泪液从睑缘外溢。油脂也参予构成泪液膜。 ◆ 睑板腺阻塞临床表现: 1. 睑缘可见点状小泡。 2. 睑结膜可见点状及条状黄白色凝集物,日久可钙化成硬块,形成睑板腺结石。 3. 有干痒感,有时可有异物感。
【评估】 ①评估患者的眼部情况、病情及合作程度。 ②评估环境是否整洁、安静、光线是否适宜。	→观察患者眼睑皮肤情况。 →良好的环境有利于睑板腺按摩技术的实施。
【操作前准备】 ①操作者仪表要求:仪表端庄、服装整洁干净,洗手,戴口罩。 ②患者体位要求:取仰卧位。 ③用物准备:表面麻醉剂、消毒棉签、灭菌眼垫、HOTZ 板、抗生素眼膏、抗生素眼药水 图 57:HOTZ 板图片 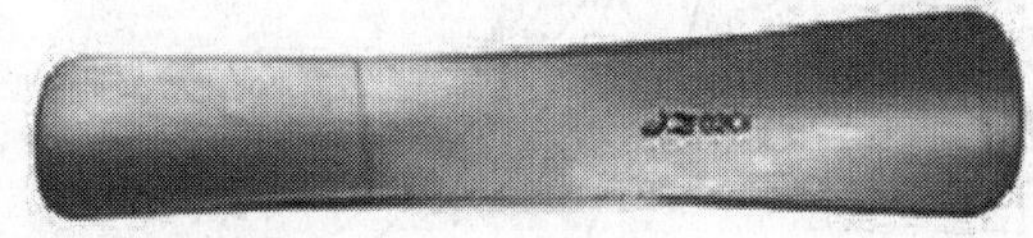	→严格参照七步洗手法,避免交叉感染。
【操作过程】 ①认真查对医嘱。	→核对患者姓名、眼别。严格执行三查七对制度。
②协助患者取仰卧位。	→仰卧位有利于患者放松心情,减轻恐惧。有利于医护人员操作。
③态度和蔼,语言规范的向患者解释睑板腺按摩的目的以及操作中会产生一定的疼痛感,但通常可以忍受。 ④结膜囊内滴表面麻醉剂 2 次,每次间隔 2~3min。	→在与患者沟通的过程中,首先要进行自我介绍,以消除患者紧张恐惧的心理。然后向患者讲解睑板腺按摩的目的和方法,便于患者更好的配合。
⑤在 HOTZ 板上均匀涂抹抗生素眼膏。	→涂抗生素眼药膏起润滑消炎作用,防止损伤角膜。

续表

操作技术流程	技术依据及相关知识
图 58:涂眼膏图片 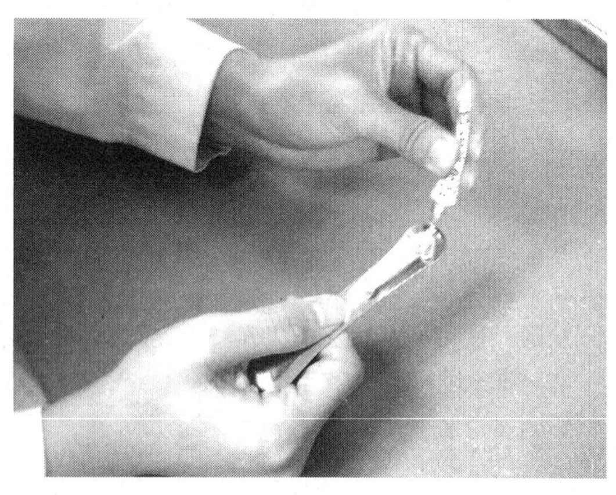	
⑥嘱病人向所按摩睑板相反方向注视,HOTZ 板一端轻轻放入眼睑内,在皮肤与 HOTZ 板接触处垫上纱布,向下按压 HOTZ 板使 HOTZ 板将眼睑撑起。用棉棒从睑缘上方向睑缘处进行挤压按摩,将潴留于导管内的分泌物压出,使睑板腺通畅。 图 59:睑板腺按摩图片 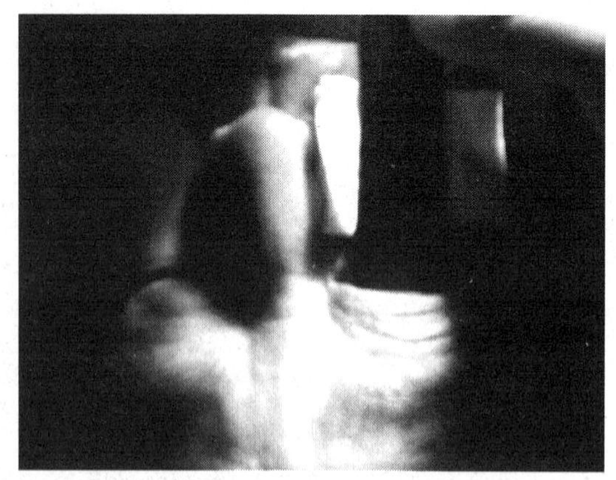	→操作动作轻柔,HOTZ 板不要紧贴眼球,以免擦伤角膜。 →挤压时,要顺着睑板腺的方向,否则达不到效果。 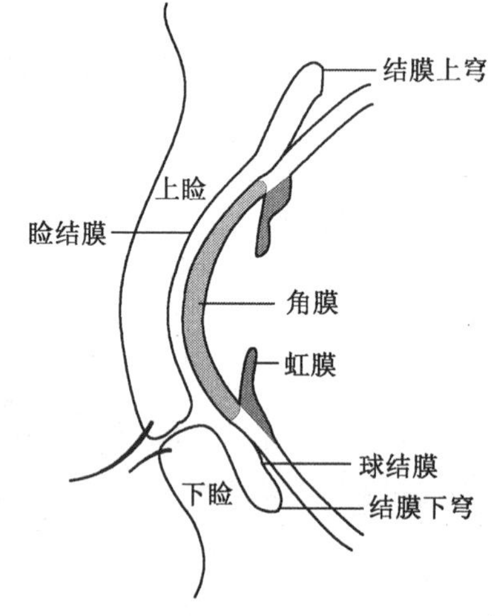
⑦按摩后取出 HOTZ 板,点消炎眼药水。 ⑧洗手,签字,告知注意事项。 ⑨整理用物:HOTZ 板使用后用清水冲洗后,进行高压灭菌处理后备用。	→避免感染。 →告知患者按摩后 2h 内避免揉眼,以免引起角膜上皮擦伤。

第十一节　眼肌按摩技术

【目的】

用玻璃棒于球结膜外直肌止点处，沿外直肌走形方向，做往返滑动按摩，力度适中，用此方法解除病人的眼肌麻痹。

【对象】

眼肌麻痹的患者。

眼球依靠眼外肌的收缩和松弛产生协调的运动。两眼各有四条直肌和两条斜肌，每一眼肌的具体作用取决于眼球在某运动空间的运动方向。护士熟练的掌握这项技术，可改善眼肌麻痹，减轻患者的痛苦，促进疾病的恢复。

操作技术流程	技术依据及相关知识
图60：眼肌剖面图（附彩图） 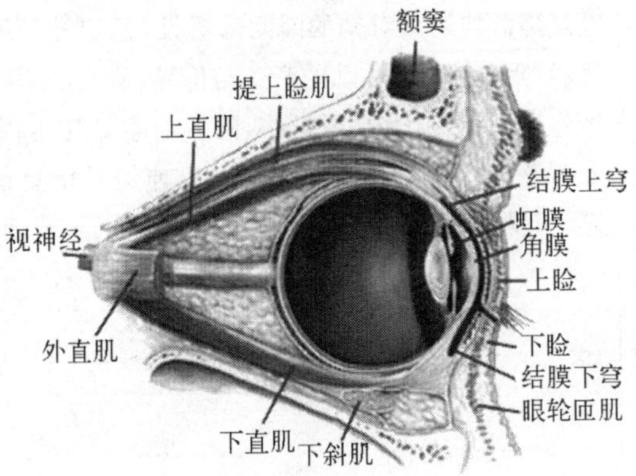 额窦 提上睑肌 上直肌 结膜上穹 虹膜 视神经 角膜 上睑 外直肌 下睑 结膜下穹 眼轮匝肌 下直肌 下斜肌 右侧眼球及眶腔矢状断 **图61：眼肌三维图** 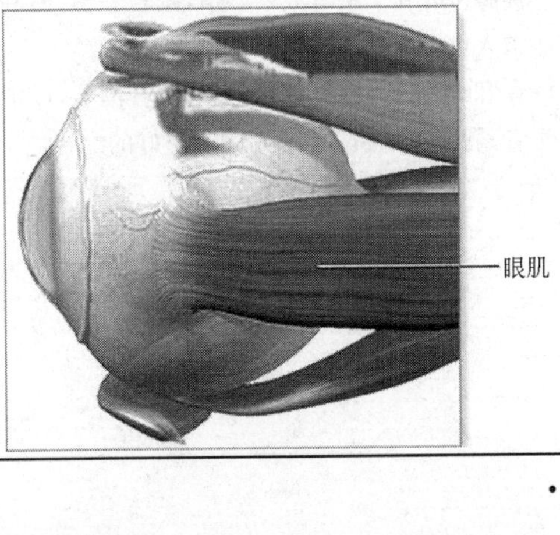 眼肌	眼外肌包括几条肌肉？分别是什么？ ◆ 眼肌麻痹的临床表现： a)复视眩晕； b)眼位偏斜； c)运动受限； d)第二斜视角大于第一斜视角。 ◆ 眼肌麻痹的病因： a)先天性眼球运动受限； b)后天性眼球运动受限； c)机械性眼球运动受限。

续表

<table>
<tr><th>操作技术流程</th><th>技术依据及相关知识</th></tr>
<tr><td>【评估】
①评估环境是否适合操作。
②评估患者的眼部情况及合作程度。
③告知患者眼肌按摩的目的及方法，以取得其配合。</td><td>→确认环境整洁、安静、光线适宜
→患者眼部如有分泌物应帮助患者清洁眼部。
→因为眼肌按摩操作的时间较长，需要患者配合度较高，故操作前要做好解释工作，详细介绍操作目的，方法等。</td></tr>
<tr><td>【操作前准备】
①操作人员仪表要求：仪表端庄，服装整齐、干净；洗手，戴口罩。
②患者体位要求：仰卧位。
③物品准备：表面麻醉剂、玻璃棒、有齿镊。
图 62：眼肌按摩用物图
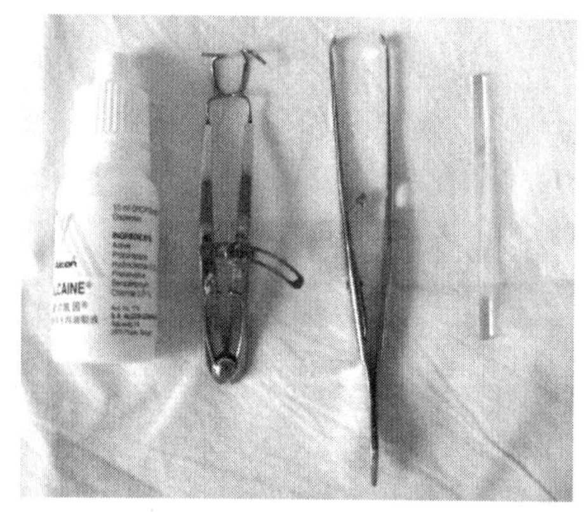</td><td>→七步洗手法。
→表面麻醉剂一般用盐酸丙美卡因。
相关知识：
盐酸丙美卡因为酯类表面麻醉药。其作用机制是通过降低神经元对钠的瞬间渗透性，稳定神经细胞膜，阻止神经电冲动的产生与传导，从而产生麻醉作用。首先阻滞痛觉纤维，随后阻滞温觉、触觉及深感觉纤维。细神经纤维比粗神经纤维更敏感，恢复时间更长。</td></tr>
<tr><td>【操作流程】
①核对医嘱、做好三查七对，核对好眼别。
②协助患者取仰卧位。
③向患者结膜囊内滴表面麻醉剂 2 次，每次间隔 2～3min。
④操作者扒开患眼眼睑充分暴露眼肌，嘱患者向所需按摩直肌相反的方向注视保持眼球不动。</td><td>→对于眼科患者，最重要的是要核对眼别。让患者自己说出姓名、眼别，确保安全
→仰卧位有利于患者放松心情，减轻恐惧，有利于医护人员操作。
→在麻醉药效等待过程中，要与患者沟通，以消除患者紧张恐惧的心理，便于患者更好的配合</td></tr>
</table>

续表

操作技术流程	技术依据及相关知识
⑤用无菌玻璃棒按摩直肌附着处，沿直肌方向由上至下按摩，反复进行 100 次左右。 ⑥用有齿镊夹住直肌，沿直肌方向由上而下牵拉，眼球随之运动，反复进行 20～30 次左右。	**图 63：玻璃棒图片** 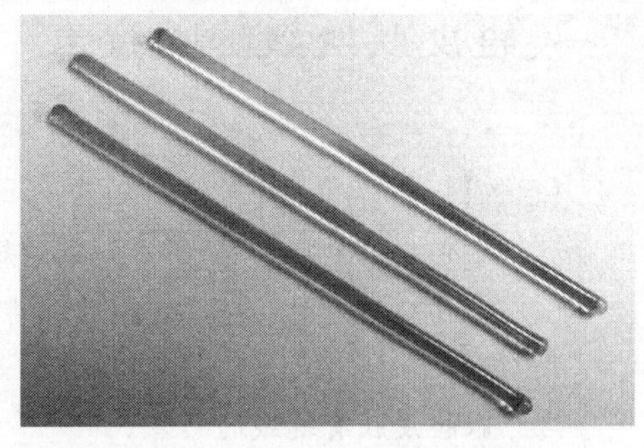 （检查玻璃棒有无破损、裂痕，防止损伤结膜）
图 64：眼肌按摩图片（附彩图） 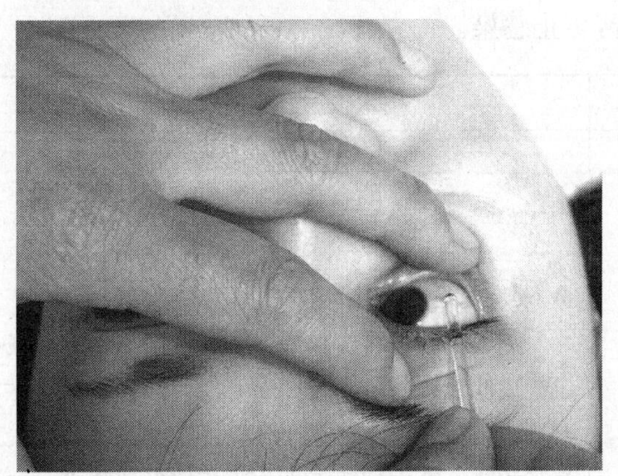	→按摩过程中嘱患者向所需按摩直肌相反方向注视不动，勿转动眼球，以免损伤其他部位。 →先用玻璃棒进行按摩，后用有齿镊进行牵拉。 →按摩部位要准确，有齿镊一定要夹住直肌，否则达不到牵拉效果。
⑦操作结束后，滴入消炎眼药水。 ⑧操作完毕后，洗手，签字。 ⑨告知患者注意事项。 ⑩整理用物。	→按摩完毕后滴入抗生素眼药水，避免感染。 →先洗手，再签字，避免交叉感染。 签字时再次核对，确保安全。 →嘱患者每日进行眼球运动，方向为与所按摩直肌相同的方向。告知患者眼肌按摩 30min 内避免揉眼，以免引起角膜内皮擦伤。眼肌按摩一个疗程为 10 天，如患者结膜充血较重，可嘱患者休息 1～2天再继续治疗。

第十二节　眼部缝线拆除技术

一、睑皮肤缝线拆除技术

【目的】

①伤口愈合后，按照拆线日期的规定取出眼睑皮肤的不可吸收缝线。

②伤口感染时，拆除缝线，以利排脓。

【对象】

眼睑皮肤有缝线的患者。

眼睑皮肤缝线系指眼睑及周围皮肤上的缝线，包括眼睑各种手术。操作者熟练掌握眼睑皮肤拆线技术，促进疾病恢复，减少病人的痛苦，防止感染。

操作技术流程	技术依据及相关知识
图 65：眼睑皮肤缝线图片 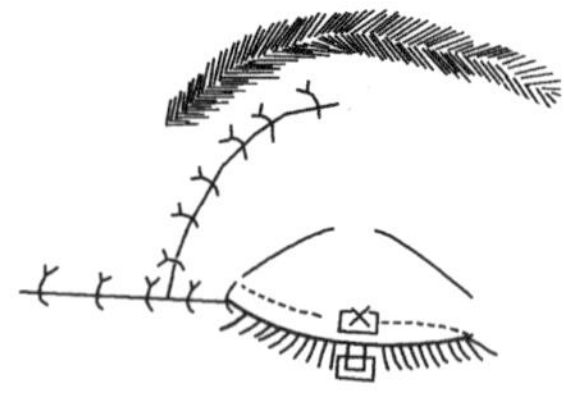	◆ 眼睑皮肤拆线时间： 如各种小肿物切除的缝线及皮肤裂伤的缝线眼睑皮肤缝线一般术后 5～7 天拆线，如伤口化脓感染，应于发现后即拆除缝线、排脓，配以抗生素消炎治疗。睑内翻矫正术如睑板楔形切除术一般为 7 日拆线。有张力或矫正作用者 10～14 天拆线。儿童睑内翻、倒睫行上或下缝线术后，正常为 10 日拆线，如有矫正过度者应遵医嘱提前拆线，若矫正不够可延长数日再行拆线。
【评估】 ①评估患者的眼部情况、病情及合作程度。	→观察患者眼睑皮肤情况。
②评估环境是否整洁、安静、光线是否适宜。	→良好的环境有利于眼睑皮肤拆线技术的实施。
【操作前准备】 ①操作者仪表要求：仪表端庄、服装整洁干净，洗手，戴口罩。	→严格参照七步洗手法，避免交叉感染。
②患者体位要求：取仰卧位。	

续表

操作技术流程	技术依据及相关知识
③用物准备:无菌棉签、无菌眼垫、无菌生理盐水、75%乙醇、无菌盘(内放置灭菌弯剪及牙镊各1把)。	图66:用物图片 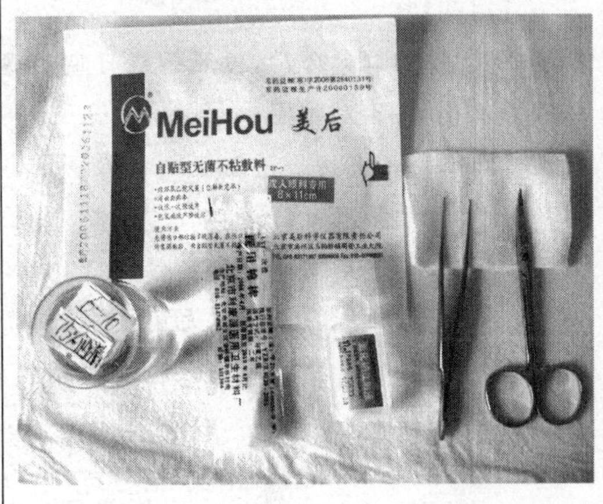
【操作过程】 ①认真查对医嘱,拆线日期。	→核对患者姓名、眼别。严格执行三查八对制度。
②协助患者取仰卧位。	→仰卧位有利于患者放松心情,减轻恐惧。有利于医护人员操作。
③态度和蔼,语言规范的向患者解释,取得患者的配合。	→在与患者沟通的过程中,首先要进行自我介绍,以消除患者紧张恐惧的心理。然后向患者讲解眼睑皮肤拆线的目的和方法,便于患者更好的配合。
④用无菌棉签蘸取生理盐水清洁患侧皮肤,并以75%乙醇消毒伤口及周围皮肤。	→要避免酒精进入眼内,以免引起灼伤。
⑤待干后,左手持灭菌牙镊夹住线套,右手持灭菌弯剪剪断缝线,左手用牙镊拔除缝线。 图67:眼睑皮肤拆线技术操作图片(附彩图) 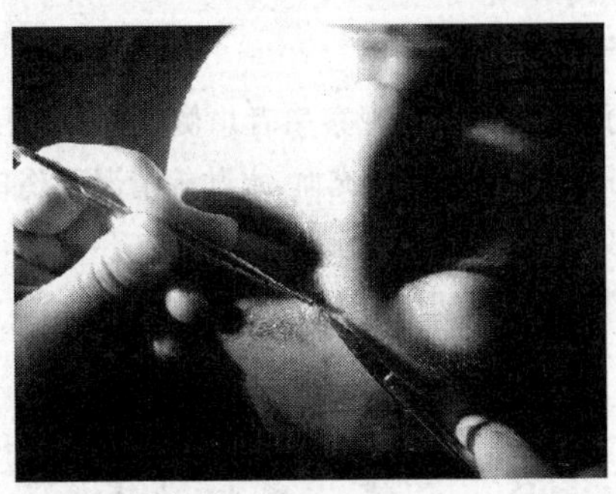	→动作要轻柔,如伤口结痂将缝线粘住,应先以生理盐水棉块浸润后再拆除缝线。
⑥缝线拆除后以75%乙醇再消毒伤口,无菌眼垫遮盖。	→避免感染。
⑦洗手,签字,告知注意事项。	→告知患者皮肤缝线拆除24h内不要沾水,以免感染。无菌眼垫次日自行取下,不再换药,不适随诊。
⑧整理用物:拆过线的灭菌牙镊、灭菌弯剪用清水冲洗后,放于清洁区,一定要和无菌物品区分放置,然后进行高压灭菌处理后备用。	

二、结膜缝线拆除技术

【目的】

①伤口愈合后，按照拆线日期的规定取出结膜的不可吸收缝线。

②拆除定位圈。

【对象】

①结膜有缝线者。

②缝圈后需要拆除定位圈者。

结膜拆线系指通过无菌技术，使用无菌牙镊及无菌眼科弯剪拆除结膜上的缝线。操作者熟练掌握眼睑皮肤拆线技术，促进疾病恢复，减少病人的痛苦，防止感染。

操作技术流程	技术依据及相关知识
图 68：结膜缝线图片 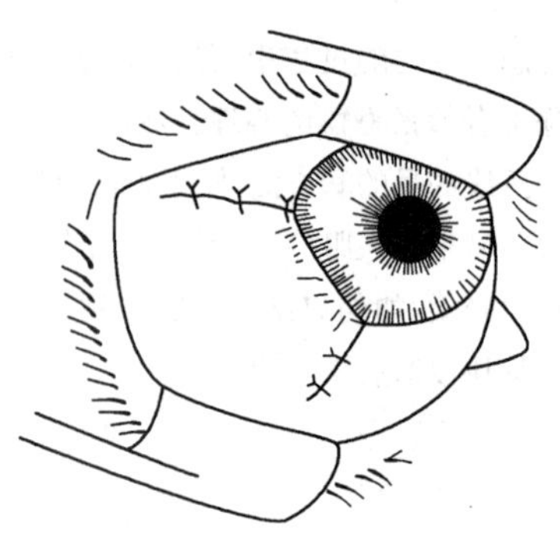	◆结膜拆线时间： 结膜缝线一般为术后 3～5 日拆线。有张力及移植术者 10～14 日拆线。
【评估】 ①评估患者的眼部情况、病情及合作程度。 ②评估环境是否整洁、安静、光线是否适宜。	→了解患者病情，观察患者患侧眼睑及周围皮肤情况，观察结膜有无充血、水肿等情况及伤口愈合程度。
【操作前准备】 ①操作者仪表要求：仪表端庄、服装整洁干净，洗手，戴口罩。 ②患者体位要求：取仰卧位。 ③用物准备：表面麻醉剂、无菌棉签、无菌眼垫、无菌生理盐水、抗生素滴眼液或眼药膏、无菌盘（内放置灭菌弯剪、牙镊各 1 把及开睑器 1 个）。	→严格参照七步洗手法，避免交叉感染。 图 69：牙镊与开睑器图片 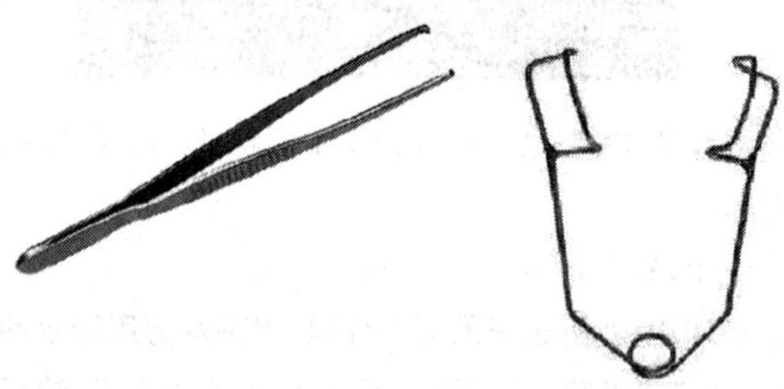 →按照无菌技术操作原则铺无菌盘，拿取无菌物品

操作技术流程	技术依据及相关知识
【操作过程】 ①认真查对医嘱,拆线日期。 ②协助患者取仰卧位。 ③态度和蔼,语言规范的向患者解释,取得患者配合。 ④表面麻醉剂 2 次,每次间隔 2～3min。	→核对患者姓名、眼别。核对拆线日期,了解患者病情,判断缝线拆除时机是否合适。 →在与患者沟通的过程中,首先要进行自我介绍,以消除患者紧张恐惧的心理。然后向患者讲解结膜拆线的目的和方法,便于患者更好的配合。 **图 70:用开睑器分开眼睑图** 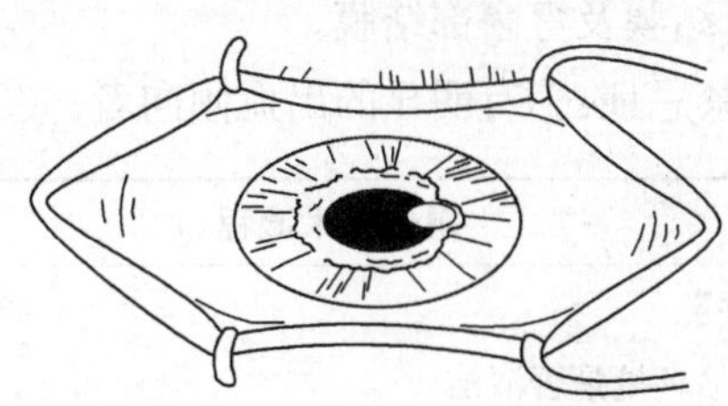
⑤用无菌棉签蘸取生理盐水清洁患侧皮肤,并以开睑器轻轻牵开上下睑。 ⑥必要时打开无影灯。 ⑦左手持灭菌牙镊夹住线头一端提起,右手持灭菌弯剪伸进提起的一端将线剪开。 ⑧仔细检查有无遗漏的缝线后,取下开睑器。 ⑨缝线拆除后滴抗生素眼药水 1 滴或涂消炎眼膏,无菌眼垫遮盖。 ⑩洗手,签字,告知注意事项。 ⑪整理用物:拆过线的灭菌牙镊、灭菌弯剪用清水冲洗后,放于清洁区,一定要和无菌物品区分放置,然后进行高压灭菌处理后备用。	→开睑器牵开上下眼睑时动作轻柔,避免损伤眼内正常组织。 →良好的照明有利于观察结膜缝线的位置。 提示:拆线时嘱患者向拆线部位的反方向注视,以免误伤角膜和其他部位。 ※ 连续缝线者,先松开两端缝线的一个套,然后由一端或中央抽拉缝线。 →告知患者拆线前点了表面麻醉剂,半小时内避免揉眼。结膜缝线拆除后 24h 内不要沾水,以免感染。无菌眼垫次日自行取下,不再换药,不适随诊。

第十三节　眼部球结膜下注射技术

【目的】

将药物注射入结膜下的疏松间隙内,以提高药物在眼内的浓度,增强并延长药物作用时间,常用于治疗眼球前段疾病。

【适应证】

①治疗眼前部炎症。

②化学性烧伤早期。
③角膜炎和角膜斑翳等各种眼病。
④用于眼球手术的局部浸润麻醉。

结膜下给药主要为通过巩膜直接透入眼前节段，可使药物在房水、前葡萄膜、晶体以及玻璃体的前部获得较高的浓度。一些角膜通透性差的药物，宜做结膜下注射以提高眼内药物浓度，但刺激性较强或对局部细胞毒性较大的药物，不宜用此方法。可进行结膜下注射的部位包括：球结膜及穹窿部结膜。

禁忌证：①有明显的出血倾向者。②眼球有明显的穿透伤口，而未进行缝合者。

操作技术流程	技术依据及相关知识
【评估】 ①评估环境是否清洁。 ②评估眼部情况，合作程度。 ③告知患者结膜下注射的目的、方法，以取得配合。	→了解患者的视力情况，观察患者眼部有无分泌物，结膜有无充血、粘连，如多次注射结膜会出现淤血和水肿现象，再次注射时应避开。
【操作前准备】 ①操作人员仪表要求：仪表端庄，服装整齐、干净；洗手，戴口罩。 ②患者体位要求：取坐位或仰卧位。 ③物品准备： 所需药物、2ml 无菌注射器及 4.5 号针头、无菌眼垫、无菌棉签、抗生素滴眼液或眼药膏	→参照七步洗手法。 →选择 4.5 号针头，减轻患者痛苦和对结膜的损伤。
【操作流程】 ①核对医嘱、患者床号、姓名、眼别。 ②患者取仰卧位，滴表面麻醉剂 2～3 次。 ③操作者左手拇指与食指分开上、下眼睑，并嘱患者眼向上方或下方注视，充分暴露球结膜。进行球结膜注射时，针头与睑缘平行，成 10°～15°角挑起注射部位的球结膜，缓缓注入药物使结膜呈鱼泡样隆起。进行穹窿结膜注射时，针头向穹窿部刺入后，缓缓将药物注入。 **图 71：结膜下注射图片（附彩图）** 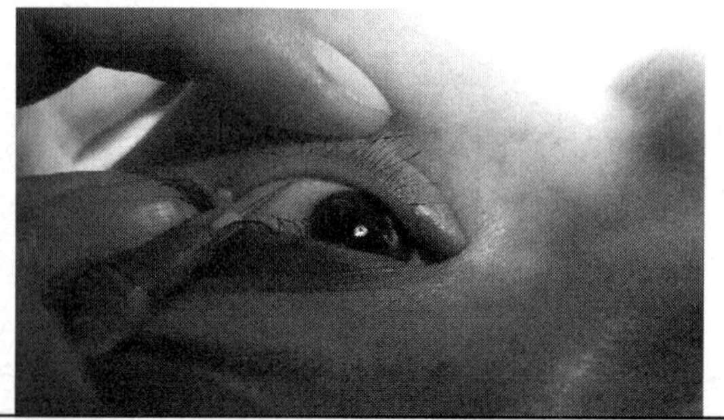	→严格查对制度。 →让患者自己说出姓名、眼别，再次核对医嘱，确保安全。 →结膜下注射常用部位为上、下球结膜或穹窿部结膜，患者眼球应向注射部位的相反方向注视，避免伤及角膜。 ◆ 注意事项： 1. 患者头部和眼球不要转动，以防刺伤眼球，对眼球震颤不能固视者，可用无菌镊固定眼球后再做注射。 2. 药物宜徐徐推注，可见药液小泡形成。若注药部位因长期多次注射、术后有较多瘢痕形成时，推注药物阻力较大，不易形成药液小泡，可更换注射部位。 3. 注射时，针头不能朝向角膜或距离角膜缘过近，针尖斜面向上，避开血管。注射针与眼球成 10°～15°进针，切忌垂直，以免误伤眼球。

续表

操作技术流程	技术依据及相关知识
④注射完毕后退出针头，遵医嘱滴抗生素眼药水或眼药膏，嘱患者闭眼数分钟，观察有无渗血，如出现少量渗血，可用无菌棉块擦拭后，用消毒眼垫遮盖患眼。	4. 结膜下注射时可能会伤及结膜血管，引起结膜下出血，应做好相关宣教。 5. 注射时不要用力过猛，尽量避开血管，避免损伤巩膜。
⑤洗手，签字，告知患者注意事项。 ⑥整理用物。	→先洗手，再签字，避免交叉感染 签字时再次核对，确保安全。告知患者，注射完毕后眼睛内有一鱼泡样隆起，不必担心，会慢慢吸收。不要施加外力，避免揉眼。

第十四节　眼球周围筋膜注射技术（半球后注射技术）

【目的】

多次行结膜下注射瘢痕较多者、球结膜水肿、严重影响药物吸收及小儿或不合作患者可采用此方法。

【适应证】

①需要球周给药或进行麻醉的患者。

②结膜反复注射而致药物不易吸收的患者。

半球后注射时针头进入球周，药液可通过球周筋膜渗透至球后，达到与球后注射相似的作用，而操作安全、简单，并发症少，其优点在于可以快速将药物作用于局部，操作安全可靠，治疗效果好，避免了全身用药的副作用及缺点。

禁忌证：眼球有明显的穿通伤口，尚未进行缝合的患者。

操作技术流程	技术依据及相关知识
【评估】 ①评估环境是否清洁。 ②评估眼部情况，合作程度。 ③告知患者半球后注射的目的、方法，以取得配合。	→评估患者有无眶壁骨折，若有眶壁骨折史其解剖位置会发生改变。
【操作前准备】 ①操作人员仪表要求：仪表端庄，服装整齐、干净；洗手，戴口罩。 ②患者体位要求：取仰卧位。	→参照七步洗手法。

续表

操作技术流程	技术依据及相关知识
③物品准备： 所需药物、2ml 无菌注射器及 4.5 号针头、无菌眼垫、无菌棉签。	→选择 4.5 号针头，减轻患者痛苦，避免进针过深。
【操作流程】	
①核对医嘱、患者床号、姓名、眼别。	→严格执行三查七对。
②患者取仰卧位。	
③用 75%乙醇棉签消毒皮肤，消毒范围：自下眼睑至眶缘，由内向外扇形消毒直径为 3cm，消毒时嘱患者闭眼。	→使用 75%乙醇进行皮肤消毒是因为酒精对眼睑皮肤的刺激性比较小，而且具有杀菌作用，避免感染。 消毒过程中让患者闭眼，避免酒精挥发刺激眼球。
④嘱患者向上方注视，眼球保持不动。左手用无菌棉签在下眼睑眶缘中外 1/3 处向下轻压皮肤，右手持注射器于垂直进针 1cm 后，回抽无回血后，缓慢注入药液。 **图 72：半球后注射图片（附彩图）** 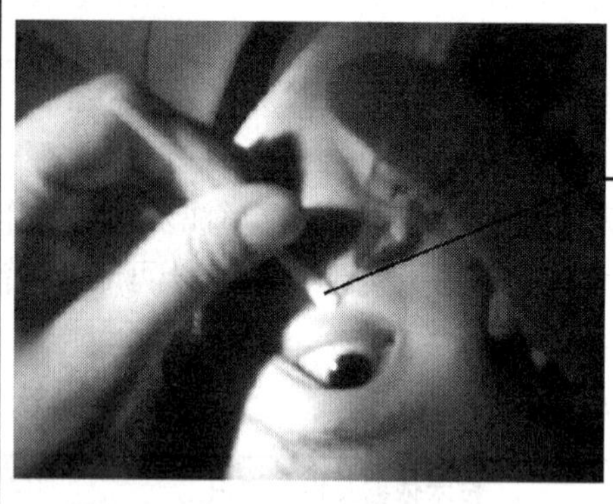	→让患者向上方注视，可以暴露更大的注射区域，更好的配合眼球周围筋膜（半球后）注射。 →无菌棉签按压下睑眶缘部皮肤的目的是将眼球挤走，防止眼球损伤。 →注射过程中要观察眼部情况，如有眼睑肿胀，眼球突出，提示出血症状，应立即拔针，加压包扎，请医生会诊检查。 进针时速度宜慢，用力不可过大；遇到阻力，切忌强行进针；禁止在眼眶内反复移动；进针深度不可超过1.5cm，避免刺伤眼球。
⑤注射完毕，用消毒棉签压住进针处，慢慢退出针头，在注射点覆盖无菌棉块并用手掌轻轻压迫眼球 5min。	→注射后嘱患者压迫下眼睑进针处 5min，防止眼睑皮下出血，有助于药液吸收。
⑥洗手，签字，告知患者注意事项。	→告知患者，眼部肿胀是因为注射后药液在局部聚集引起，会慢慢吸收，不必担心。
⑦整理用物。	

第十五节 眼部球后注射技术

【目的】

用于眼底病给药、内眼手术时的球后麻醉。

【适应证】

①眼内手术的睫状神经节阻滞麻醉。

②眼球后部疾病的治疗，如视神经炎、脉络膜炎、视网膜炎和视网膜中央动脉阻塞的治疗。

③需要球后给药进行麻醉时。

④青光眼剧痛者亦可作为局部治疗的给药途径。

球后注射是将药液注射到接近于眼赤道部及眼球后部或视神经处，可以快速、准确地将药物作用于局部，其作用快、疗效可靠，且避免全身用药的副作用。一般球后注射时为减少病人的疼痛，会加入少量麻药，因此，注射后可能会出现一过性的复视、斜视或上睑下垂，是由于麻醉或压迫眼球过久使眼外肌麻痹所致，属正常现象。注射前应向病人详细解释。

禁忌证：

怀疑有眶内感染时或恶性肿瘤者。

有明显的出血倾向者。

眼球有明显的穿通伤口，并未进行缝合时。

操作技术流程	技术依据及相关知识
【评估】 ①评估环境是否清洁。 ②评估眼部情况，合作程度。 ③告知患者球后注射的目的、方法，以取得配合。	→评估患者有无眶壁骨折史及高度近视史，眶壁骨折后解剖位置会发生改变，高度近视眼轴增长易发生眼球壁穿通伤。
【操作前准备】 ①操作人员仪表要求：仪表端庄，服装整齐、干净；洗手，戴口罩。	→参照七步洗手法。
②患者体位要求：取坐位或仰卧位。 ③物品准备： 所需药物、球后专用 2ml 注射器、无菌棉签和棉块、酒精、无菌眼垫图	→球后专用注射器针头较粗，针尖不太锋利，以免损伤血管。
【操作流程】 ①核对医嘱、患者床号、姓名、眼别。	→严格查对制度。

续表

操作技术流程	技术依据及相关知识
②患者取仰卧位	→仰卧位有利于患者放松心情，减轻恐惧。有利于医护人员操作。
③用 75%乙醇棉签消毒下眼睑外侧眶缘皮肤，消毒范围：自下眼睑至眶缘，由内向外扇形消毒，直径为 3cm，消毒时嘱患者闭眼。	→同半球后注射。
④嘱患者向内鼻上方注视，并保持不动。	→让患者向鼻上方注视，将眼球避开，更好的暴露注射区域，配合眼部球后注射。
⑤左手用无菌棉签在下眼睑眶缘中外 1/3 处向下轻压皮肤，右手持注射器于垂直进针 1cm 后，再向鼻根方向刺入 2～2.5cm，回抽无回血后，缓慢注入药液 **图 73：球后注射图片（附彩图）** 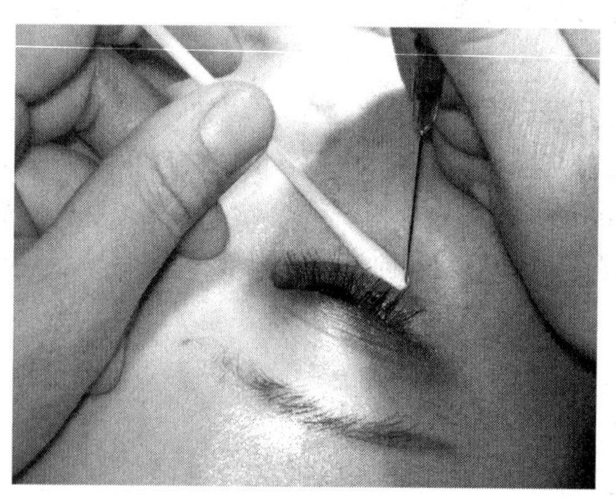	→目的是将眼球挤走，防止损伤眼球。 →进针深度不可超过 3.5cm，以免刺入颅内或伤及神经组织。 →如注射后患者感到眶后急剧胀痛、眼球迅速突出、眼睑绷紧，则为球后出血，应迅速拔出注射针，立即闭合眼睑，加压包扎，并通知医生，配合处理。注射后，有时患者会发生一过性视力减退，应密切观察。如患者突感视物不见，可能发生中央动脉阻塞，应立即通知医生配合处理。
⑥注射完毕，用消毒棉签压住进针处，拔出针头，注射点覆盖无菌棉块并嘱患者用手掌轻压迫眼球 5min。 ⑦洗手，签字，告知患者注意事项。 ⑧整理用物。	→球后注射后嘱患者压迫眼球 3～5min，防止出血，并有助于药液扩散。 →告知患者，眼睛肿胀是因为注射后药液在局部聚集引起，会慢慢吸收，不必担心。出现短暂的复视和上睑下垂，是由于注射液内有麻药成分，暂时麻醉了睫状神经节，稍适休息后，症状会逐步消失，请患者不要紧张。

第十六节　颞浅动脉旁皮下注射技术

【目的】

通过颞浅动脉旁的自主神经末梢，反射性地调整大脑皮质的兴奋和抑制过程的动态平衡，改善自主神经系统功能，使微循环的舒缩功能恢复常态，改善组织营养。

【对象】

缺血性视神经、视网膜、脉络膜病变的患者。

颞浅动脉是颈外动脉的终支之一，起始于下颌颈后方的腮腺内，经颞骨颧突根后方上行，在颧弓上下分成额支和顶支。由于颞浅动脉通过脑膜中动脉与眶内动脉相连，所以比一般肌肉注射用药量小，而效果更明显。

操作技术流程	技术依据及相关知识
【评估】	
①评估环境是否清洁。	
②评估眼部情况，合作程度。	→了解患者的视力情况，观察患者颞侧皮肤有无瘢痕、结节水肿现象，注射时应避开。
③告知患者颞浅动脉注射的目的、方法，以取得配合。	
【操作前准备】	
①操作人员仪表要求：仪表端庄，服装整齐、干净；洗手，戴口罩。	→参照七步洗手法。
②患者体位要求：取仰卧位。	
③物品准备： 所需药物、2ml 无菌注射器及 4.5 号针头、无菌眼垫、无菌棉签、75%乙醇、胶布。	
图 74：复方樟柳碱 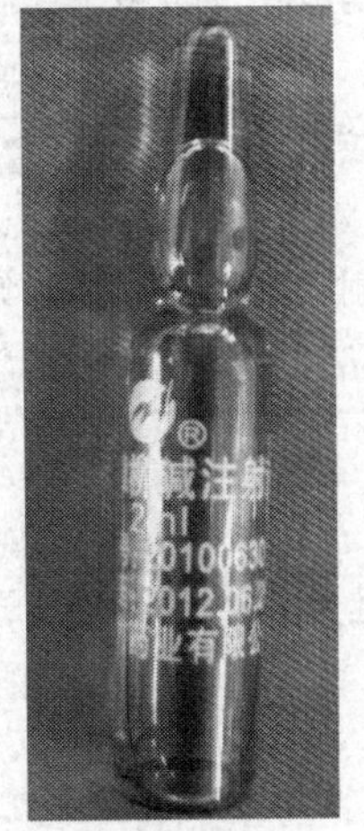 	颞浅动脉旁皮下注射，临床上常用的药物是复方樟柳碱。此药物应避光保存，在脑出血及眼出血急性期、有普鲁卡因过敏史者应禁用，青光眼、心房颤动的患者慎用。少数患者注射后轻度口干，15～20min后会自行消失
【操作流程】	
①核对医嘱、患者床号、姓名、眼别。	→严格做好三查七对及二人核对。对于眼科患者，最重要的是要核对眼别。
②患者取仰卧位，头偏向健侧。	→此卧位有利于患者放松心情，减轻恐惧。有利于医护人员操作。

续表

操作技术流程	技术依据及相关知识
③选择注射部位，用食指感觉颞浅动脉搏动，一定要避开颞浅动脉。 ④用75%乙醇消毒注射部位皮肤，以注射点为中心由内向外环行消毒，直径为3cm，消毒时嘱患者闭眼。 ⑤用棉签定位进针点，以15°～30°角进针，回抽确认无回血后，右手缓慢推药，左手持棉签在注射区域进行环形按摩。 **图75：颞浅动脉旁注射图片（附彩图）** 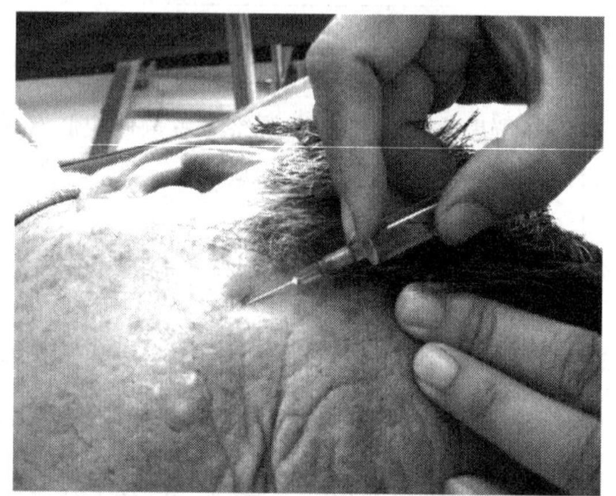	→颞浅动脉旁注射的部位：患眼眉弓与下眶缘连线的交点处，直径范围2cm。 →使用75%乙醇进行皮肤消毒是因为酒精对眼周皮肤的刺激性比较小，而且具有杀菌作用，避免感染。消毒过程中让患者闭眼，避免酒精挥发刺激眼球。 →注射时角度不可垂直，以免触及骨壁；注射时针头避免移动，防止刺破血管；推药速度不可过快，以免因药物刺激引起疼痛。 →环行按摩可减少疼痛，同时促进药物扩散与吸收。
⑥注射完毕，用消毒棉签压住进针处，拔出针头，在注射点覆盖无菌棉块，嘱患者用手掌轻按压注射部位5～10min，同时进行按摩，促进药液扩散与吸收。 ⑦注射完毕后将针头放入利器盒，针筒放入医用垃圾桶。 ⑧洗手，签字，告知患者注意事项。 ⑨整理用物。	→注射后嘱患者用手掌按压注射部位，目的是促进药物扩散与吸收，防止皮下出血。 →参照医用垃圾分类管理法。 →告知患者，颞浅动脉旁皮下注射后注射区域肿胀是因为注射后药液在局部聚集引起，按摩后会慢慢吸收，不必担心。

第十七节　眶上神经封闭技术

【目的】

通过将药液注射于眶上神经周围，能阻滞神经冲动传导，从而达到止痛的目的。

【对象】

眶上神经疼痛的患者。

眶上神经痛是指眶上神经分布范围内(前额部)持续性或阵发性疼痛,与吹风受凉、感冒、外伤等因素有关。因眶上神经是三叉神经第一支的末梢支,较表浅,故易受累。起病多急性,表现为一侧或两侧前额部阵发性或持续性针刺样痛或烧灼感,也可在持续痛时伴阵发性加剧。查体可见眶上神经出口处眶上切迹有压痛、眶上神经分布区(前额部)呈片状痛觉过敏或减退。

眶上神经封闭技术是将药液注射于眶上神经周围,能阻滞神经冲动传导,使局部感觉功能暂时性丧失,从而使疼痛消失。同时,局部封闭后还能阻断从病灶传向中枢神经系统的负性刺激,有利于局部组织的营养和整复,从而达到治疗的目的。

操作技术流程	技术依据及相关知识
图 76:眶上神经示意图 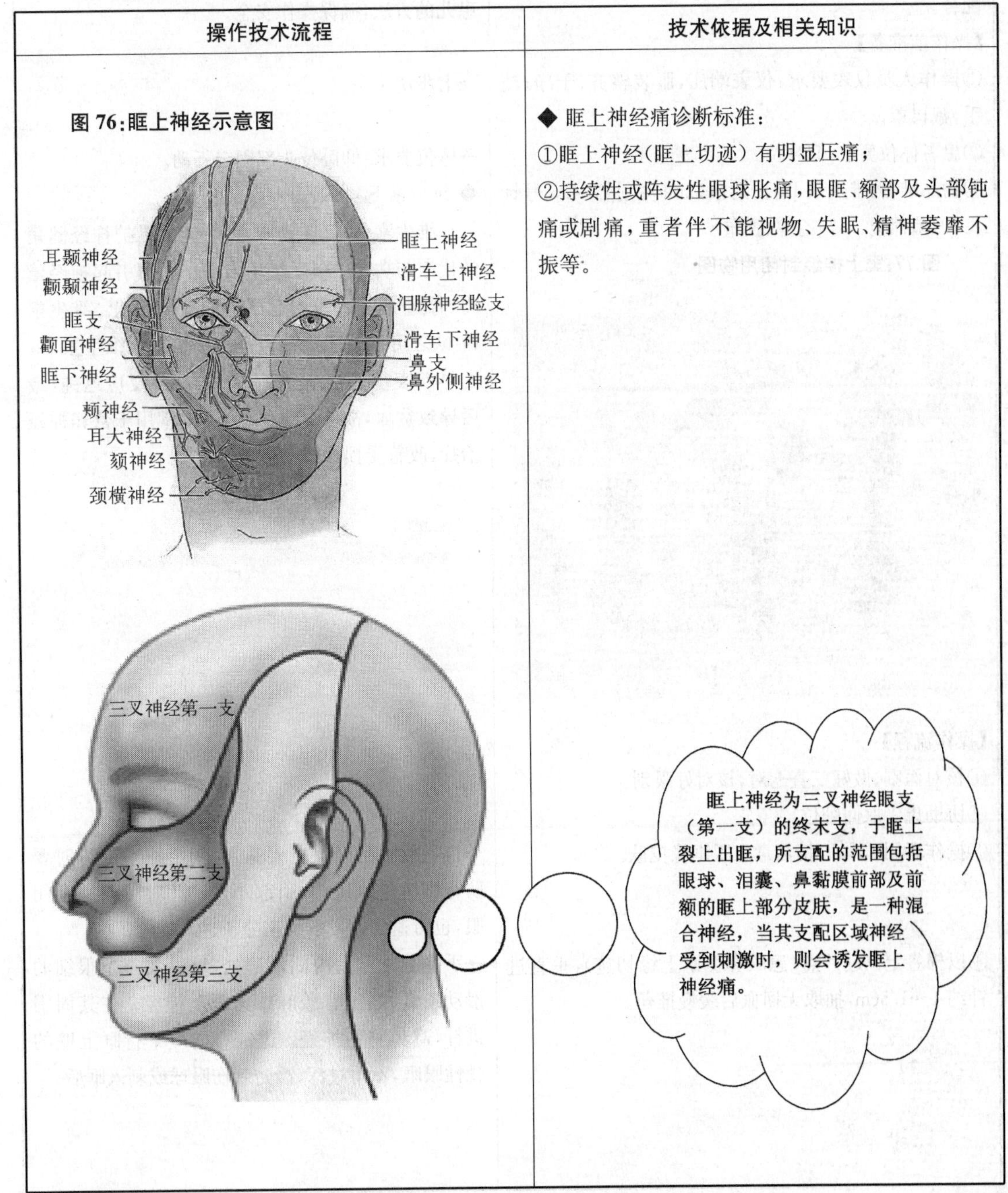	◆ 眶上神经痛诊断标准: ①眶上神经(眶上切迹)有明显压痛; ②持续性或阵发性眼球胀痛,眼眶、额部及头部钝痛或剧痛,重者伴不能视物、失眠、精神萎靡不振等。 眶上神经为三叉神经眼支(第一支)的终末支,于眶上裂上出眶,所支配的范围包括眼球、泪囊、鼻黏膜前部及前额的眶上部分皮肤,是一种混合神经,当其支配区域神经受到刺激时,则会诱发眶上神经痛。

续表

操作技术流程	技术依据及相关知识
【评估】 ①评估环境是否适合操作。	
②评估患者的眼部情况及合作程度。 ③告知患者眶上神经封闭的目的及方法，以取得其配合。	→观察眼眶周围有无皮肤破损、红肿、硬结。对于不能合作的婴幼儿家属一定要教会患者家属约束患儿的方法，确保操作安全。
【操作前准备】 ①操作人员仪表要求：仪表端庄，服装整齐、干净；洗手，戴口罩。	→七步洗手法。
②患者体位要求：仰卧位。	→体位要求：仰卧位头部固定不动。
③物品准备：维生素 B_{12} 注射液、2ml 注射器、4.5 号针头、无菌棉棍、75%乙醇、胶布 **图 77：眶上神经封闭用物图** 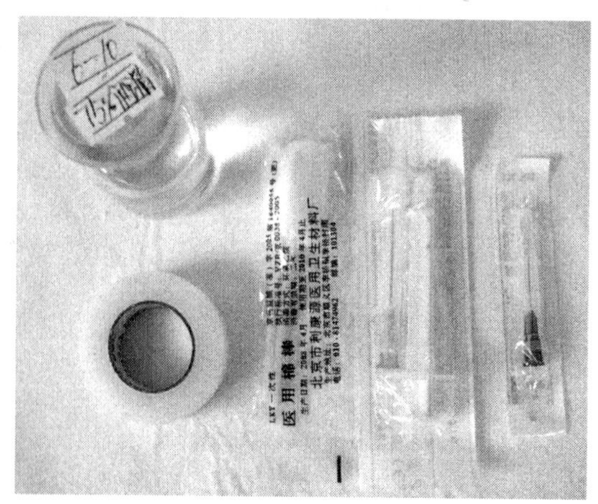	◆ 维生素 B_{12} 相关知识： 维生素 B_{12} 又叫钴胺素，它能够维护神经髓鞘的代谢与功能。缺乏维生素 B_{12} 时，可引起神经障碍、脊髓变性，并可引起严重的精神症状。维生素 B_{12} 缺乏可导致周围神经炎。小孩缺乏维生素 B_{12} 的早期表现是情绪异常、表情呆滞、反应迟钝，最后导致贫血，故临床上维生素 B_{12} 常用于营养神经治疗，改善受损神经代谢。
【操作流程】 ①核对医嘱、做好三查七对，核对好眼别。 ②协助患者取仰卧位。	
③操作者用 75%酒精消毒患眼眶缘皮肤。	→棉签蘸酒精时一定要适量，消毒注射部位时要防止酒精进入眼内，引起不适。此时可嘱患者闭眼，也可避免挥发的酒精分子进入眼内。
④以棉签定位进针点（患眼鼻侧眶上缘切迹），垂直进针约 1～1.5cm，抽取无回血后缓慢推药。	→手指触碰眉头内侧凹陷处，可触及一条很细的滑动条索，按压有酸麻感为眶上神经。在其周围进针，避免刺伤神经。进针方向应平行眶上壁的骨性眼眶，不得过深，严防刺伤眼球或刺入眶后。

续表

操作技术流程	技术依据及相关知识
图 78:眶上神经封闭技术图(附彩图) 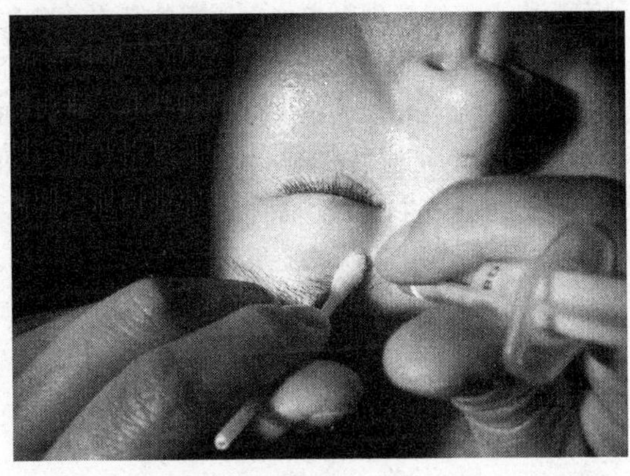 ⑤拔出针后,嘱患者用手掌大鱼际处按压注射部位 5min。 ⑥操作完毕后,洗手,签字。 ⑦告知患者注意事项。 ⑧整理用物。	图 79:眶上神经封闭进针部位 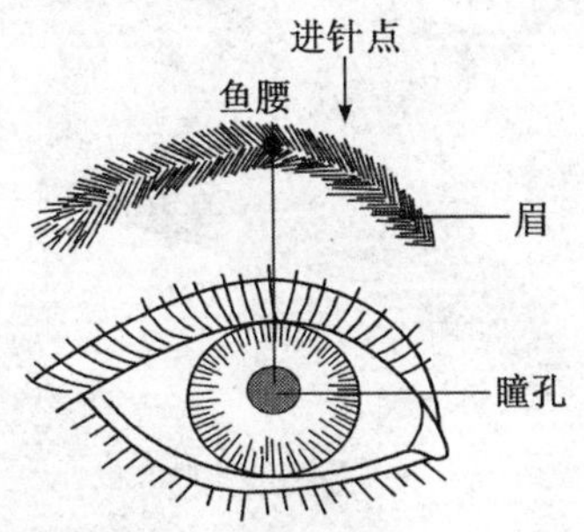 提示:若刺中眶上神经,患者会有同侧眉弓、前额酸麻或烧灼样疼痛的短暂表现。 ◆ 疗效标准: ①自觉眼部舒适,眶上切迹压痛消失;头痛、眼胀、失眠、不能视物等自觉症状消失,停药后 1 个月内无复发者为治愈; ②自觉症状明显好转,眶上切迹压痛明显减轻者为有效; ③症状无好转为无效。

第十八节　自体血结膜下注射技术

【目的】

提高患眼的免疫力,改善局部的血液循环和营养状况,促进水肿吸收,改善其功能。

【对象】

树枝状角膜炎,角膜、结膜化学性烧伤或热灼伤,反复发作的麦粒肿,球后视神经炎及慢性葡萄膜炎的患者。

自体血结膜下注射术是在球结膜下注射自体血液,有增加角膜、结膜营养和抑制胶原酶对组织溶解破坏的作用,对促进创面愈合、防止角膜穿孔和减轻睑球粘连有一定效果。操作者应熟练掌握自体血结膜下注射技术,促进疾病恢复,减少患者痛苦。

操作技术流程	技术依据及相关知识
图 80:静脉抽血图片 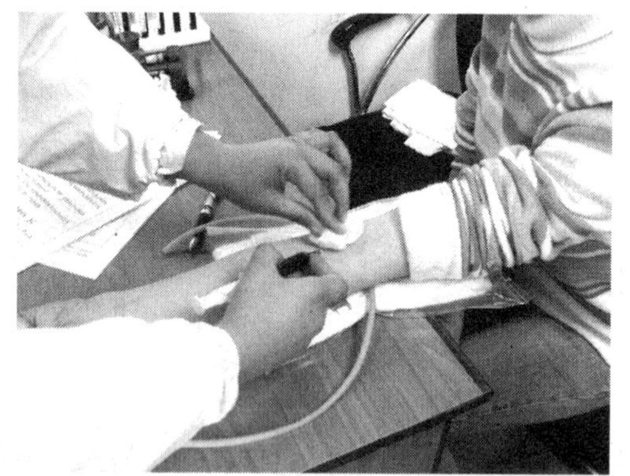 图 81:树枝状角膜炎图片 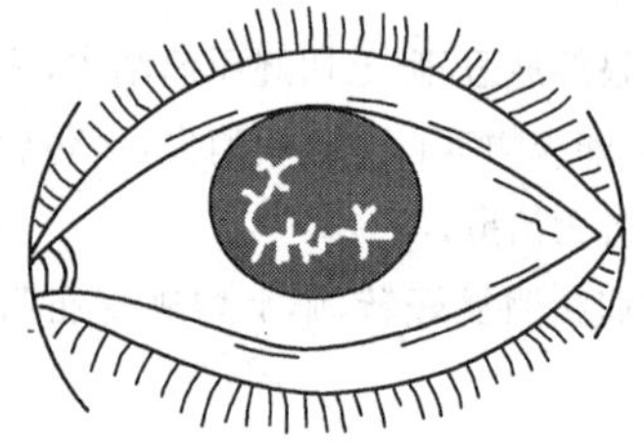	◆ 自体血中血清和红细胞的作用:自体血中血清可为眼表组织提供上皮修复所需的基本营养物质,可促进角膜上皮移行和黏附,可替代睑板腺分泌的脂质,增强泪膜的稳定性,对患眼局部有中和毒素的作用,可使损伤局限化,炎症逐渐消失,加强眼组织的再生能力。自体血中红细胞具有识别、黏附、杀伤抗原、清除免疫复合物等免疫功能,在抗感染中起重要作用,并能有效地预防睑球粘连。 ◆ 自体血结膜下注射术的疗程:自体血结膜下注射术一般每周 2 次,7～10 天为 1 个疗程。
【评估】 ①评估环境是否适合操作 ②评估眼部情况,上肢静脉情况,患者合作程度。 ③告知患者自血疗法的目的、方法,以取得配合。 【操作前准备】 ①操作者仪表要求:仪表端庄,服装整齐、干净;洗手,戴口罩。	→观察眼部有无分泌物,结膜是否充血。 图 82:结膜充血(附彩图) 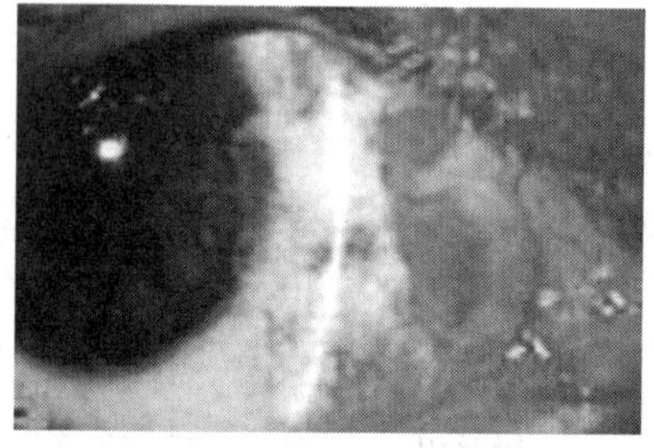
②患者体位要求:仰卧位 ③物品准备: 表面麻醉剂、所需药物、2ml 注射器、安尔碘、4.5 号针头、无菌盘、无菌棉棍、无菌眼垫、粘膏。	→体位要求原则头部固定,便于操作。 →事先备齐用物,节约时间。

续表

操作技术流程	技术依据及相关知识
【操作流程】	
①核对医嘱、患者床号、姓名、眼别。	→严格二人核对。 图 83:结膜下注射示意图
②协助患者取仰卧位	
③滴表面麻醉剂 2～3 次,每次间隔 2～3min。	
④按静脉取血法抽取患者静脉血 0.5～1ml。	→操作过程应准确而快,以防血液凝固。※ 自血抽取后如凝固应重新抽取并立即注射。
⑤操作者左手拇指与食指分开上、下眼睑,并嘱患者眼向上看,充分暴露下方球结膜,然后将注射针头与睑缘平行成 10°～15°,挑起注射部位的球结膜,快速注入血液使结膜呈鱼泡样隆起。	提示:结膜下注射自血时,除颞下方为常用注射部位外,其他部位也可作为注射部位,但应注射在能被眼睑所遮盖的部位。 →操作时应快稳准,谨防针头穿透眼球壁。
⑥注射完毕退出针头,滴抗生素眼药水,嘱患者闭眼数分钟,观察有无出血等情况,必要时用眼垫遮盖。	→如果有出血,嘱患者不要惊恐,不会有严重后果,可予以热敷。
⑦洗手,正确记录,告知患者注意事项。	→注意事项同结膜下注射。
⑧用物处理:一次性使用注射器扔入利器盒中。	

第十九节　电解眼部毛囊技术

【目的】

此项操作是利用电解倒睫器中的直流电使毛囊产生微量的氢氧化钠而达到破坏毛囊的目的。

【对象】

①患者有少量倒睫但不伴有睑内翻。

②已经进行睑内翻矫正后的患者,但仍有少量倒睫。

电解眼部毛囊技术是用细小的金属针刺入到眼部毛囊周围,通以电流导致组织的电解反应,以达到永久性破坏毛囊、根除倒睫的目的的技术。

操作技术流程	技术依据及相关知识
图 84:倒睫图 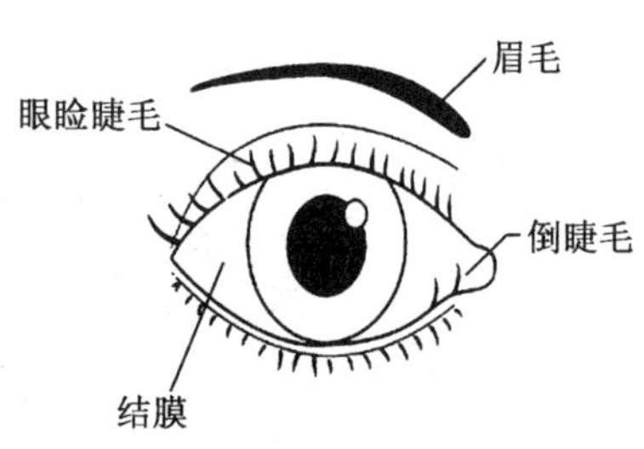 	→什么是倒睫? 在正常情况下,睑缘的后唇贴附于眼球,上下睑睫毛分别向外上及外下方向呈微弯形生长,无论睁眼或闭眼,睫毛从不触及眼球。如果睫毛生长改变方向,倒向并接触眼球,可刺激角膜。
【评估】 ①评估环境是否适合操作 ②评估患者的眼部情况及合作程度 ③告知电解倒睫的目的、方法,以取得配合。	→观察患者倒睫的情况,眼睑位置是否正常,有无睑内翻,睑缘是否清洁,有无分泌物,结膜是否充血,倒睫处有无皮肤破损,角膜有无炎症、溃疡、混浊等。
【操作前准备】 ①操作人员仪表要:仪表端庄,服装整齐、干净;洗手,戴口罩。	→七步洗手法。
②患者体位要求:仰卧位。	→体位要求仰卧位,头部固定、便于操作。
③物品准备: 电解毛囊器、2ml 注射器、75%乙醇、4.5 号针头、2%利多卡因溶液、无菌盘、无菌棉棍、拔毛镊、生理盐水。 **图 85:电解毛囊技术用物图** 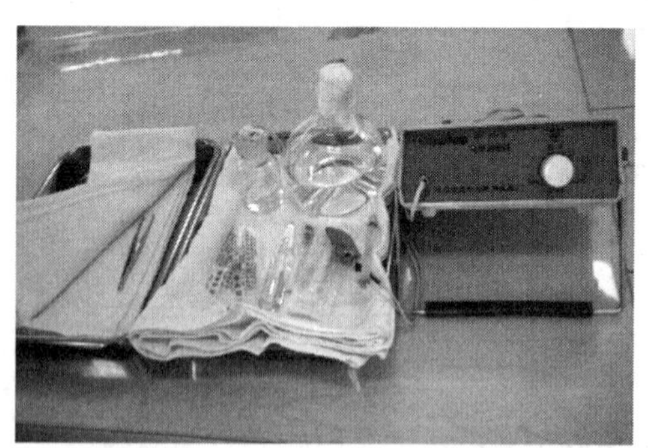	→操作前检查用于电解的电源,通常用 3～6V 的电压。电流强度应为 1～3mA;检查电解毛囊器:将输出线插头器的输出孔内,阴极针轻微地接触阳极板,可见到闪烁的火花,确定仪器性能正常。 **图 86:电解毛囊器** 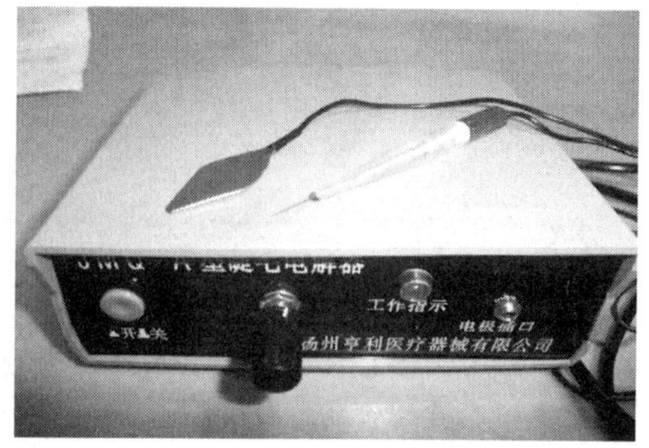
【操作流程】 ①核对医嘱、做好三查七对,另外核对好眼别、倒睫的位置。 ②协助患者取仰卧位。告知患者电解毛囊的操作机制和流程,以及配合方法。 ③用 75%乙醇消毒睑缘皮肤。	→注意消毒时勿触及角膜、结膜,勿使酒精进入眼内。

续表

操作技术流程	技术依据及相关知识
④局部麻醉：在倒睫附近睑缘部皮下注入少量 2%的利多卡因。	→注射麻药时必须将眼睑缘很好的固定，以免刺伤。下睑倒睫嘱患者向上注视，上睑倒睫嘱患者向下注视。这样做的目的主要是针尖避开角膜，以免刺伤角膜。 →电解毛囊时患者会感觉的到毛囊局部的锐痛和灼烧痛，局部注射麻醉药物的目的是减轻疼痛和不适感，使患者更好的配合治疗。
⑤操作者将电解器的阳极垫上湿盐水棉片，后紧贴于患者面部，使湿盐水棉片置于阳极铁片和患者脸部的中间，嘱患者自己用手按紧，以免滑脱。将阴极针头沿睫毛方向刺入毛囊根部 2mm 深，通电 20s 左右。见有白色泡沫从毛囊根部冒出，拔针后，用拔毛镊子轻轻拔出睫毛。操作过程中观察并询问患者有无不适。 **图 87：电解毛囊操作示意图——电极安放** 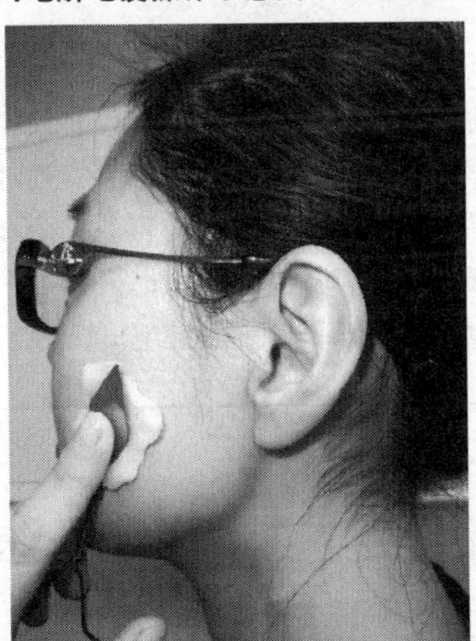 **图 87-a：电解毛囊操作示意图 a(附彩图)** 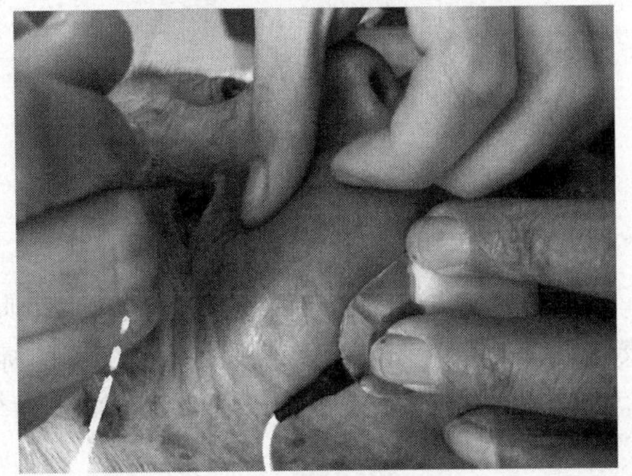	→电解针的方向应紧贴倒睫的根部向毛囊方向刺入，要与睫毛方向一致，否则不能破坏毛囊，反而会伤及附近毛囊，引起新的倒睫。 →电解通电后，如睫毛根部刺入处无白色泡沫溢出，应检查电路是否正常。 →在电解后若睫毛仍不易拔出，说明电解的程度不够或位置有误，应再次电解。不可强行拔除。 **图 87-c：电解毛囊操作示意图 c** 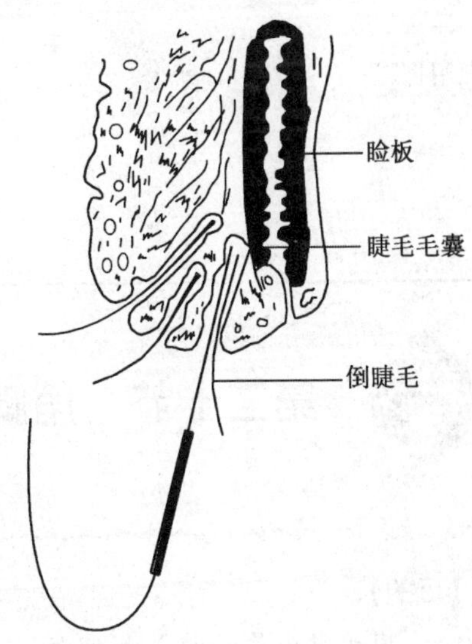 提示：为什么倒睫较多的患者不宜行电解毛囊术？ →由于电解倒睫的原理是利用直流电电解组织中的水和盐，产生氢氧化钠腐蚀毛囊根部，并释放出氢离子，睫毛脱落后局部会形成瘢痕，电解倒睫太多，会引起眼睑的瘢痕畸形，造成更为严重的睑内翻和倒睫，所以对于倒睫太多且伴有或不伴有睑内翻的患者，应建议其住院手术治疗。

续表

操作技术流程	技术依据及相关知识
图 87-b：电解毛囊操作示意图 b 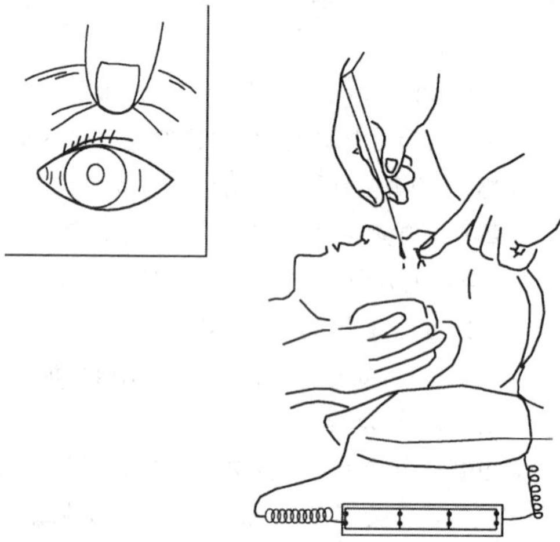 ⑥操作后洗手，签字。 ⑦告知注意事项。 ⑧整理用物。	→电解倒睫是针对少数、分散而无明显睑内翻的患者所实行的手术，通常无术后并发症，但这类患者常伴有严重的沙眼或是结膜炎症，所以手术后一定要告之患者坚持点消炎眼药 1～2 个月，消除眼部炎症，以免引起其他的睫毛出现倒睫。

第二十节　角膜缘金属丝环定位技术(缝圈法)

【目的】

用于眼内异物的 X 线定位。

【对象】

需眼内磁性异物定位患者。

X 线定位法是眼内异物定位的主要方法，定位结果准确可靠，而且不受眼的屈光介质影响，是临床上最为常用的方法。缝圈法是该项检查的第一步，是确定眼内异物位置的标杆，因此操作者熟练掌握缝圈法，以准确确定眼内异物的位置，为患者的治疗争取时间，减轻痛苦。

操作技术流程	技术依据及相关知识
图 88:眼内异物图片(附彩图) 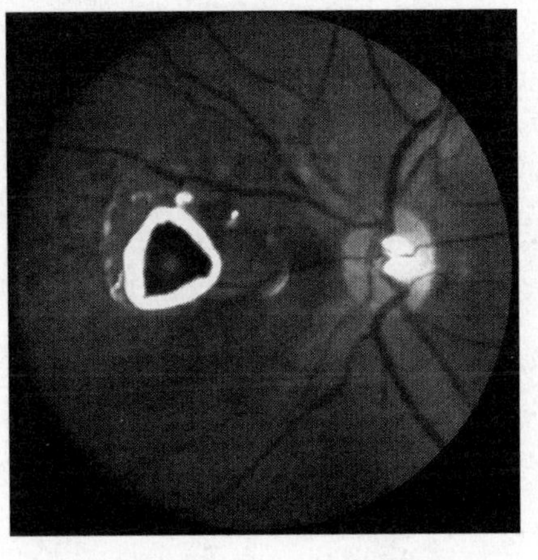	◆ 眼内异物是一种特殊的眼外伤,较一般眼球旁穿通伤有更大的危害性。异物进入眼球,除了在受伤时所引起的机械性损伤外,由于异物的存留还增加了对眼球的危害。一般来说,眼内异物需要及早诊断,适时手术,以保护眼球和保留视力。
【评估】 ①评估环境是否适合操作。	
②评估患者的眼部情况及合作程度。 ③告知患者缝圈的目的、方法,以取得配合。	→观察眼部有无分泌物,对于不能合作的婴幼儿家属一定要教会患者家属约束患儿的方法,确保操作安全。
【操作前准备】 ①操作者仪表要求:仪表端庄,服装整齐、干净;洗手,戴口罩。	→七步洗手法,避免交叉感染。
②患者体位要求:取仰卧位。	→体位要求原则头部固定,易于操作。
③物品准备: 表面麻醉剂、无菌盘内放置(盐水棉球 3 个、无齿镊 1 把、持针器 1 把、弯剪 1 把、开睑器 1 把、5/0 缝线、孔巾 1 块、定位圈 1 个、无菌手套 1 副、无菌治疗巾 1 块)、洗眼壶、授水器、10%肥皂水、消毒棉签。	→定位圈是由铅、银、不锈钢或其他金属合金的细丝制成的圆环。在环的接口处要有明显的标志或留一缺口,使之在照片上能被认出,以 11mm 直径最为常用。
图 89:缝圈法用物图片 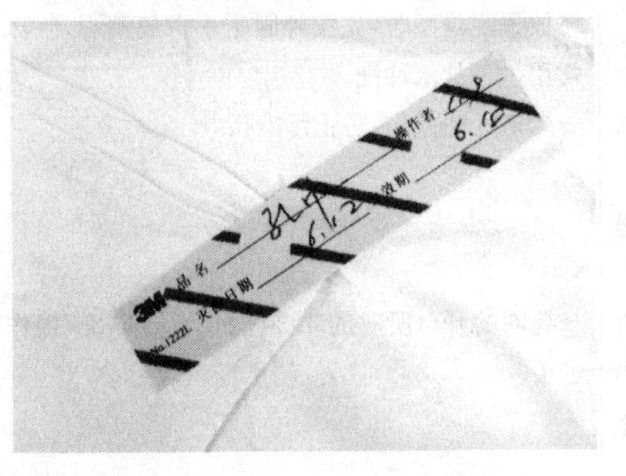	

续表

操作技术流程	技术依据及相关知识
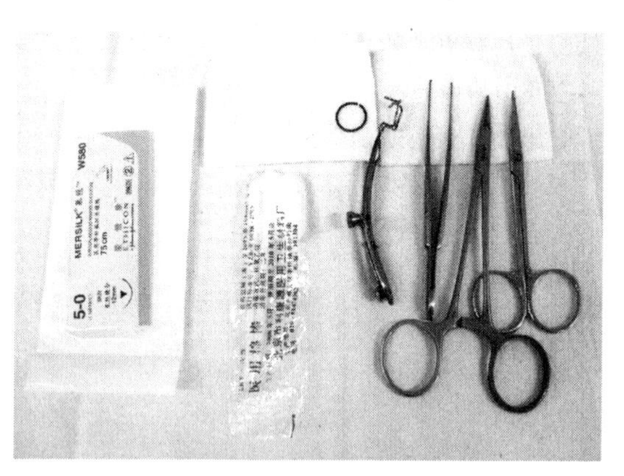 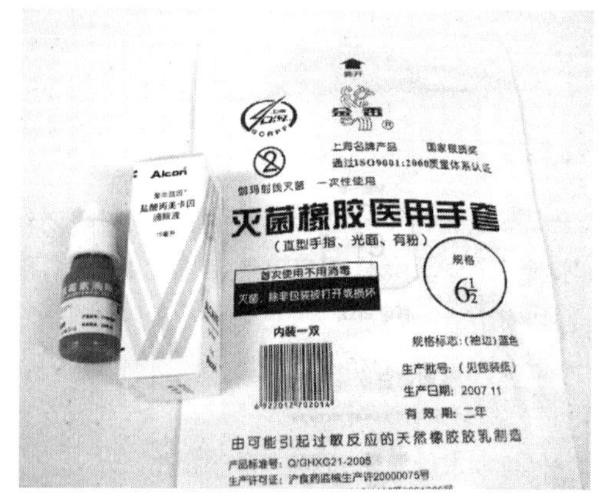	
【操作流程】	
①核对医嘱、患者床号、姓名、眼别。	→严格二人核对。
②协助患者取仰卧位。	→不合作的患儿取仰卧位，需有家属或专人约束。
③表面麻醉剂 2～3 次，每次间隔 3～5min。	→点完后需等待片刻，让麻醉药发挥药效。临床上常用盐酸丙美卡因。
④冲洗患眼结膜囊(同冲洗结膜囊技术)。	→放置定位圈时，先按外眼手术常规消毒，临床上常用生理盐水冲洗。
⑤铺无菌盘备齐用物(孔巾，持针器，开睑器，5/0 缝线，小弯剪，金属丝环定位圈，无菌生理盐水棉球)。	→严格无菌操作，防止污染孔巾。
⑥操作者戴无菌手套后，铺无菌孔巾于患眼，以开睑器轻开上下睑，充分暴露眼球。	
⑦嘱患者注视上方，眼球固定不动，将金属环放置在角膜上，使之与角膜缘相吻合，定位器开口要对准 4:30 分的位置，用线分别在 2、6、10 点处将金属圈固定在角膜缘的结膜上。	→缝圈的开口所对的 4:30 的位置要准确，操作要轻柔。

续表

<table>
<tr><th>操作技术流程</th><th>技术依据及相关知识</th></tr>
<tr><td>图 90:缝圈图片(附彩图)
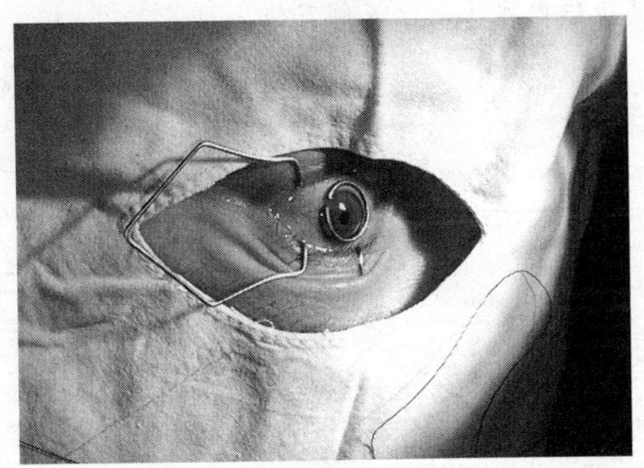
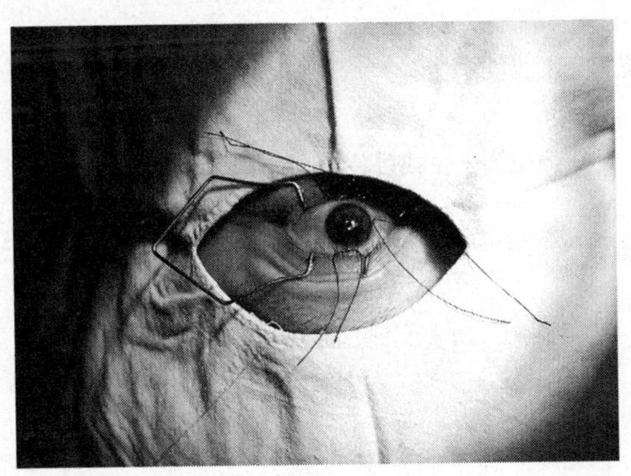</td><td>※ 结扎要稍紧,务使定位圈牢牢固定,并使圈的各部紧密地贴服于角膜缘。缝圈时固定的 3 针要紧邻角膜缘,操作时针尖避开角膜,以免损伤角膜。</td></tr>
<tr><td>⑧金属圈固定完毕后,取下开睑器,嘱病人勿用力挤、揉眼,勿转动眼球,立即到放射科拍片。

⑨拍摄完毕,再次滴表面麻醉剂 2 次,取圈方法同结膜拆线法。
⑩拆圈完毕,点消炎眼药水,必要时遮盖眼垫。
⑪洗手,签字,告知患者注意事项。
⑫用物处理:所用金属器械应先用清水清洗,再高压灭菌消毒。</td><td>→不要揉眼睛,以免金属丝擦伤角膜或病情加重。
※ 角膜暴露时间过长,可用无菌生理盐水棉块暂时遮盖角膜,起到保护作用。
→拆圈同结膜拆线。

→告知患者不要让脏水、肥皂水进入眼睛,不能揉眼。</td></tr>
</table>

第二十一节 巴氏定位技术

【目的】

主要用于存在眼内异物的患者，对其眼球内异物进行X线定位。

【对象】

需要做眼内异物定位的患者。

操作技术流程	技术依据及相关知识
【评估】	
①评估环境是否适合此项操作。	
②评估患者的眼部情况及合作程度。 ③告知患者巴氏定位的目的、方法及注意事项，以取得配合。	→观察眼部情况，如有伤口，不要施压以免眼内容脱出。对于极度紧张不能睁眼配合的患者，要备好开睑器。
【操作前准备】	
①操作人员仪表要求：仪表端庄，服装整齐、干净；洗手，戴口罩。	→七步洗手法。
②患者体位要求：坐位。	→体位为坐位或卧位，原则要求头部固定不动。
③物品准备： 表面麻醉剂、无菌盘内放置(无牙镊1把、巴氏定位器1个)、消炎眼药水。 **图91:巴士点定位用物图** 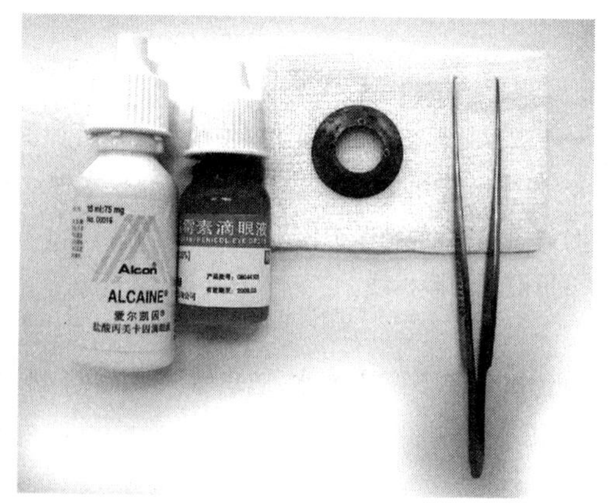	
【操作流程】	
①核对医嘱，做好三查七对及解释工作。	→严格二人核对

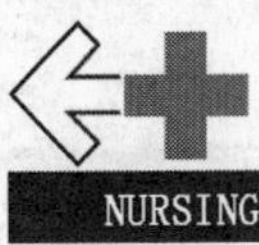

续表

<table>
<tr><th>操作技术流程</th><th>技术依据及相关知识</th></tr>
<tr><td>②协助患者取坐位或卧位。</td><td></td></tr>
<tr><td>③滴表面麻醉剂 2～3 次，每次间隔 3～5min。</td><td>→临床上常用盐酸丙美卡因。</td></tr>
<tr><td>④操作者左手将患眼上眼睑向上牵拉，嘱患者向下方注视，暴露上穹窿部，右手将巴氏定位器上部放入上穹窿部，松开上眼睑，同时将下眼睑向下牵拉，嘱患者患眼向上注视，暴露下穹窿部，再将巴氏定位器下部放入下穹窿部。使整个定位器完全进入眼内，定位器的内环与角膜缘相吻合，调整定位器上 4 个点的位置（巴氏定位器上刻有 4 个等分点），使之分别位于时钟的 3、6、9、12 点。</td><td>→嘱患者眼睛按照操作者所说的方向看，眼球不要转动，不要用力挤眼。
→整个操作过程中动作要轻柔，避免损伤角膜。</td></tr>
<tr><td>⑤嘱患者勿转动眼球、勿用力闭眼、挤眼、揉眼，立即由护士或者家属陪同前往放射科拍片，不能行动的患者需乘坐轮椅或者平车，行动要平缓，确保巴氏定位器在眼部的正确位置。</td><td>→定位器上的 4 个点定位一定要准确，分别为时钟 3、6、9、12 点位置。不能偏差，以免影响医生对结果的判断。</td></tr>
<tr><td>⑥患者拍片完毕后返回，取巴氏定位器之前再向患眼眼部滴入表面麻醉剂 1 次。
⑦取出定位器的方法，要求患者向下注视，用拇指或食指向上牵拉上眼睑并固定于上眼眶，将巴氏定位器上部完全暴露，用无菌直镊夹住巴氏定位器上部，同时嘱患者向上注视，随着眼球转动的力量将定位器取出。
⑧取出后，询问患者眼睛有无不适，并向患者眼内滴消炎眼药水。
⑨操作完毕后，洗手，签字。</td><td>图 92-a：巴士定位技术操作图
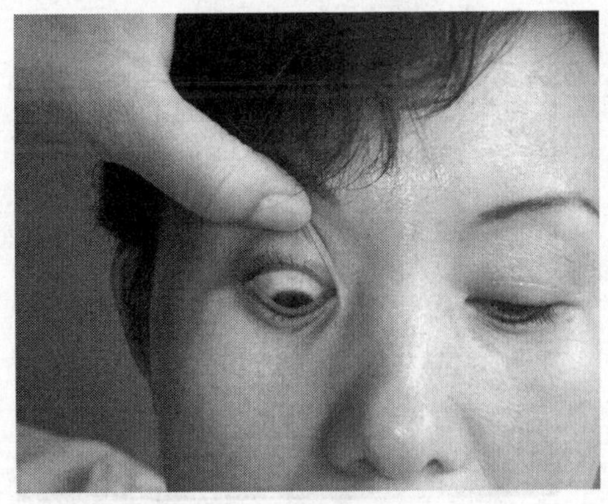
图 92-b：巴士定位技术操作图
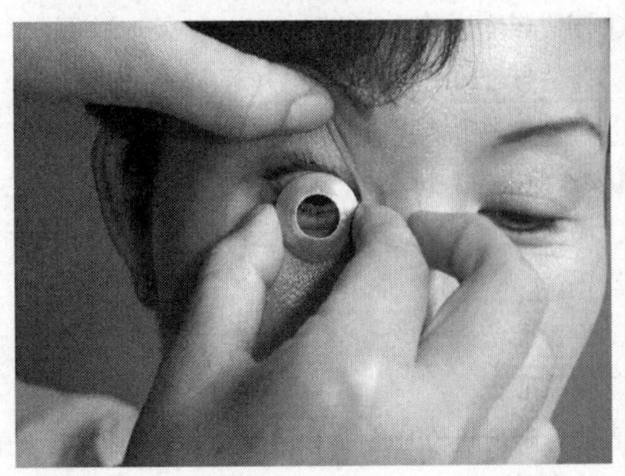</td></tr>
<tr><td>⑩告知患者注意事项。
⑪整理用物</td><td>→嘱患者 30min 内勿揉眼，以免引起角膜上皮擦伤。</td></tr>
</table>

第二十二节　眼部角结膜烧灼技术

【目的】

使局部坏死组织脱落，消毒、杀菌，并可促进再生。

【对象】

角膜溃疡患者。

眼部角结膜烧灼技术是用收敛腐蚀药物烧灼角膜溃疡，使局部坏死组织脱落，消毒、杀菌，并可促进再生。临床用于治疗顽固的角膜溃疡。操作者熟练掌握眼部角结膜烧灼技术，可减轻患者痛苦，促进角膜溃疡的愈合。

操作技术流程	技术依据及相关知识
图 93：匐行性角膜溃疡（附彩图） 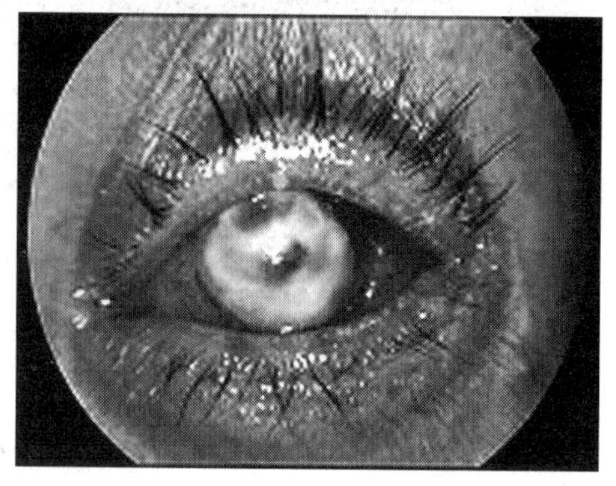	角膜是眼球最前面的一层透明的薄膜，经常暴露在空气里，接触病菌机会多。常因外伤，角膜异物剔除后损伤，沙眼及其并发症，内翻倒睫刺伤角膜等原因，使细菌、病毒或真菌乘机而入，引起感染而发生角膜溃疡。此外，如结核引起的变态反应、维生素 A 缺乏、面瘫及眼睑瘢痕致眼睑闭合不良均可引起角膜溃疡。
【评估】	
①评估环境是否适合操作。	→确认环境整洁、安静、光线适宜。
②评估患者的眼部情况及合作程度。	→了解患者的视力情况，观察患者眼部有无分泌物，溃疡面的面积、形状。
③告知患者角结膜灼烧的目的、方法，以取得配合。	
【操作前准备】	
①操作者准备：仪表端庄，服装整齐、干净；洗手，戴口罩。	→参照六步洗手法。
②患者准备：取仰卧位。	
③物品准备： 表面麻醉剂、5％的碘酒、眼科专用无菌小棉签、灭菌生理盐水、抗生素眼药水或眼药膏、无菌眼垫。	→烧灼时使用小棉签头，以防烧伤正常组织。

续表

操作技术流程	技术依据及相关知识
图 94:角结膜烧灼技术用物图片 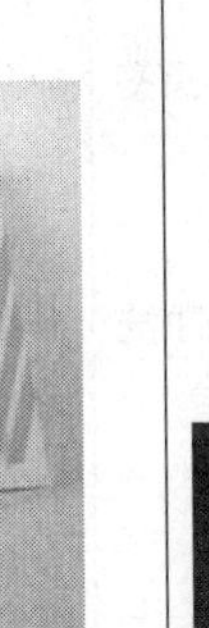	图 95:角结膜烧灼技术操作图 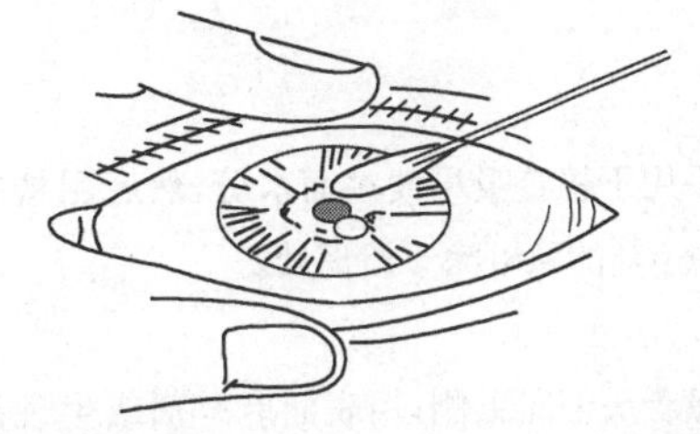 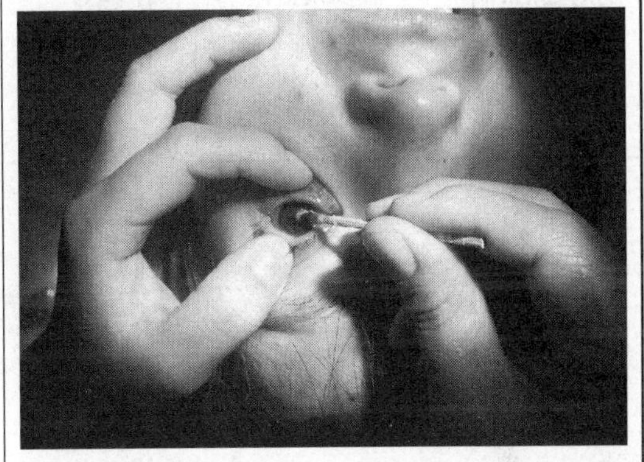
【操作方法】 ①询问患者的姓名、眼别,核对医嘱	→让患者自己说出姓名、眼别,核对医嘱,确保安全。
②协助患者取仰卧位。	→仰卧位有利于患者放松心情,减轻恐惧。有利于医护人员操作。
③态度和蔼,语言规范的向患者解释,取得患者的合作。	→在与患者沟通的过程中,首先要进行自我介绍,以消除患者紧张恐惧的心理。然后向患者讲解眼部角结膜烧灼技术的目的及方法,便于患者更好的配合。
④结膜囊内滴表面麻醉剂 2 次,每次间隔 2～3min。	→告知患者所用眼药的名称及作用。滴药后嘱患者轻轻闭合眼睑。
⑤操作者左手食指和拇指轻轻拨开患者眼睑,勿加压于眼球上。嘱患者注视一目标,勿转动眼球。遵医嘱,选择要烧灼的部位。以生理盐水冲洗,除去分泌物及坏死组织,匐行性角膜溃疡者先剪去其边缘	→不配合的患者,可用开睑器开睑。

续表

操作技术流程	技术依据及相关知识
	不可烧灼恢复期角膜溃疡和已形成瘢痕者，必要时以荧光素染色法指示溃疡面。
⑥右手用干棉签吸尽溃疡面水分，然后用特制小棉签蘸少量5%的碘酊涂于溃疡处。	→以免碘酊扩散，损伤正常角膜。 提示：烧灼时嘱患者勿转动眼球，以免烧伤正常组织。
⑦嘱患者头偏向患侧，用表面麻醉剂或生理盐水冲洗烧灼处后，滴抗生素眼药水或眼药膏，盖眼垫。 ⑧洗手，签字，告知注意事项。 ⑨整理用物。	→烧灼后应冲净表面的残留物，避免残留物损伤健康组织。 →告知患者，因为点了表面麻醉剂，避免揉眼，以免损伤角膜。

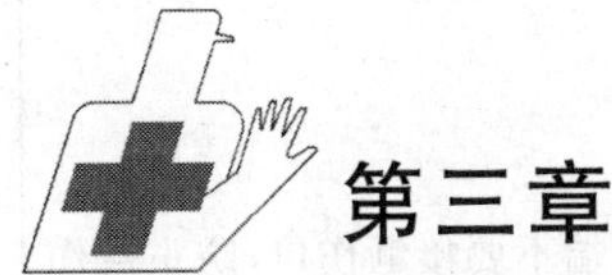

第三章

同仁眼科专科急救技术操作规范及流程

第一节　眼睑皮肤裂伤的急救处理

眼睑皮肤薄而松弛，血液循环丰富。在受锐器切割伤时，可出现眼睑皮肤全层裂伤，甚至深达肌层、睑板和睑结膜。对新鲜眼睑皮肤伤口应尽早清创缝合，尽量保留可存活的组织，不可切去皮肤，仔细对位，以减小瘢痕形成和眼睑畸形。

操作技术流程	技术依据及相关知识
【评估】 ①评估环境是否清洁。 ②评估眼部情况，合作程度。 ③告知患者伤口冲洗的目的、方法，以取得配合。	→评估患者伤口的位置、深度、有无异物，受伤时间、受伤原因，有无合并全身外伤。
【操作前准备】 ①操作人员仪表要求：仪表端庄，服装整齐、干净；洗手，戴口罩。 ②患者体位要求：取仰卧位。 ③物品准备：灭菌生理盐水、10%的肥皂水溶液、破伤风抗毒素注射液、注射器、洗眼壶、授水器、皮肤消毒剂(75%的乙醇、安尔碘)、消毒棉签或棉块、无菌眼垫、2%的利多卡因、一次性无菌手套、无菌缝合包(孔巾、针持、弯剪、牙镊、5/0 缝线)。	→参照七步洗手法。
【操作流程】 ①核对医嘱、患者床号、姓名、眼别。 ②患者取仰卧位。	→严格做好三查七对及二人核对。对于眼科患者，最重要的是要核对眼别。

续表

操作技术流程	技术依据及相关知识
③操作者用消毒棉签沾10%的肥皂水溶液充分擦拭伤口，嘱患者头向冲洗侧倾斜，将授水器紧贴待患侧的面颊部，由患者自持授水器，操作者用连接好的生理盐水溶液，距伤口5～10cm冲洗伤口，后用消毒棉签或棉块擦净伤口，用75%的乙醇棉消毒伤口处皮肤，消毒直径不小于5cm。 ④无菌台：打开无菌包，用无菌持物镊依次摆好缝合物品：孔巾、针持、弯剪、牙镊、5/0缝线、无菌眼垫、75%的乙醇棉。	→冲洗时输血器末端不要接触伤口，防止被伤口污染。 **图96：铺好的无菌台** 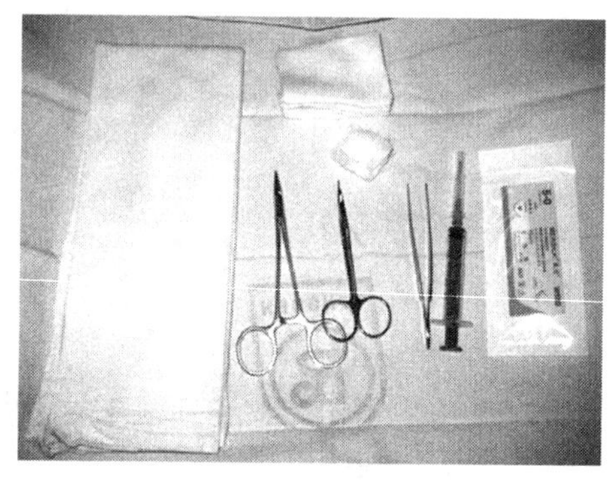
⑤协助医生进行缝合。 ⑥缝合完毕，告知注意事项、复诊时间。 ⑦整理用物，洗手。 ⑧注射破伤风抗毒素。	→分层对位缝合，以减小瘢痕形成和眼睑畸形。 →破伤风抗毒素在注射前需做皮试。

第二节　闭角型青光眼急性发作的急救处理

闭角型青光眼是一种常见的青光眼类型，是由于患者的前房角关闭，眼内的房水流出受阻所致。急性闭角型青光眼，又称之为急性充血性青光眼，是一种严重的致盲性眼病。急性闭角型青光眼一般认为与血管神经的稳定性有关，闭角型青光眼的发作，往往出现在情绪波动如悲伤、愤怒、精神刺激，或用脑过度、极度疲劳、气候突变，以及暴饮暴食等情况下，引起血管神经调节中枢发生故障，使血管收缩功能失调，睫状体毛细血管扩张，血管渗透压增加，房水增多，后房压力增高，眼压急剧升高，导致青光眼的急剧发作。

操作技术流程	技术依据及相关知识
图 97:房角关闭,放水流出受阻 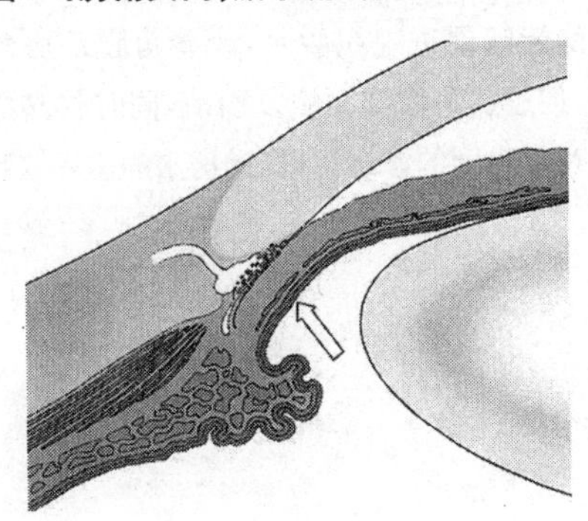	图 98:正常的防水循环途径 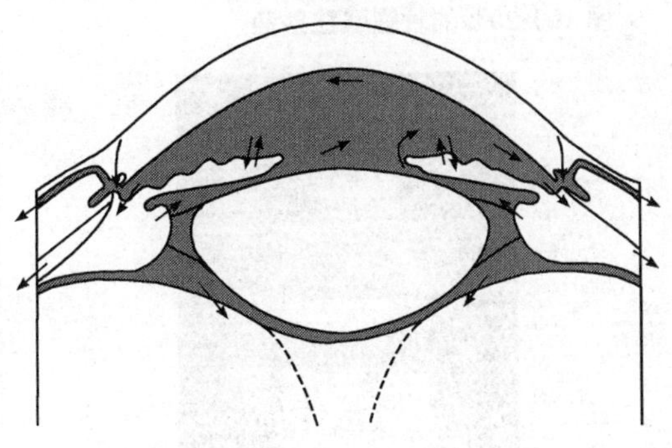
【评估】 ①评估环境是否适合此项操作。 ②评估患者的眼部情况、全身情况及合作程度。 ③告知患者操作的目的、方法及注意事项,以取得配合。	→观察眼部有无分泌物,对于不能合作的婴幼儿家属一定要教会患者家属约束患儿的方法,确保操作安全。
【操作前准备】 ①操作人员仪表要求:仪表端庄,服装整齐、干净;洗手,戴口罩。 ②患者体位要求:坐位或仰卧位。	→七步洗手法。 提示:急性闭角型青光眼在发病时眼红、眼痛,视力模糊或急剧下降,常伴有剧烈的头痛、恶心、呕吐,易被误诊为脑部疾病或急性胃肠炎,造成延误治疗或错误治疗。
③物品准备: 缩瞳剂(2%的毛果芸香碱滴眼液)、高渗剂(20%的甘露醇溶液、50%的甘油盐水)、碳酸酐酶抑制剂、消毒棉签或棉签或棉块、无菌眼垫,静脉输液物品一套。	
图 99:毛果芸香碱滴眼液 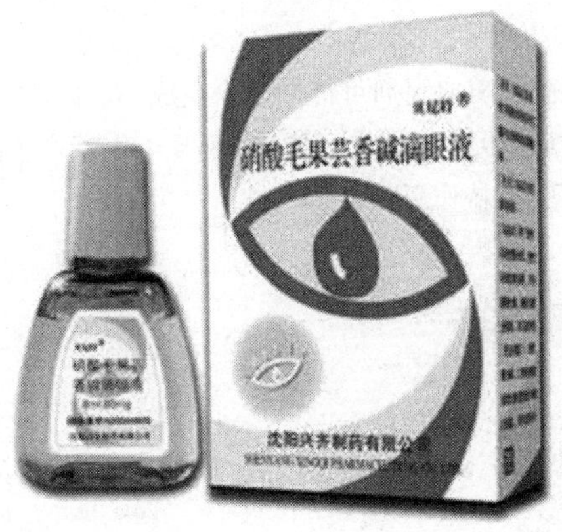 	→毛果芸香碱是一种具有直接作用的拟胆碱药物,通过直接刺激位于瞳孔括约肌、睫状体及分泌腺上的毒蕈碱受体而起作用。毛果芸香碱通过收缩瞳孔括约肌,使周边虹膜离开房角前壁,开放房角,增加房水排出。同时本品还通过收缩睫状肌的纵行纤维,增加巩膜突的张力,使小梁网间隙开放,房水引流阻力减小,增加房水排出,降低眼压。

续表

操作技术流程	技术依据及相关知识
图 100:20%的甘露醇注射液 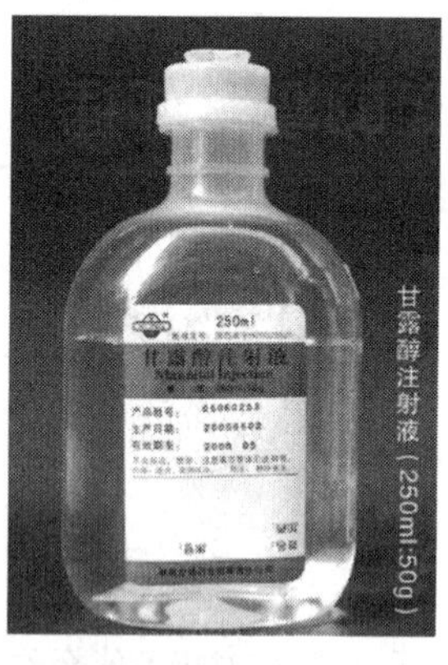	→甘露醇能够促进组织脱水，改善角膜及房角的组织水肿，促进房角增宽而恢复引流，同时甘露醇能提高血液和房水间的渗透压，促进房水的循环与吸收。
图 101:异山梨醇口服液 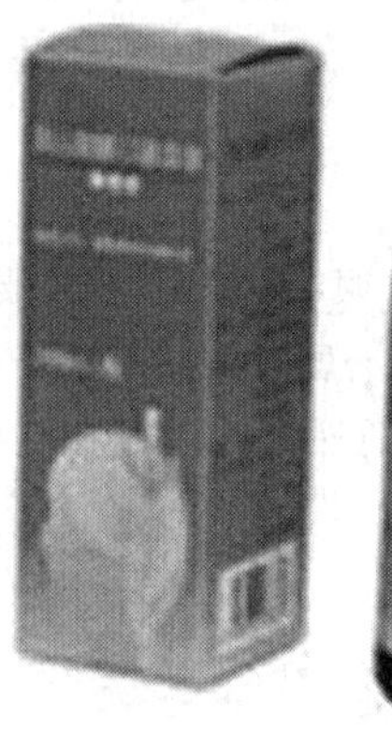	→本品是山梨醇的脱水衍生物，为一口服渗透性脱水利尿药，作用机制类似于静注甘露醇和山梨醇。通过提高血浆渗透压，导致组织内(包括眼、脑、脑脊液等)水分进入血管内，从而减轻组织水肿，降低眼内压、颅内压和脑脊液容量及其压力。
图 102:碳酸酐酶抑制剂 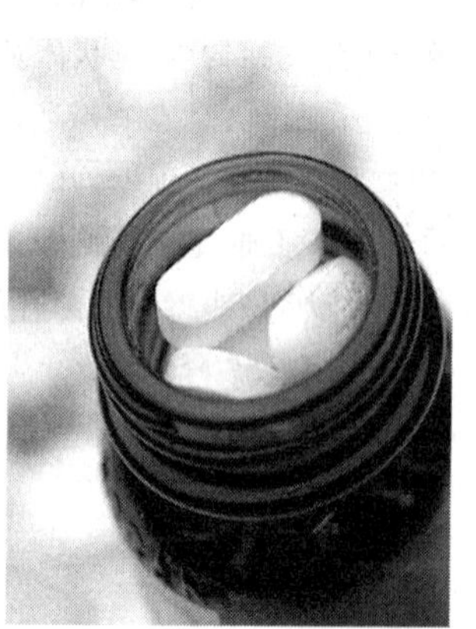	→ 碳酸酐酶抑制剂可抑制房水生成，大部分患者用药后房水生成可减少 40%。口服 1～2h 后产生降眼压作用，维持作用 16～18h。

续表

操作技术流程	技术依据及相关知识
【操作流程】	
①核对医嘱，做好三查七对及解释工作。尤其要核对好眼别。	→严格二人核对。
②协助患者取坐位，输液者取仰卧位。	
③缩瞳剂使用者：不能自行睁眼者，操作者应用无菌棉签或棉块擦净眼部分泌物，左手持消毒棉签向下拉患者下眼睑，充分暴露结膜囊，右手持2%的毛果芸香碱滴眼液，滴入眼内1～2滴，每5～10min一次，持续1h。	→在操作时动作应稳、准、轻，应避免将眼药水直接滴在角膜上，滴眼时动作要轻，勿压迫眼球，对于小儿、眼裂较小者及肿胀严重的患者，不能强行扒眼，粗暴进行点眼。
④碳酸酐酶抑制剂使用者：口服乙酰唑胺500mg，碳酸氢钠2片，或尼目克司50mg。	→嘱患者服药时尽量少饮水，控制水的摄入量。
⑤高渗剂使用者：遵医嘱静脉输入20%甘露醇或口服50%的甘油盐水。	→用法：甘露醇一般每分钟输10ml，30min输完，用药后10～20min开始起效，作用1～2h后眼压降至最低，一般可维持4～6h。
⑥眼球按摩：患者取仰卧位，嘱其眼球向下方注视并轻闭双眼，操作者将双手食指放在患者上睑穹窿处，交替按压，按摩时应稍加用力，以患者可以承受的力度为宜，按摩力度应按由轻到重，每次300下，持续时间1h。 ⑦操作完毕后，洗手，签字。 ⑧告知患者注意事项。 ⑨整理用物。	提示： ①45岁以上的患者输入甘露醇前，应该请内科会诊，以排除心、脑血管疾病。 ②糖尿病患者慎用甘露醇，禁用甘油盐水。 **图103：按摩眼球示意图** 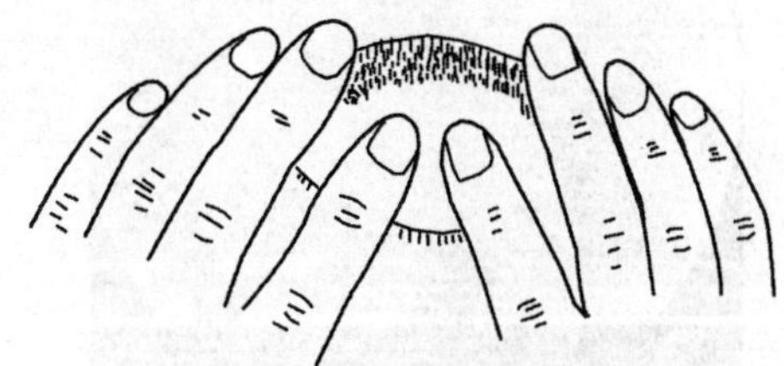 **图104：按摩可缓解房水的循环不畅（附彩图）** 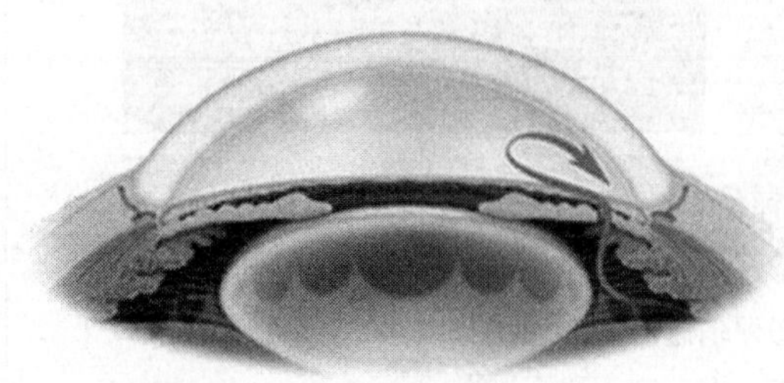

第三节　视网膜中央动脉阻塞的急救处理

视网膜中央动脉阻塞：为一严重的突发眼病。由于视网膜中央动脉阻塞，其所供应区域发生急性缺血，引起视网膜内层缺氧坏死，可造成难逆性视功能严重损害。操作者熟练掌握视网膜中央动脉阻塞急救技术，把握抢救时机，争分夺秒抢救患者的视力，将患者的痛苦减到最小，同时减轻患者的心理恐惧。

操作技术流程	技术依据及相关知识
图 105：正常视网膜图片 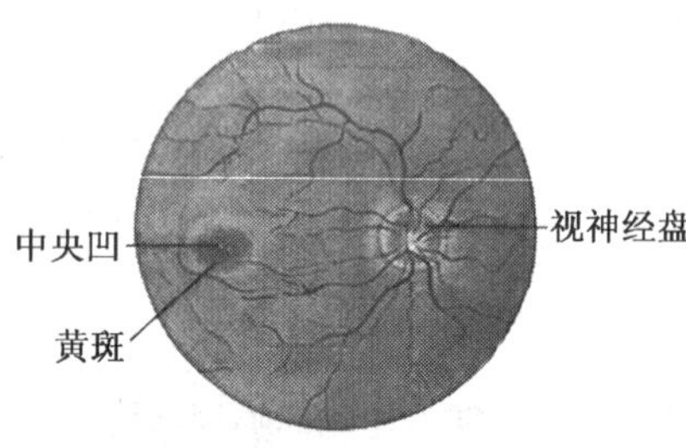 	病因：常为筛板水平的粥样硬化栓塞所致，中央动脉内有粥样硬化斑下出血、血栓形成、痉挛和夹层动脉瘤。 临床表现：一眼突然发生无痛性完全失明。患眼瞳孔直接光反射消失，间接光反射存在。
图 106：视网膜中央动脉阻塞图片 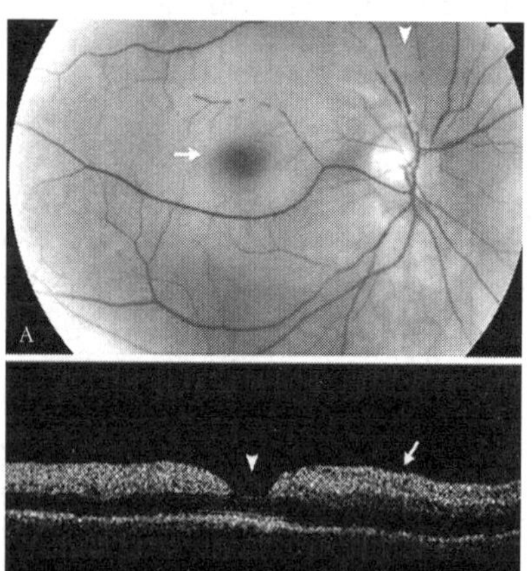 	※ 据实验研究，视网膜完全缺血 90min 后出现不可逆损害。因此从理论上讲，治疗应毫不迟缓。 视网膜中央动脉阻塞时，眼底镜下视网膜的表现是什么？
【评估】 ①评估患者的眼部情况、全身状况及合作程度。 ②评估患者的心理状况。	提示：关注患者内心对于突然失去光感的恐惧，及时给予安抚，可促进其合作程度。
【操作前准备】 ①操作人员仪表要：仪表端庄，服装整齐、干净；洗手，戴口罩。	→七步洗手法，避免交叉感染。

续表

操作技术流程	技术依据及相关知识
②患者体位要求：取坐位或仰卧位。 ③用物准备：血管扩张剂（亚硝酸异戊酯、硝酸甘油、妥拉唑林、阿托品注射液、葛根素注射液）、5%的葡萄糖注射液或生理盐水、氧气、5ml 注射器、球后注射器、输液器、吸氧管、皮肤消毒剂（酒精、安尔碘）、无菌棉签或棉块、无菌眼垫、快速洗手液。	硝酸甘油使用注意事项：用药后有皮肤潮红，以面、颈、前胸明显。
【操作过程】	
①主动热情接待患者，认真查对医嘱。	→核对患者姓名、眼别。严格执行三查八对制度。
②协助患者取坐位，操作者掰开亚硝酸异戊酯（0.2ml）放置在患者鼻前，嘱其吸入（或将硝酸甘油1～2 片放置病人舌下含服）。 图 107：舌下含服药物图 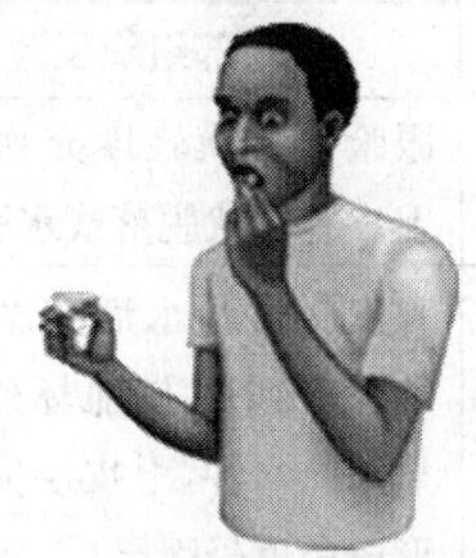	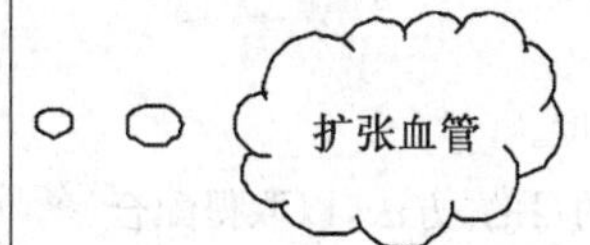
③遵医嘱球后注射阿托品 1mg（或妥拉唑啉 25mg）。 图 108：球后注射图片（附彩图） 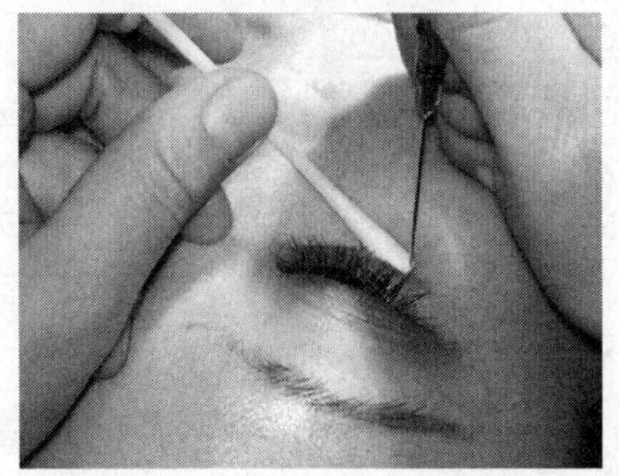	◆ 球后注射的方法： ①患者取仰卧位，以酒精消毒下眼睑外侧眶缘皮肤， ②嘱患者向内上方注视，以 7 号针头于下睑外 1/3 与中 1/3 相交处眶缘皮肤刺入，针头垂直刺入约 1cm 后，再转向鼻上方倾斜，向眶尖方向进针，总长 3～3.5cm，抽吸无回血方可注入药物。 ③注射完毕，以消毒棉球覆盖进针处，并用手掌轻压迫眼球 3～5min。
④吸氧：患者取坐位或仰卧位，清洁鼻腔，向湿化瓶注入灭菌注射用水，连接吸氧管，调节氧流量 2～3L/min，将吸氧管插入患者鼻孔。	→嘱患者勿自行调节氧流量。
⑤静脉给药：遵医嘱将葛根素注射液 400mg 加入 5%的葡萄糖注射液或 0.9%的氯化钠注射液中，静脉输入。	→快速开通静脉通路，不延误治疗时机。
⑥洗手，签字，告知患者注意事项。 ⑦整理用物。	→告知患者：通过给药症状可以缓解，不要过分担心，注意休息静养。

第四节　酸烧伤的急救处理

酸烧伤是指酸性化学物品的溶液、粉尘或气体接触眼部而引起的损伤。多发生在化工厂、实验室或施工场所。酸对蛋白质有凝固作用。酸性溶液浓度较低时，仅有刺激作用；强酸能使组织蛋白凝固坏死。一旦发现酸烧伤，应立即争分夺秒地在现场彻底冲洗眼部，最大限度地减少眼部损伤。

<table>
<tr><th>操作技术流程</th><th>技术依据及相关知识</th></tr>
<tr><td>【评估】
①评估环境是否清洁。
②评估眼部情况，合作程度。
③告知患者冲洗结膜囊的目的、方法，以取得配合。</td><td>→了解致伤的原因、致伤物的种类、致伤时间，观察患者患眼的烧伤程度。
<table><tr><th>烧伤程度</th><th>眼部组织反应观察</th></tr><tr><td>轻度</td><td>眼睑与结膜轻度充血水肿，角膜上皮有点状脱落或水肿。</td></tr><tr><td>中度</td><td>睑皮肤可起水疱或糜烂；结膜水肿，出现小片缺血坏死；角膜有明显混浊水肿，上皮层完全脱落，或形成白色凝固层。</td></tr></table></td></tr>
<tr><td>【操作前准备】
①操作人员仪表要求：仪表端庄，服装整齐、干净；洗手，戴口罩。
②患者体位要求：仰卧位。
③物品准备：
生理盐水或2%碳酸氢钠溶液、洗眼壶、授水器、消毒棉签或棉块、无菌眼垫。</td><td>→参照七步洗手法。</td></tr>
<tr><td>【操作流程】
①核对医嘱、患者床号、姓名、眼别。
②患者取仰卧位，滴表面麻醉剂2～3次，头向冲洗侧倾斜，将授水器紧贴待洗眼一侧面颊部，由患者自持，嘱患者睁开双眼，不能自行睁眼者，操作者应先用消毒棉签或棉块擦净眼部分泌物。
③操作者左手分开患者上、下眼睑，充分暴露结膜，右手持已连接好的生理盐水（或2%的碳酸氢钠溶液）的输血器末端，距眼球10～15cm，冲洗时先使水流冲于面颊部，然后再移至眼部，进行结膜冲洗，距离由近至较远以增大水的冲力。</td><td>→严格查对制度。

→对角膜裂伤或角膜溃疡的眼球，冲洗时勿施加压力，以防眼内容物脱出。</td></tr>
</table>

续表

操作技术流程	技术依据及相关知识
④冲洗时嘱病人将眼球向各方向转动,并分别翻转上下眼睑,充分暴露眼睑及上下穹窿,目的是彻底清除致伤物质。 ⑤冲洗后用消毒干棉球擦净眼睑及面部的残余冲洗液。取下患者自持的授水器。 ⑥洗手,签字,告知注意事项。 ⑦整理用物。	→结膜囊溶液冲洗量 1500ml 以上,冲洗持续时间 10 分钟以上。 **图 109:结膜囊冲洗图片** 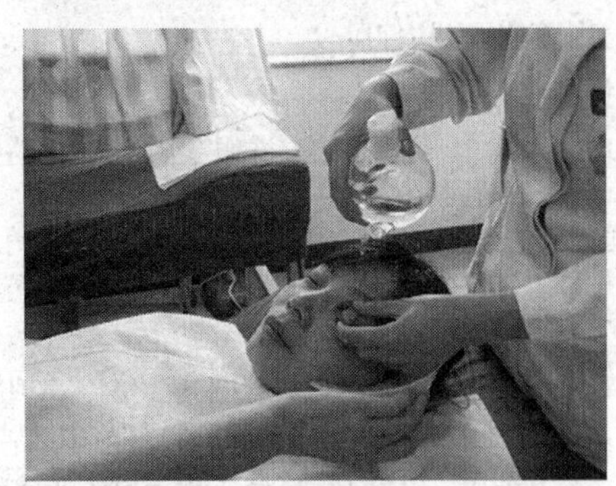

第五节　碱烧伤的急救处理

碱烧伤是指酸性化学物品的溶液、粉尘或气体接触眼部而引起的损伤。多发生在化工厂、实验室或施工场所,其中常见的有氢氧化钠、生石灰、氨水等。碱能溶解脂肪和蛋白质,与组织接触后能很快渗透到深层和眼内,使细胞分解坏死。因此,碱烧伤的后果非常严重,一旦发现碱烧伤,应立即争分夺秒地在现场彻底冲洗眼部,最大限度地减少眼部损伤。

操作技术流程	技术依据及相关知识
【评估】 ①评估环境是否清洁。 ②评估眼部情况,合作程度。 ③告知患者冲洗结膜囊的目的、方法,以取得配合。	→了解致伤的原因、致伤物的种类、致伤时间,观察患者患眼的烧伤程度。 <table><tr><td>烧伤程度</td><td>眼部组织反应观察</td></tr><tr><td>轻度</td><td>眼睑与结膜轻度充血水肿,角膜上皮有点状脱落或水肿。</td></tr><tr><td>中度</td><td>眼睑皮肤可起水疱或糜烂;结膜水肿,出现小片缺血坏死;角膜有明显混浊水肿,上皮层完全脱落,或形成白色凝固层。</td></tr><tr><td>重度</td><td>结膜出现广泛的缺血性坏死,呈灰白色混浊;角膜全层灰白或者呈瓷白色。</td></tr></table>

续表

操作技术流程	技术依据及相关知识
【操作前准备】	
①操作人员仪表要求：仪表端庄，服装整齐、干净；洗手，戴口罩。	→参照七步洗手法。
②患者体位要求：仰卧位。	
③物品准备： 生理盐水或3%硼酸溶液、洗眼壶、授水器、消毒棉签或棉块、无菌眼垫。	
【操作流程】	
①核对医嘱、患者床号、姓名、眼别。	→严格查对制度。
②患者取仰卧位，滴表面麻醉剂2～3次，头向冲洗侧倾斜，将授水器紧贴待洗眼一侧的面颊部，由患者自持，嘱患者睁开双眼，不能自行睁眼者，操作者应先用消毒棉签或棉块擦净眼部分泌物。	
③操作者左手分开患者上、下眼睑，充分暴露结膜，右手持已连接好的生理盐水(或3%的硼酸溶液)的输血器末端，距眼球10～15cm，冲洗时先使水流冲于面颊部，然后再移至眼部，进行结膜冲洗，距离由近至较远以增大水的冲力。	→对角膜裂伤或角膜溃疡的眼球，冲洗时勿施加压力，以防眼内容物脱出。 →结膜囊溶液冲洗量1500ml以上，冲洗持续时间10min以上。
④冲洗时嘱病人将眼球向各方向转动，并分别翻转上下眼睑，充分暴露眼睑及上下穹窿，目的是彻底清除致伤物质。	
⑤冲洗后用消毒干棉球擦净眼睑及面部的残余冲洗液。取下患者自持的授水器。	
⑥洗手，签字，告知注意事项。	
⑦整理用物。	

第六节　电光性眼炎的急救处理

电光性眼炎是因眼睛的角膜上皮细胞和结膜吸收大量而强烈的紫外线所引起的急性炎症，可因长时间在冰雪、沙漠、盐田、广阔水面作业，行走时未带防护眼镜而引起，或太阳、紫外线灯等强烈紫外线的照射而致。潜伏期6～8h，两眼突发烧灼感和剧痛，伴畏光、流泪、眼睑痉挛、头痛，眼睑及面部皮肤潮红和灼痛感，眼裂部结膜充血、水肿。操作者熟练掌握电光性眼炎的急救处理技术，减轻患者的痛苦，挽救患者的视力。

操作技术流程	技术依据及相关知识
图 110:电光性眼炎眼底图片 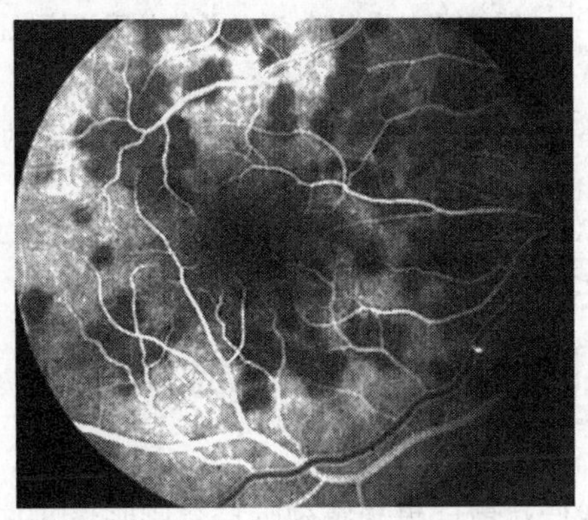	◆ 电光性眼炎的典型症状: 发病急骤,有明显的异物感,轻者自觉眼内沙涩不适,灼热疼痛;重者疼痛剧烈,畏光羞明,胞睑紧闭难睁,泪热如汤,视物模糊,眼睑红肿或有小泡,或有出血点,白睛红赤。检查可见黑睛呈弥漫浅层点状着色,瞳神缩小,眼睑皮肤呈现红色。重复照射者可引起慢性睑缘炎、结膜炎、角膜炎,造成严重的视力障碍。 ※ 预防:在强烈光照的环境下,应戴墨镜或变色镜,以减少紫外线对眼睛的刺激。这是防止电光性眼炎的最好方法。
【评估】 ①评估患者的眼部情况、全身状况及合作程度。 ②评估患者的心理状况。	→该病多见于未戴防护面罩而操作电焊机的焊工;少数登山运动员在空气稀薄的雪地里行走时,阳光中的紫外线经过雪地折射致运动员的眼睛所致。由于电焊、气焊发生的强光有大量紫外线,其他强烈光,如照明车上的灯光也含有紫外线。这种强光直接刺激人的眼球,即可引起电光性眼炎。
【操作前准备】 ①操作者仪表要求:仪表端庄,服装整齐、干净;洗手,戴口罩。 ②患者体位要求:取仰卧位。 ③用物准备: 表面麻醉剂、抗生素眼药膏或多黏菌素眼药膏、灭菌眼垫。	→七步洗手法,避免交叉感染。
【操作过程】 ①认真查对医嘱。	→核对患者姓名、眼别。严格执行三查八对制度。
②协助患者取仰卧位。止痛:用表面麻醉剂滴眼 3 次,每次间隔 5min。 **图 111:点眼药水图片** 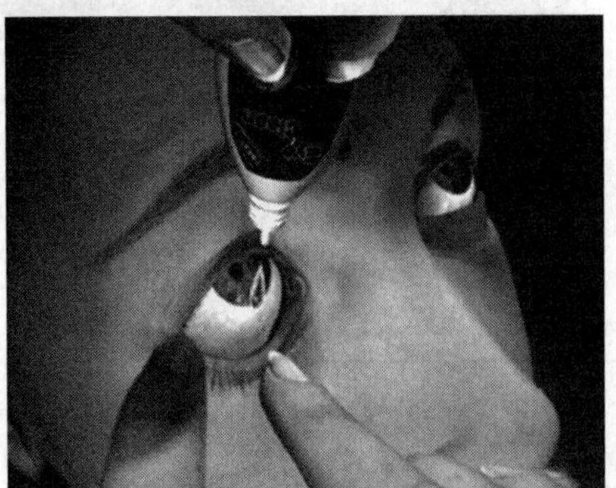	→操作者先用消毒棉签或棉块擦净眼部分泌物,用手指下拉下眼睑,嘱患者眼睛向上注视,将药液滴入下穹窿部,一般一次 1～2 滴。轻提上睑使药液充分弥散。滴药后嘱患者轻轻闭合眼睑 3～5min。 ※ 滴药时,切忌药液直接滴至角膜上,药瓶瓶口应与眼睑距离 2cm 以上,避免触及眼睑和睫毛,以防污染。

续表

操作技术流程	技术依据及相关知识
③抗炎治疗：止痛后遵医嘱涂抗生素眼药膏，用无菌眼垫遮盖。	→嘱患者充分闭眼，避免角膜与眼垫接触。
④洗手，签字，告知患者注意事项。 ⑤整理用物。	→告知：除了休息外，还要注意减少光的刺激，并尽量减少眼球转动和摩擦。

第七节　球后注射引发球后出血的急救处理

球后出血是球后注射的并发症之一，表现为球后注射后患者感到眶后急剧胀痛、眼球迅速突出、眼睑绷紧。发生球后出血时应迅速拔出注射针，立即闭合眼睑，加压包扎止血，并通知医生，配合处理。

操作技术流程	技术依据及相关知识
【操作前准备】 ①操作人员仪表要求：仪表端庄，服装整齐、干净；洗手，戴口罩。	→参照七步洗手法。
②患者体位要求：仰卧位。 ③物品准备： 无菌棉签或棉块、无菌眼垫、眼用绷带。	
【操作程序】 ①发现球后出血，迅速拔出注射器，并取2块无菌眼垫覆盖在患眼处，操作者双手叠加适当用力，以大鱼际肌按压在注射点上，压迫止血，每10分钟检查1次，直到出血停止。 ②立即通知医生，确认出血停止后，加压包扎。	图112：双手叠加加压的照片
③遵医嘱给与其他应急处理。 ④签字，告知注意事项。 ⑤整理用物，洗手。	→遵医嘱应用止血药物，眶压高可用甘露醇，必要时行眶减压术。

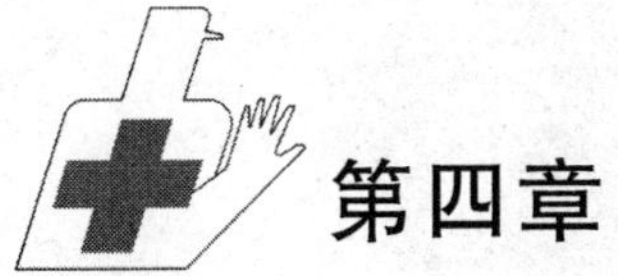

第四章

眼科护理应急预案

第一节　眼科门诊突发事件紧急疏散预案

眼科门诊突发事件紧急疏散预案

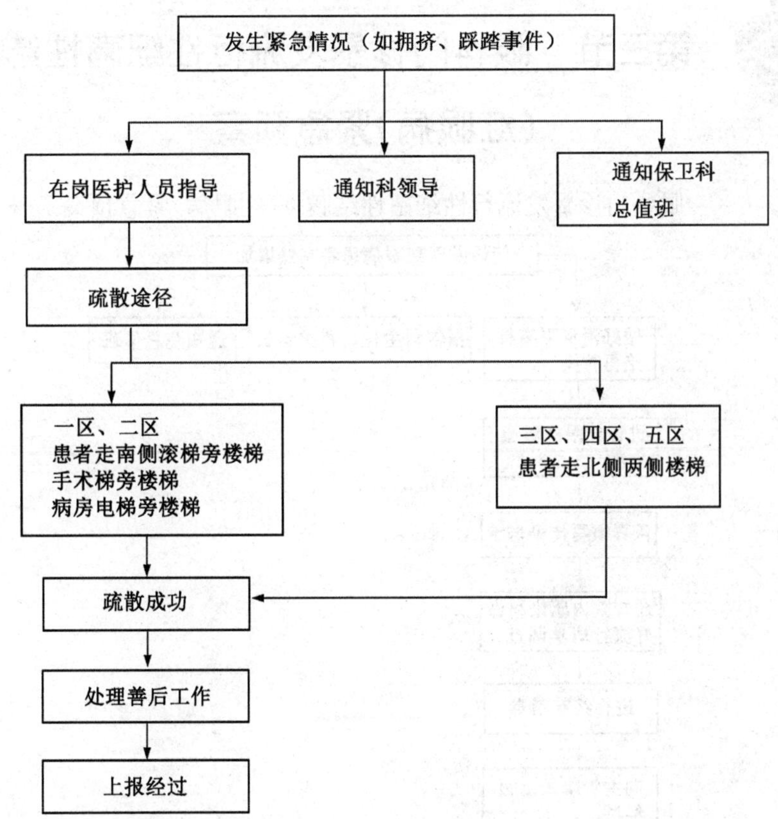

第二节　眼科门诊节假日就诊紧急预案

眼科门诊节假日就诊紧急预案

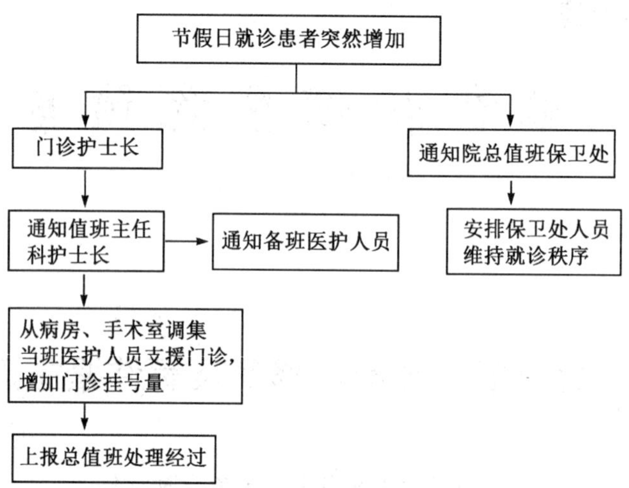
节假日就诊患者突然增加
门诊护士长
通知院总值班保卫处
通知值班主任科护士长
通知备班医护人员
安排保卫处人员维持就诊秩序
从病房、手术室调集当班医护人员支援门诊，增加门诊挂号量
上报总值班处理经过

第三节　眼科门诊暴发流行性细菌性结膜炎（红眼病）紧急预案

眼科门诊暴发流行性细菌性结膜炎（红眼病）紧急预案

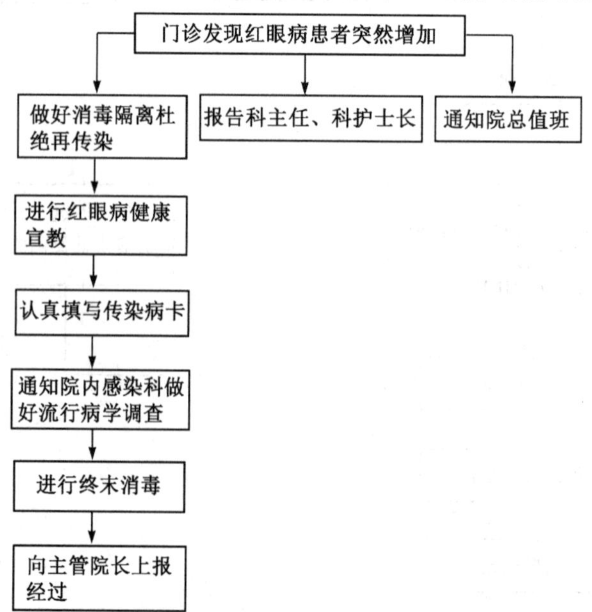
门诊发现红眼病患者突然增加
做好消毒隔离杜绝再传染
报告科主任、科护士长
通知院总值班
进行红眼病健康宣教
认真填写传染病卡
通知院内感染科做好流行病学调查
进行终末消毒
向主管院长上报经过

第四节　眼科门诊集体化学性烧伤紧急预案

眼科门诊集体化学性烧伤紧急预案

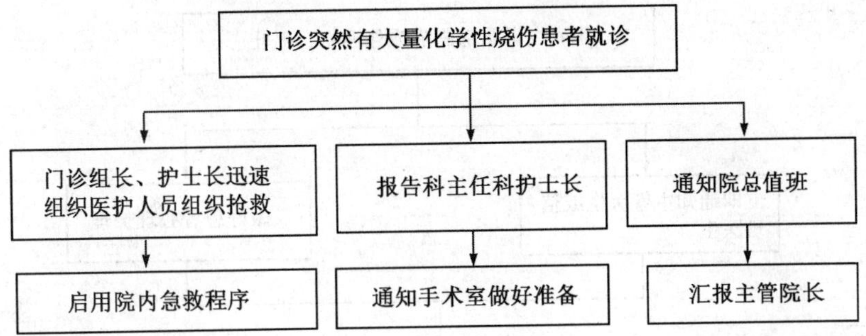
门诊突然有大量化学性烧伤患者就诊
门诊组长、护士长迅速组织医护人员组织抢救
报告科主任科护士长
通知院总值班
启用院内急救程序
通知手术室做好准备
汇报主管院长

第五节　住院患者突然发生视网膜中央动脉阻塞的护理应急预案

住院患者突然发生视网膜中央动脉阻塞的护理应急预案

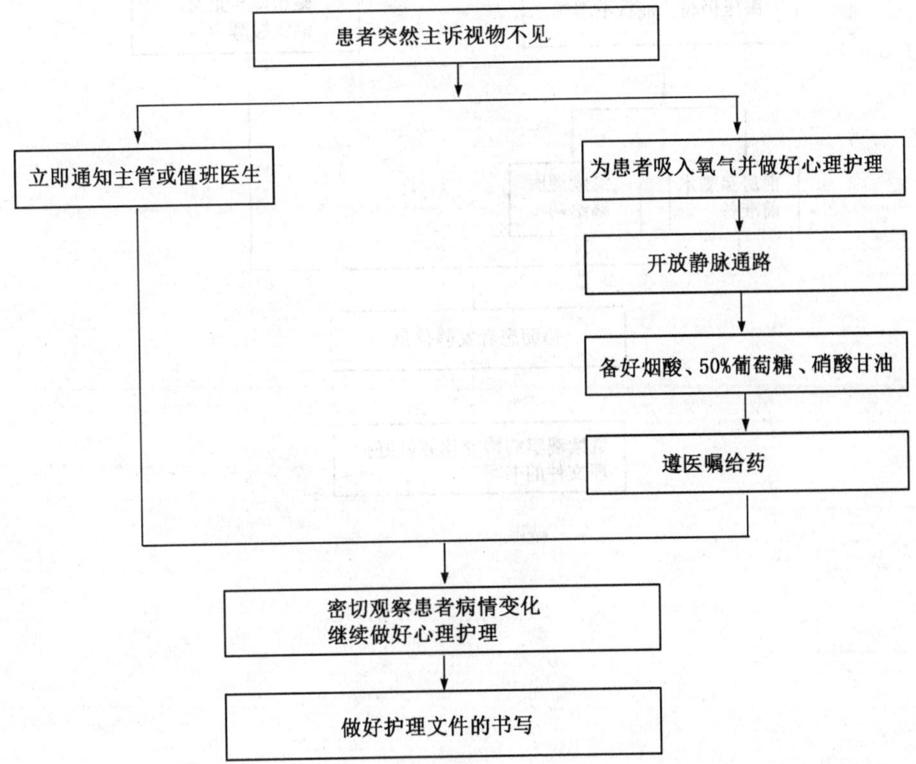
患者突然主诉视物不见
立即通知主管或值班医生
为患者吸入氧气并做好心理护理
开放静脉通路
备好烟酸、50%葡萄糖、硝酸甘油
遵医嘱给药
密切观察患者病情变化
继续做好心理护理
做好护理文件的书写

第六节　住院患者突然眼压增高的护理应急预案

住院患者突然眼压增高的护理应急预案

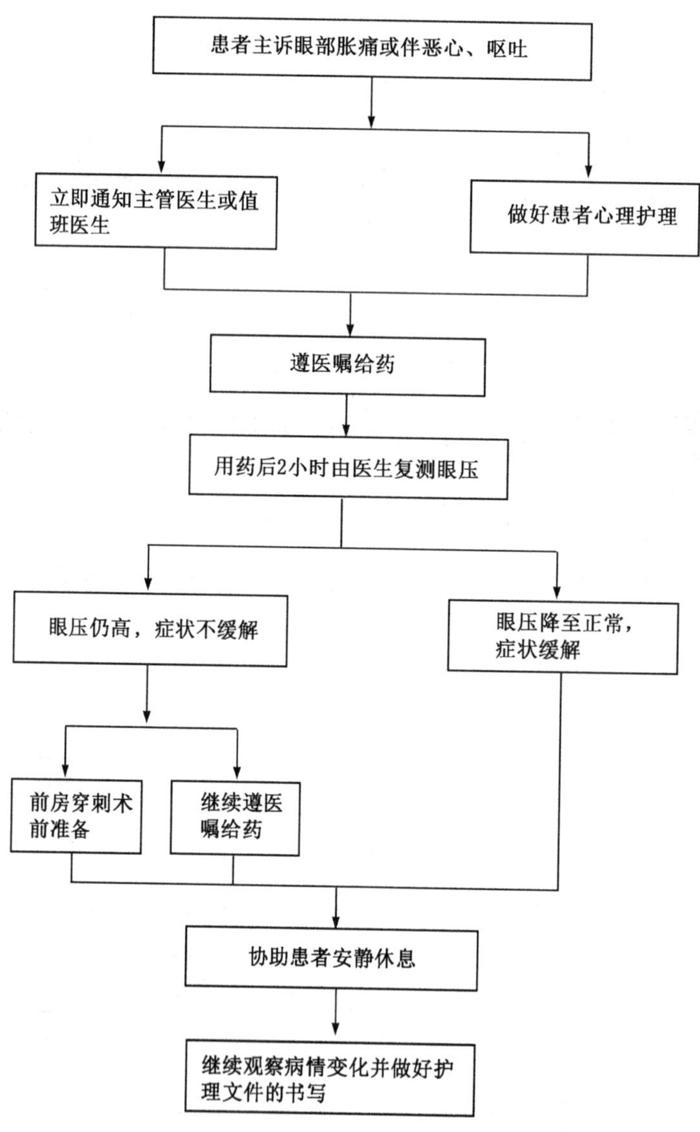
患者主诉眼部胀痛或伴恶心、呕吐
立即通知主管医生或值班医生
做好患者心理护理
遵医嘱给药
用药后2小时由医生复测眼压
眼压仍高，症状不缓解
眼压降至正常，症状缓解
前房穿刺术前准备
继续遵医嘱给药
协助患者安静休息
继续观察病情变化并做好护理文件的书写

第七节 住院患者术后突发眼内炎的护理应急预案

住院患者术后突发眼内炎的护理应急预案

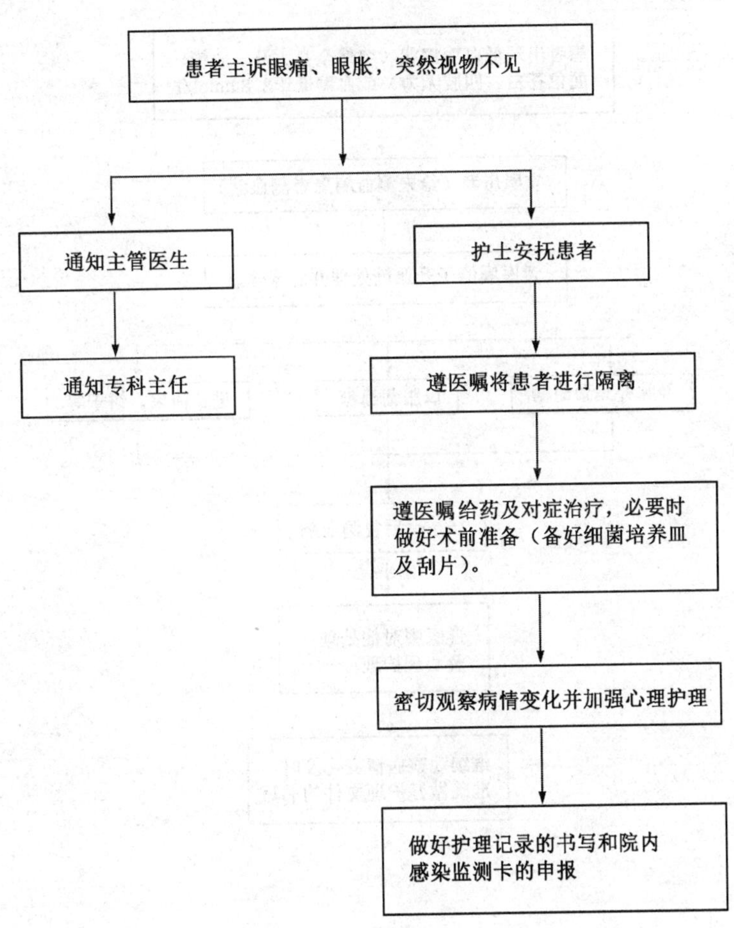
患者主诉眼痛、眼胀，突然视物不见
通知主管医生
护士安抚患者
通知专科主任
遵医嘱将患者进行隔离
遵医嘱给药及对症治疗，必要时做好术前准备（备好细菌培养皿及刮片）。
密切观察病情变化并加强心理护理
做好护理记录的书写和院内感染监测卡的申报

第八节　住院患者突然发生低血糖的护理应急预案

住院患者突然发生低血糖的护理应急预案

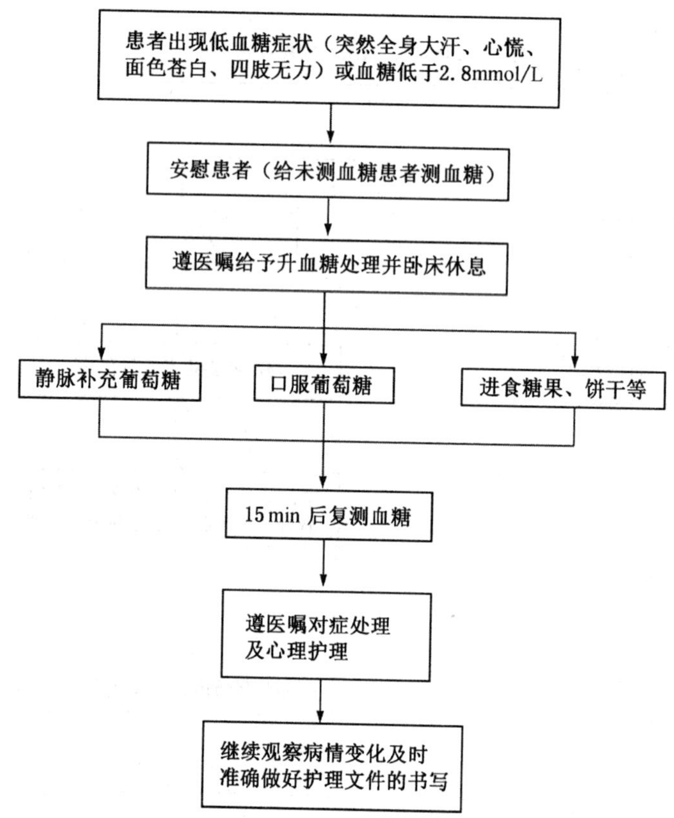
患者出现低血糖症状（突然全身大汗、心慌、面色苍白、四肢无力）或血糖低于2.8mmol/L
安慰患者（给未测血糖患者测血糖）
遵医嘱给予升血糖处理并卧床休息
静脉补充葡萄糖
口服葡萄糖
进食糖果、饼干等
15min 后复测血糖
遵医嘱对症处理及心理护理
继续观察病情变化及时准确做好护理文件的书写

第九节 住院患者突然烫伤的护理应急预案

住院患者突然烫伤的护理应急预案

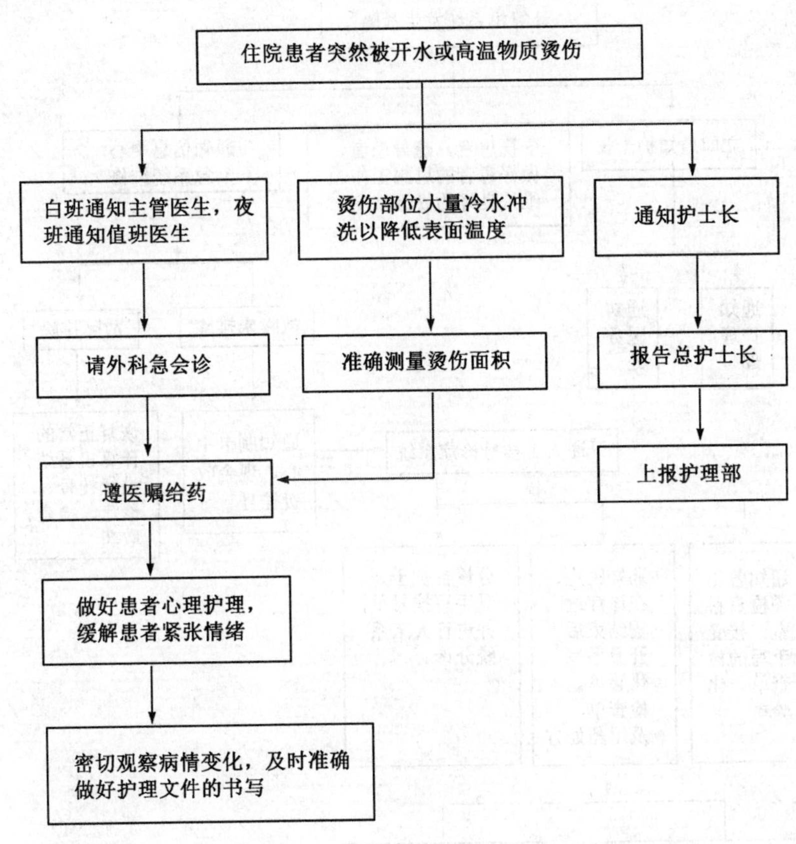
住院患者突然被开水或高温物质烫伤
白班通知主管医生，夜班通知值班医生
烫伤部位大量冷水冲洗以降低表面温度
通知护士长
请外科急会诊
准确测量烫伤面积
报告总护士长
遵医嘱给药
上报护理部
做好患者心理护理，缓解患者紧张情绪
密切观察病情变化，及时准确做好护理文件的书写

第十节 眼科门诊计算机系统发生故障的护理应急预案

眼科门诊计算机系统发生故障的护理应急预案

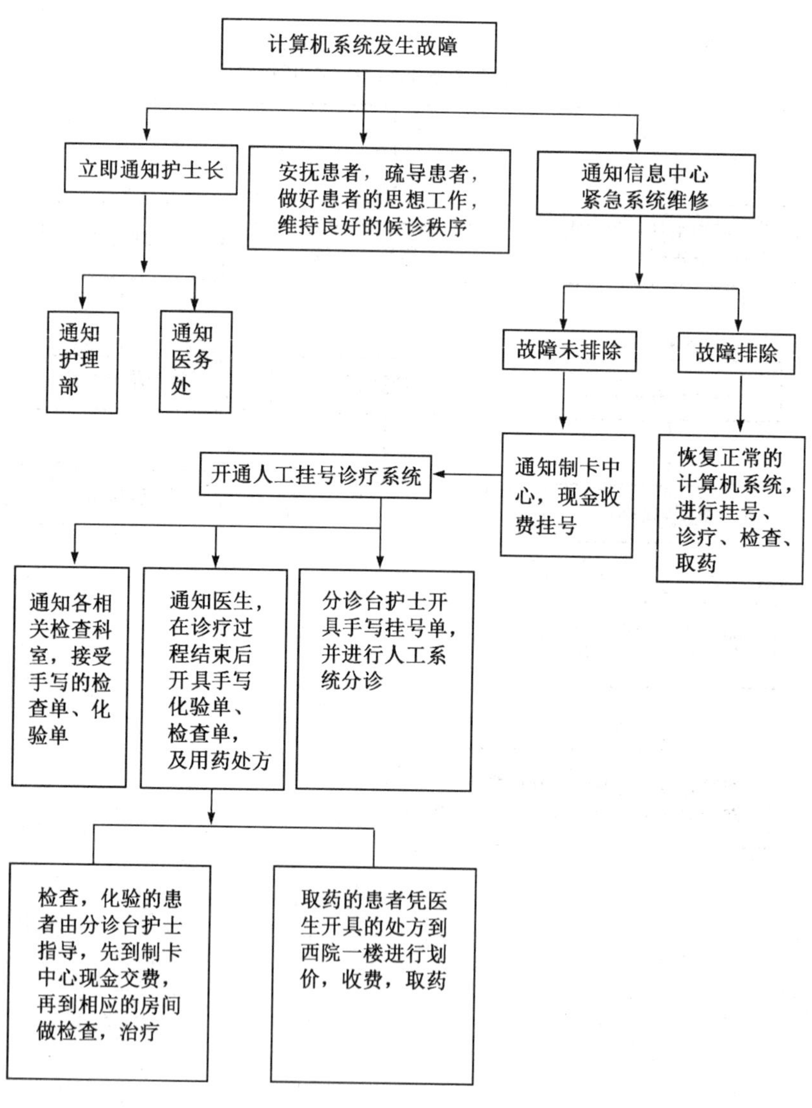
计算机系统发生故障
立即通知护士长
安抚患者，疏导患者，做好患者的思想工作，维持良好的候诊秩序
通知信息中心紧急系统维修
通知护理部
通知医务处
故障未排除
故障排除
开通人工挂号诊疗系统
通知制卡中心，现金收费挂号
恢复正常的计算机系统，进行挂号、诊疗、检查、取药
通知各相关检查科室，接受手写的检查单、化验单
通知医生，在诊疗过程结束后开具手写化验单、检查单，及用药处方
分诊台护士开具手写挂号单，并进行人工系统分诊
检查，化验的患者由分诊台护士指导，先到制卡中心现金交费，再到相应的房间做检查，治疗
取药的患者凭医生开具的处方到西院一楼进行划价，收费，取药

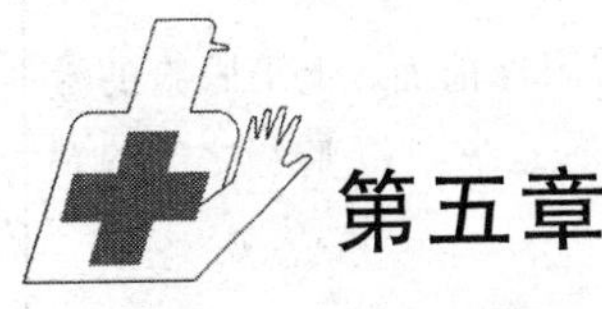

第五章 眼科手术室护理技术操作

第一节 手术前眼部清洁消毒操作技术

一、备皮(剪睫毛)

【目的】

剪除睫毛,降低细菌存留的可能性,便于清洁和消毒手术野。

【适应证】适用于眼科内外眼的各类手术。

【禁忌证】倒睫、睑内翻、上睑下垂、双行睫等需要依靠睫毛判断眼睑位置的手术都严禁剪睫毛。

【评估】

①患者眼部一般情况的评估。眼睑及结膜有无充血、水肿、疼痛,有无创口,有无近期手术史,有无角膜溃疡、穿孔或眼球穿通伤。

②检查眼睑皮肤有无感染灶。

③评估患者配合程度。

【操作前准备】

①操作人员仪表要求:操作人员着手术室专用刷手衣,手术室专用拖鞋;头戴一次性帽子(头发全部遮挡),面部戴一次性口罩(口、鼻全部遮挡);双手不能佩戴任何首饰及手表,指甲不能过长,不能涂指甲油。

②患者准备:进手术室脱掉外衣,穿一次性鞋套,取坐位。

③物品准备:抗生素滴眼液和眼药膏、甲紫溶液(用于区别术眼和非术眼)、消毒棉签、消毒眼用弯剪、弯盘、医用垃圾桶。

操作技术流程	技术依据及相关知识
【操作过程】 ①操作人员着装整齐，戴好帽子、口罩，备齐用物，洗手。 ②用棉签蘸甲紫溶液标记术眼，核对眼别。	眼睑及睫毛的解剖（图 113） 眼睑： 眼睑分为上睑和下睑，覆盖眼球前面。上下眼睑的游离缘，即皮肤和结膜交接处称睑缘，上下睑缘之间的裂隙称睑裂。 睫毛： 睫毛是触觉的终末结构，位于上下睑缘部。上睑睫毛约100～150 根，向前向上弯曲，倾斜度为 110°～130°；下睑睫毛约 50～75 根，向前向下弯曲，倾斜度为 100°～120°。
③在消毒好的眼上用弯剪涂上抗生素眼药膏，用棉签将其涂匀。	**图 113：眼睑及睫毛的解剖** 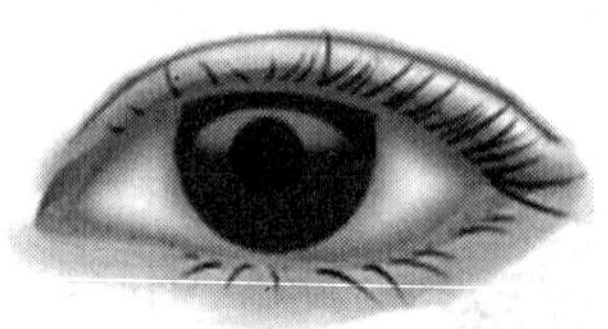
④嘱患者平躺于诊床，双眼看自己脚尖，操作者左手拇指及食指将患者上眼睑扒开，右手持弯剪沿睫毛根部剪断上睑睫毛，弯剪尖端朝上，用棉签擦拭弯剪及患者皮肤上掉落的睫毛，尽量避免其掉入结膜囊（图 114）。	严格查对制度，如患者因意识不清或沟通障碍等因素不能清楚表达手术眼别时，应查看病历，并与手术医生及家属进行核对。 操作时动作应轻柔，切忌损伤患者眼部皮肤，以免影响患者手术。 **图 114：剪睫毛** 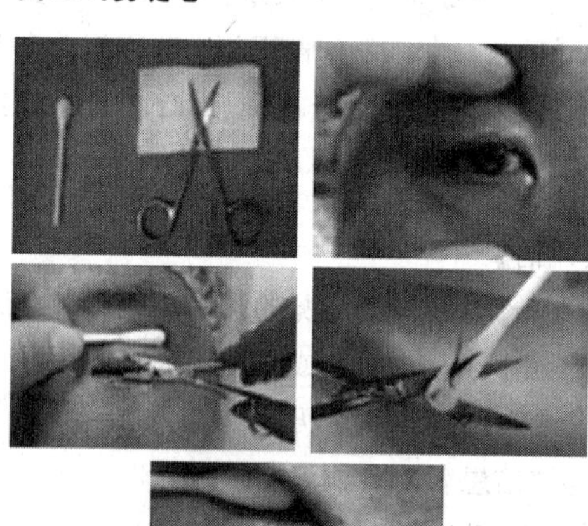 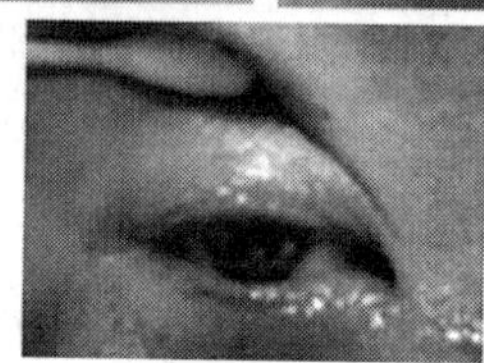
⑤嘱患者双眼看自己头顶方向，操作者左手拇指及食指将患者下眼睑扒开，右手持弯剪沿睫毛根部剪断眼睑睫毛，弯剪尖端朝上，用棉签擦拭弯剪及患者皮肤上掉落的睫毛，尽量避免其掉入结膜囊。 ⑥用过的弯剪单独放入另一弯盘中，棉签等医用垃圾放入医用垃圾桶。 ⑦用大量抗生素滴眼液滴术眼，如有睫毛应将其冲出。 ⑧整理用物，洗手。	→剪掉睫毛后，眼部会有不适感，应向患者做好解释工作。 操作过程中，尽量避免让睫毛掉进患者结膜囊内，如不慎掉入，嘱患者不要揉眼，应立即冲洗结膜囊。 不合作的患儿需全麻后剪睫毛。

二、冲洗泪道

（同眼科门诊护理技术操作中的泪道冲洗部分）

三、洗眼

【目的】

①清除结膜囊内的分泌物、异物、化学伤时溅入的酸碱性化学物质。

②眼睑、角膜、结膜等组织受伤时的创面清洁。

③手术前的眼部常规清洁。

【适应证】适用于结膜囊分泌物、角结膜异物、化学烧伤及眼科内外眼的各类手术。

【禁忌证】严重眼球破裂、角膜溃疡穿孔伤、内眼手术后伤口漏等情况洗眼时可能引起进一步的眼部创伤。

【评估】

①患者眼部一般情况的评估，眼睑及结膜有无充血、水肿、疼痛，有无创口，有无近期手术史，有无角膜溃疡、穿孔或眼球穿通伤，有无翻眼皮禁忌证。

②化学伤的性质，眼内异物存留情况。

③术前眼部常规冲洗，要检查眼睑及周围皮肤有无感染灶。

④室内温度。

【操作前准备】

①执行患者告知制度，向患者及家属解释操作目的，配合方法。

②操作者洗手、戴口罩。

③用物：洗眼液用生理盐水，输血器，授水器，软皂水，消毒棉签，一次性垫巾，一次性帽子，弯盘。

<table>
<tr><th>操作技术流程</th><th>技术依据及相关知识</th></tr>
<tr><td>【操作过程】
①核对医嘱，再次确认患者及眼别。
②给手术前准备的患者戴上一次性帽子，并把头发全部包住。洗眼侧颈部铺上垫巾。
③眼部有分泌物或眼膏者应先用棉签轻轻擦去。
④患者取仰卧位或坐位，头略后仰并向洗眼侧倾斜，把授水器紧贴洗眼侧颊部，由患者自持，以接受流下的液体。</td><td>图 115：暴露球结膜、结膜囊
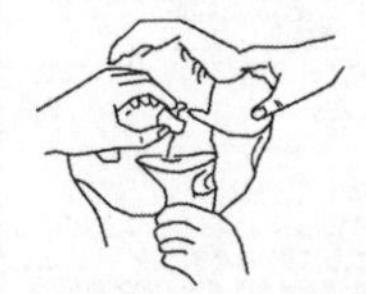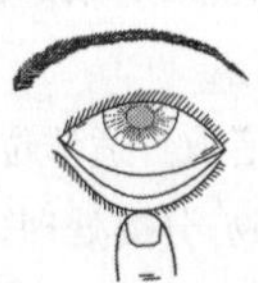
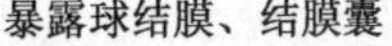暴露球结膜、结膜囊　下睑翻转法
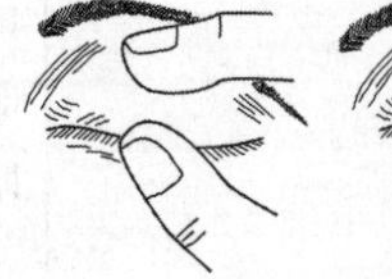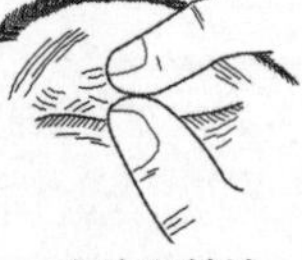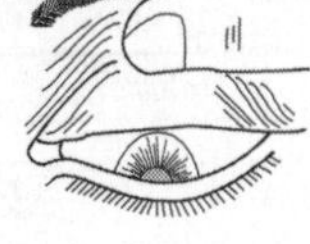
上睑翻转法</td></tr>
</table>

续表

操作技术流程	技术依据及相关知识
⑤操作者持眼壶先冲洗眼睑及周围皮肤，让患者适应，消除紧张。	→注意冲洗水温。天气寒冷时，冲洗液要加温，一般液温 32～37℃为宜。加温方法：将冲洗液置于盛有温水的器皿中，(可用手背试液体的温度)。
⑥嘱患者闭眼用棉签蘸软皂水擦洗睫毛、眼睑眉毛及周围皮肤。 冲洗范围：上至眉弓上 3cm，内至鼻中线，外置太阳穴，下至鼻唇沟。 冲洗顺序：先冲洗眼睑及睫毛、眉毛，然后从眉弓上 3cm 处往下冲洗。一边冲洗，一边用棉签擦拭，把软皂液冲洗干净直至皮肤清洁。皮肤冲洗完毕，嘱患者睁开眼，用生理盐水冲洗结膜囊，以彻底去除残留的软皂水及使患者适应结膜囊的清洗。 冲洗液量：根据皮肤清洁度而定，一般不少于一杯受水器的容量。	→角膜溃疡、角膜穿孔、严重眼球破裂伤或伤口瘘者先点表麻眼药，冲洗时动作要轻柔，不能翻转眼睑、不能加压眼球，勿因冲眼时疼痛加剧，眼睑紧闭，使眼球内容物脱出，造成不可挽回的损伤！如已发生眼内组织嵌顿，做眼部冲洗时应细心分辨眼内组织与异物。 一般冲洗时冲力不宜太大，距离 3～4cm 为宜。 **图 116：消毒棉签拭眼睑** 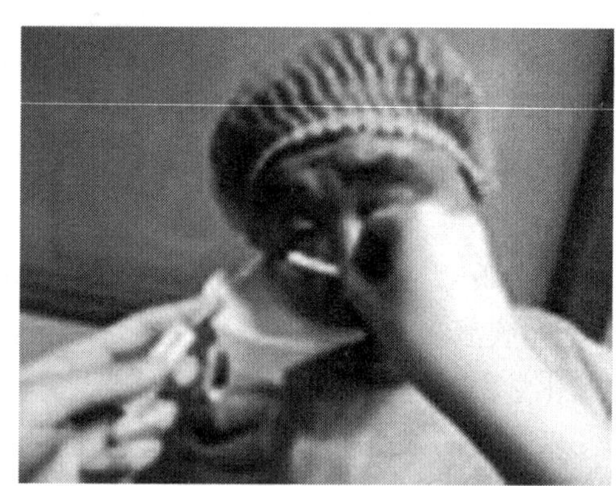
⑦冲洗结膜囊：用拇指、食指轻轻分开上下眼睑，充分暴露球结膜、结膜囊(图 115)，一边冲洗，一边嘱患者向上、下、左、右转动眼球，再嘱患者向下固视，应用眼睑翻转法轻轻翻转眼睑，同时暴露上下眼睑彻底冲洗，再用生理盐水冲洗干净，回复上眼睑，继续用生理盐水冲洗球结膜，上下穹窿部结膜，以彻底清洁结膜囊。	→翻转眼睑动作要轻巧，特别是上眼睑皮肤较紧或老年人眼睑皮肤松弛及小眼球患者。
⑧嘱患者闭眼，用生理盐水冲洗眼睑及周围皮肤，然后用消毒棉签擦干眼睑及周围皮肤(图 116)，嘱患者保持眼部清洁。不能用手碰眼部，如有眼部不适及时告知医护人员。对于不能马上进行手术的患者，洗眼后眼部加盖无菌消毒纱布，以保证手术野清洁。	→冲洗液不可直射角膜，冲洗器不能触及眼部，以防污染洗眼壶或碰伤眼部。
⑨协助患者取舒适体位。 ⑩整理用物，分类处理。	→特殊情况： ①如为不合作小孩、眼痛患者可表麻后再进行冲洗。 ②小儿假膜性结膜炎的眼部冲洗，要先用蘸生理盐水的棉签抹去假膜后再行冲洗。 ③对不合作或眼睑水肿暴露不完全者可用开睑器拉开眼睑再行冲洗。

第二节　手术巡回操作技术

眼科手术中，护士和手术医师的密切配合非常重要。护士的配合包括了手术前、手术中和手术后的许多环节。每次从接到手术通知单到患者送回病房，负责护士应按常规做好一切准备和术中配合。以下是按各种眼科手术常规讲解手术室护士的配合要求。

【操作前准备】

1. 操作前：操作人员的仪表要求如下：

(1)操作人员着手术室专用刷手衣和手术室专用拖鞋。

(2)操作人员要求头戴一次性帽子(头发全部遮挡)，面部戴一次性口罩(口、鼻全部遮挡)。

(3)操作人员双手不能佩戴任何首饰及手表，指甲不能过长，不能涂指甲油。

(4)患者准备

• 迎接患者入手术室，核对科别、住院号、床号，患者的姓名、性别、年龄、诊断、手术方式、手术时间、眼别。

• 检查患者全身情况：血尿常规、凝血四项、肝功能、生化、血脂、心电图、胸片等是否齐全，如果检查结果异常，及时向主刀医生汇报及采取相应的护理措施。

• 询问患者有无药物过敏史，有无咳嗽，是否有高血压、糖尿病、心脏病等全身病史，洗眼前检查眼周围皮肤是否存在感染病灶。

• 评估患者的心理状态，对手术的了解及耐受情况、配合程度，指导患者放松的方法；缓慢的深呼吸、听音乐分散注意力等。

• 需要散瞳的患者应检查术前瞳孔是否散大，必要时给予散瞳药物。如果需要缩瞳的手术则点缩瞳药物。

操作技术流程	技术依据及相关知识
【操作过程】 ①做好手术间的清洁卫生及各项准备工作，如各种药物、消毒的手术衣、治疗巾、手刷、敷料、手套等，包括全麻使用的吸引器、氧气；急救用物、药品；检查视网膜脱离手术、白内障手术所用冷冻机和超乳机运行情况等。	眼科手术多属无菌手术，因此应将外眼手术间与内眼手术间区分开。 手术间保持 22～26℃恒温，相对湿度 50％～60％。

续表

操作技术流程	技术依据及相关知识
②患者进入手术间，主动热情接待；核对姓名、眼别、手术名称，做好术前、术后宣教；对儿童要注意安全；做好术前的消毒工作。 ③协助医生穿手术衣、冲洗手套；准备所需的器械；手术进行时巡视各手术台，密切注意手术程序和所需用物；准备手术椅、调节手术灯光；术中应注意病情变化及特殊情况的发生(全麻患儿按全麻护理常规巡视)。 ④严格执行无菌操作，并监督手术人员无菌操作，如有违反者及时指出并整改。 ⑤手术完毕，协助患者到准备间；包扎患者术眼；把处方及换药单交予患者家属；白内障患者要在术眼遮盖透明眼罩，以保护术眼。 ⑥熟练掌握各种精密仪器的使用程序，如发现故障能及时排除。定期检查该仪器运转是否正常。 ⑦负责登记当天内、外眼手术，上报统计数字；病理标本及时浸泡在10%的甲醛溶液中。 ⑧手术间定期进行空气培养检测并记录结果。	刷手法： 手术者先用刷手液做一般的洗手，再用无菌毛刷蘸刷手液刷洗手臂，从指尖到肘上 10cm 处，把每侧分为从指尖到手腕，从手腕至肘上臂 3 个区域一次刷洗，每一区域的左、右侧手臂交替进行。特别注意甲缘、甲沟、指蹼等处的刷洗。一次刷完后，手指朝上肘朝下，用清水冲去手臂上的刷手液。反复刷洗 3 遍，共约 10min。用无菌毛巾从手到肘部擦干手及臂，擦过肘部的毛巾不可再擦手部(图 117)。 **图 117:刷手法** 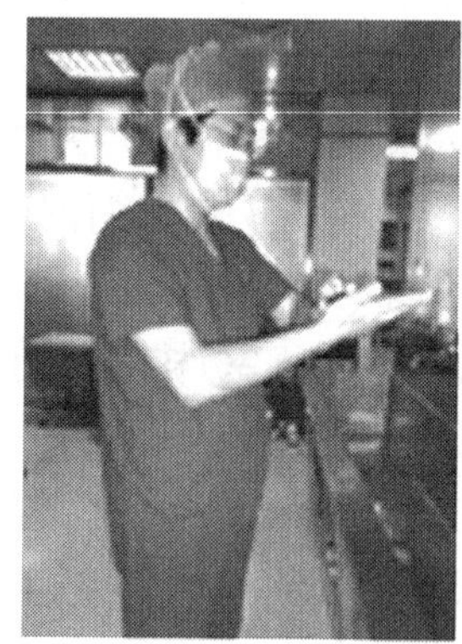 **图 118:手术器械** 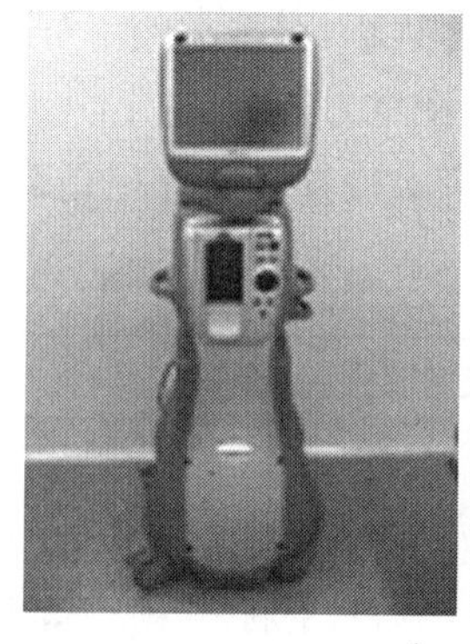 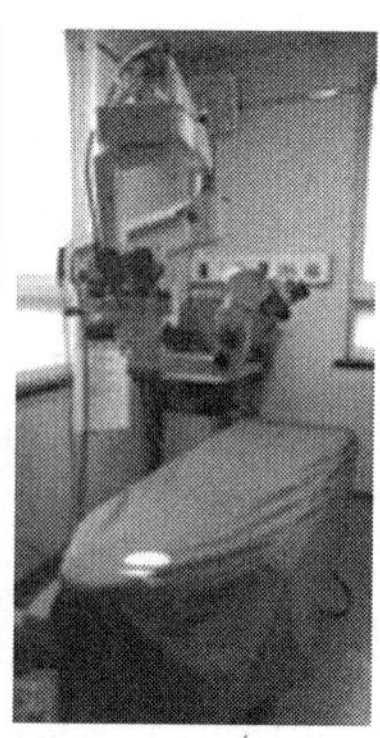
⑨工作时间精神要集中，严格执行查对制度，除特殊情况外，不得擅离手术室，必须离开时应另有护士代替工作。	熟练掌握各种手术的手术步骤及手术部位的解剖特点。术中观察机器的运转状态和灌注液的情况(图 118)。 根据术者的屈光状态、瞳距，调节手术显微镜的目镜与相对应的屈光度及瞳距，并将显微镜的 X-Y 轴调节复位归零，把显微镜的脚踏板放于术者左脚。

第三节　器械护士操作技术

眼部组织有其特殊性，手术操作要精细，各种手术器械要综合应用，由于器械的性能不好以及术中的微小差异，都可以影响手术效果。因此器械护士的职责显得尤为重要。其职能有两大方面：①各种手术的相关器械准备。②所有手术器械的管理及保养。

【操作前准备】

操作前：操作人员的仪表要求如下：①操作人员着手术室专用刷手衣和手术室专用拖鞋。②操作人员要求头戴一次性帽子（头发全部遮挡），面部戴一次性口罩（口、鼻全部遮挡）。③操作人员双手不能佩戴任何首饰及手表，指甲不能过长，不能涂指甲油。

操作技术流程	技术依据及相关知识
【操作过程】 ①保持室内清洁卫生，做好每天消毒隔离工作，杜绝手术感染发生。 ②严格执行各项无菌操作常规，准备各种手术器械、敷料、空针、各种缝合线等（图 119）。 **图 119：手术器械** 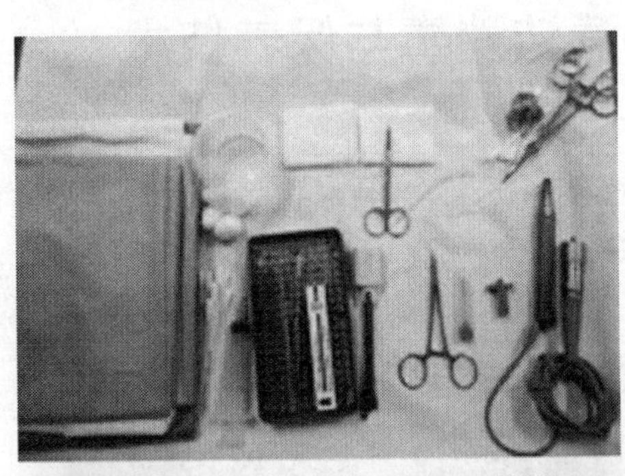 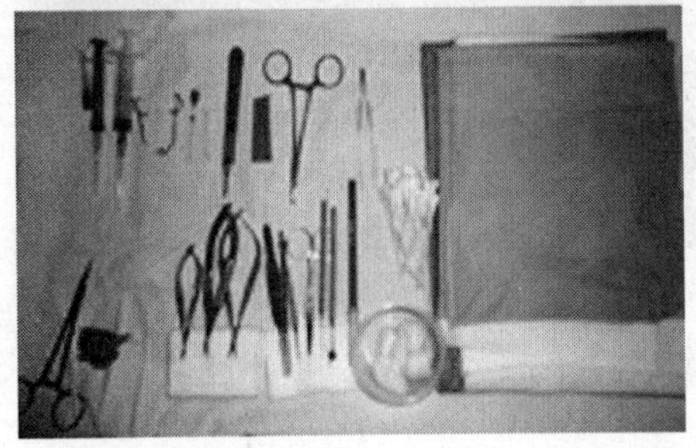	→眼科手术器械包括普通手术器械和显微手术器械。不同的手术器械需要不同的保存方式，护士应认清各种器械名称，熟知各种器械的特点，避免损坏。 熟悉掌握各种灭菌方法，掌握各种物品及器械的消毒方法。 灭菌技术是手术室的一个重要环节，关系到手术的成败和患者的安全。无菌技术的前提 是必须做好物品的消毒与灭菌。因此，手术室人员在思想上应高度重视，在操作上严格执行，并熟悉掌握各种消毒灭菌法。 1. 消毒：杀灭或清除外环境中和媒介物上污染的病原微生物的过程。 2. 灭菌：杀灭或祛除外环境中和媒介物携带的一切微生物的过程。灭菌后的物品必须是完全无菌的。 3. 消毒剂：能杀灭外环境中感染性的或有害微生物的化学物质。 4. 化学指示剂：利用某些化学物质对某一杀菌因子的敏感性，使其发生颜色或形态改变，以指示杀菌因子的强度或浓度和或作用时间是否符合消毒或灭菌要求的制品。

续表

操作技术流程	技术依据及相关知识
③每日检查所有消毒物品的有效期,如发现过期物品应及时重新消毒,以免影响手术。 ④加强责任心,主动和医生搞好配合工作,工作中要有程序,做到忙而不乱。 ⑤对器械的保管和使用要按手术器械保护常规执行。 ⑥手术后清点各种器械,初步清洁后打包,送供应室消毒。器械要定期检查、清点和保养。 ⑦发现有损坏的器械及时修理、报残并记录。 ⑧按手术通知单准备次日的手术器械。 ⑨各种消毒锅应定期检测其工作状况是否正常并记录结果。 ⑩器械室定期(1个月)进行空气培养检测并记录结果,特殊情况或疑有污染时应随时监测。	5. 生物指示剂:将适当载体染以一定量的特定微生物,用于指示消毒或灭菌要求的制品。 在手术室,非一次性使用的灭菌物品:5月1号到9月30号灭菌有效期为7天。10月1号到4月30号灭菌有效期为14天。 **图120:压力蒸汽灭菌锅** 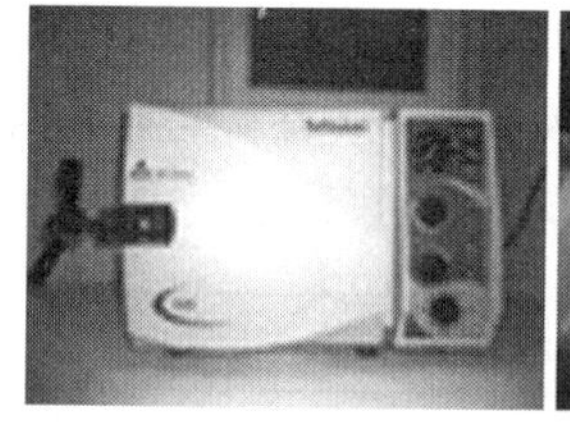 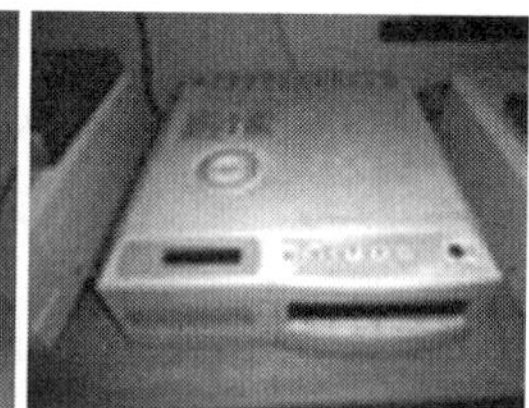 压力蒸汽灭菌:用于耐高温、高湿的医疗器械和物品的灭菌,其优点是穿透力强、灭菌效果可靠,能杀灭所有的微生物。

第四节　手术器械的清洁消毒与保养技术

手术物品的清洁是用机械的方法清除物品表面污秽和微生物,是对物品进行消毒灭菌前的重要环节。清洁过程包括:分类、浸泡、清洗、干燥等。

【手术器械的清洁仪器】(图121)

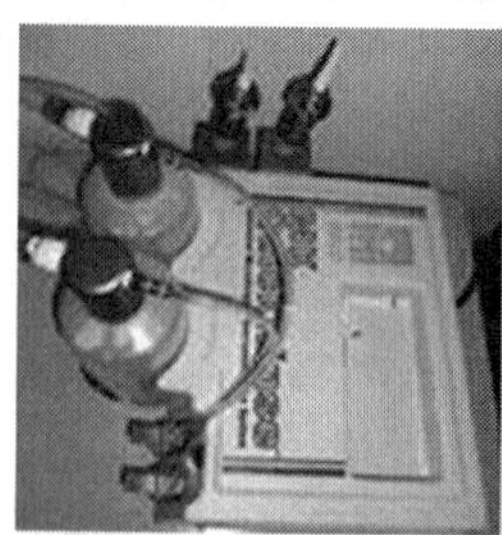

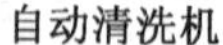

自动清洗机

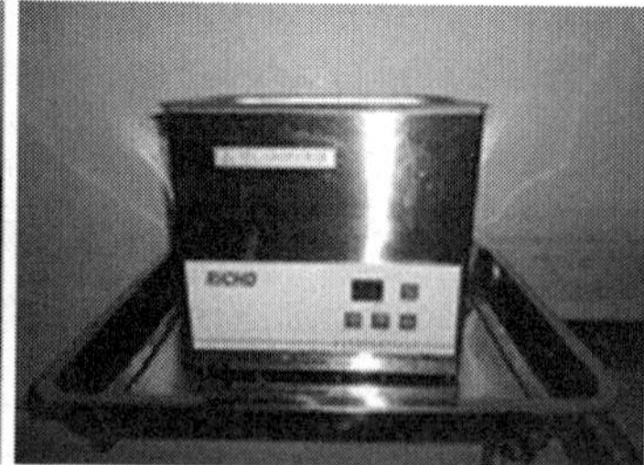

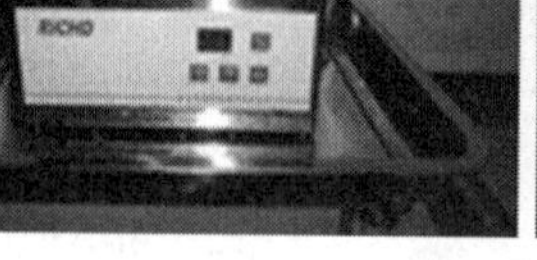

超声波清洗机

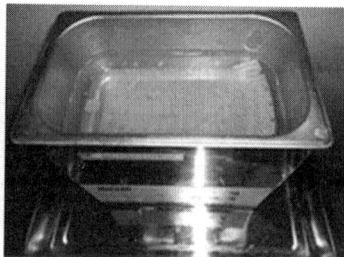

图121:手术器械的清洁仪器

【手术器械的消毒】

1. 所有手术器械均采用高压蒸汽灭菌法进行消毒。

2. 步骤:冲洗(将器械上的血迹冲洗干净)→沥干→酶液浸泡→流动水刷洗→擦干→润滑→打包→高压蒸汽灭菌(图122)。

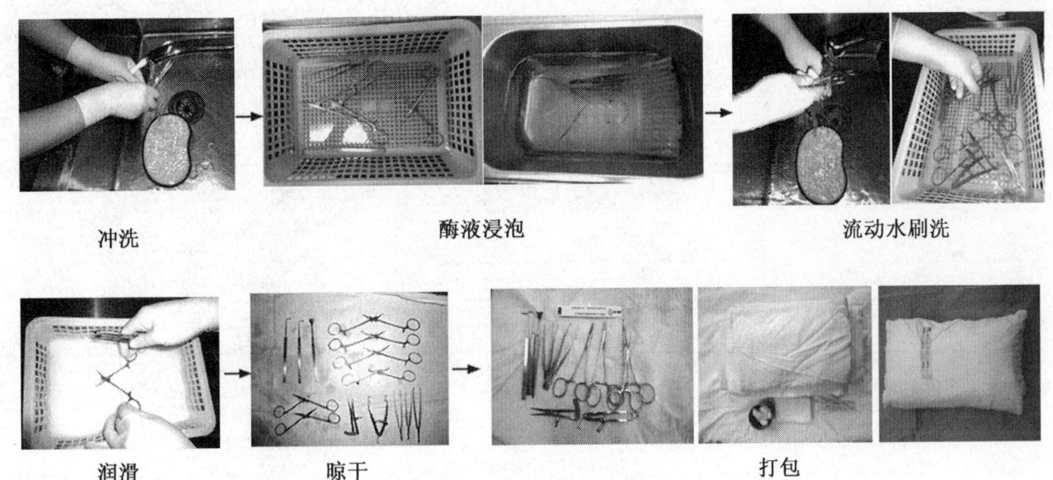

图 122:手术器械消毒步骤

3. 酶浓度为 1∶7(鲁沃夫),浸泡时间为 5min,根据浸泡器械的数量,酶液每日更换 2 次。

4. 被特殊病原体污染的器械用 2000mg/L 的“84”消毒液浸泡 30min→ 冲洗→沥干→酶液浸泡→流动水刷洗→擦干→润滑→打包→高压蒸汽灭菌。污染器械双蒸。

5. 高压蒸汽灭菌锅每月做芽孢嗜热杆菌实验,进行灭菌效果的监测。高温灭菌锅每月做枯草杆菌黑色变种芽孢实验。

第二篇

耳鼻咽喉头颈外科护理技术操作

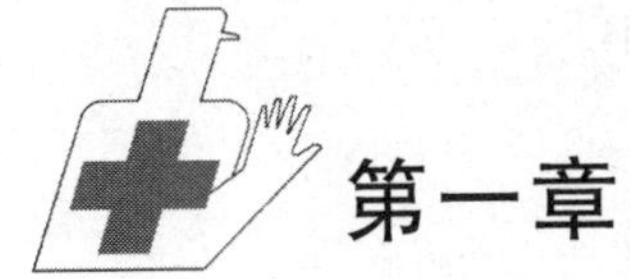

第一章 耳鼻咽喉头颈外科专科检查

第一节 耳科常见技术操作

听力学检查的目的是确定患者听力损失的程度、性质和病变部位，为诊断、治疗和康复提供可靠的依据。听力损失程度分为：轻度、中度、重度和极度聋。性质分为：传导性、感音神经性和混合性。病变部位有：中耳病变、耳蜗病变和蜗后病变。

听力学检查的项目很多，根据测试时是否需要患者配合，将听力检查分为主观测试和客观测试。主观测试包括纯音测听(PTA)、小儿行为听力测试、盖莱试验、重振试验、言语测听等；客观测试包括声导抗(AI)、听觉诱发电位(AEP)、耳声发射(OAE)等。

一、主观听力检查

1. 纯音测听

纯音测听是需要受试者密切配合的主观听力测试。测试前的准备：清理耳道，检查鼓膜情况，并观察受试者是否能主动、准确的配合听力测试(即是否能听到声音做出反应，并坚持把检查做完)。给受试者分别戴上气导和骨导耳机，测试其不同频率的气导听阈和骨导听阈(听阈即受试者刚刚能听到的最小声音)，并绘出听阈曲线得到听力图，根据听力图判断听力损失的程度、性质和病变部位。

(1)听力损失程度的判断，根据 0.5k、1k、2k、4kHz 气导平均阈值，将听力损失分为以下几级：

①轻度听力损失 26～40dB HL

②中度听力损失 41～60dB HL

③重度听力损失 61～80dB HL

④极重度听力损失≥81dB HL

(2)听力损失性质的判断，根据骨导和气导听阈的关系，可将听力损失分为传导性、感音神经性和混合性听力损失：

①传导性听力损失：气导阈值升高（＞25dB HL），骨导阈值正常（⩽25dB HL），骨气导差＞10dB。

②感音神经性听力损失：气导、骨导阈值都升高，骨气导差⩽10dB。

③混合性听力损失：气、骨导阈值都升高，骨气导差＞10dB。

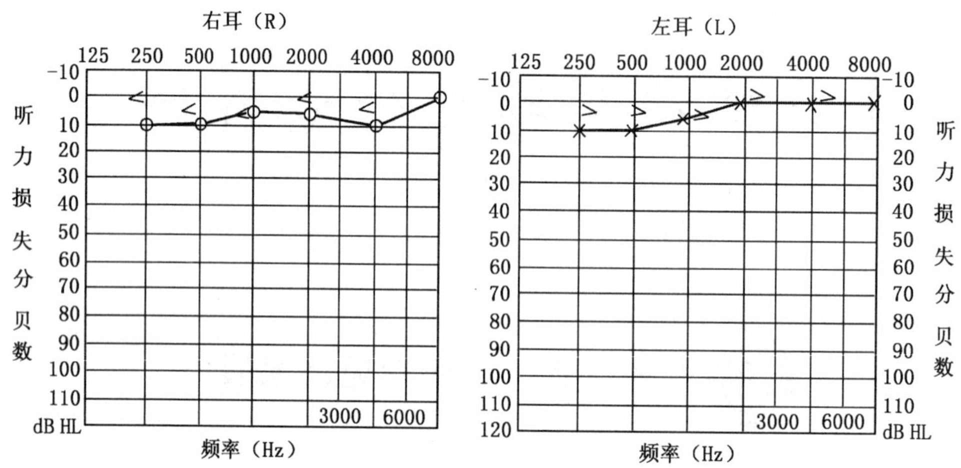

图 123：正常听力图（左、右耳）（附彩图）

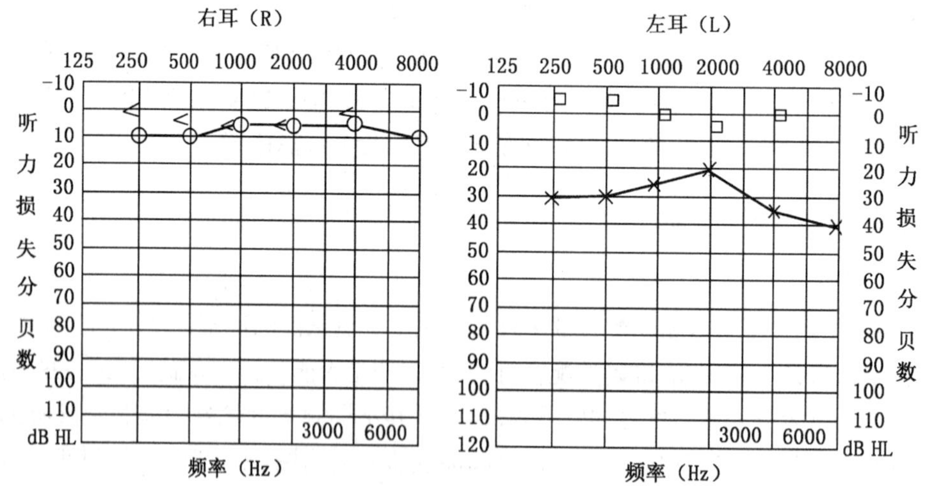

图 124：传导性耳聋听力图（左耳）（附彩图）

2. 小儿行为听力测试

小儿行为听力测试也是一种主观听力测试方法。因小儿年龄、智力、发育、听力损失情况等因素的影响，使小儿的纯音测听检查较困难或无法进行，此时可尝试小儿行为听力测试。小儿听力损失的评估应采取“组合测试”听力评估的原则，即除了小儿行为听力测试结果外，还应该结合其他客观听力测试结果，如听性脑干反应（ABR），稳态诱发电位（ASSR）、耳声发射（OAE）、声导抗（AI）等，综合评估小儿听力损失的程度、性质和病变部位。

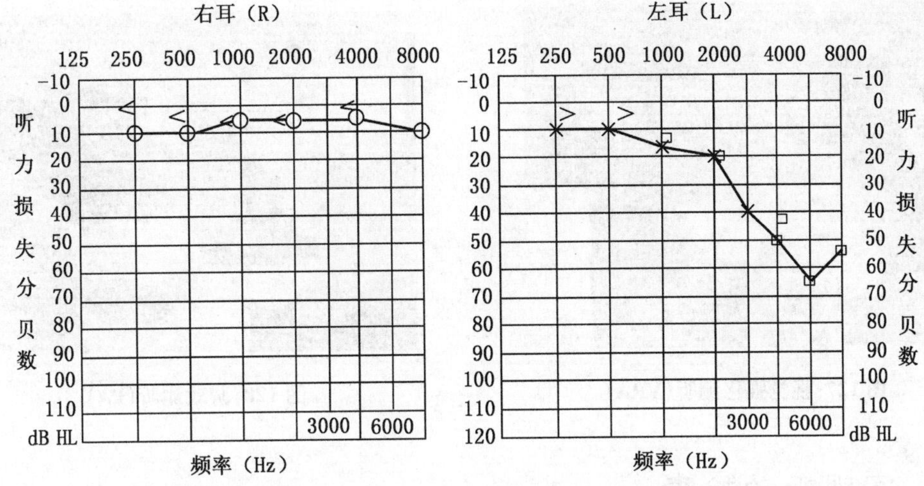

图 125:神经性耳聋听力图(左耳)(附彩图)

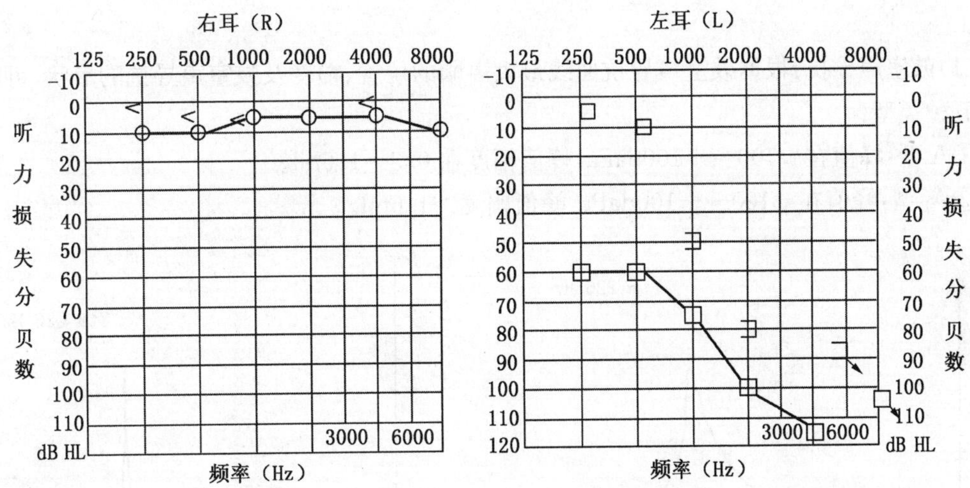

图 126:混合性耳聋听力图(左耳)(附彩图)

根据小儿年龄及发育情况,可采用以下测试方法:

(1)行为观察测听(BOA):行为观察测听是指当刺激声出现时,观察婴幼儿是否会出现行为改变。如,当刺激声出现时,婴幼儿出现头转向声源、眨眼、微笑、停止吸吮等。常用于 6 个月以内的婴幼儿测试。

(2)视觉强化测听(VRA)

视觉强化测听是使孩子建立起对刺激声的条件反射,当给予刺激声时孩子能将头主动转向闪光玩具。临床常用于 7 个月～2.5 岁的小儿听力测试。

(3)游戏测听(PA)

游戏测听是指让孩子参与一个简单有趣的游戏,教会孩子当听到刺激声时做出明确可靠的反应,如听到声音时将插片放入插片箱中。临床常用于 2.5～6 岁的小儿听力测试。对于听力损失较重,无法进行明确交流的孩子,即使到了 10 岁仍可用此法进行听力测试。

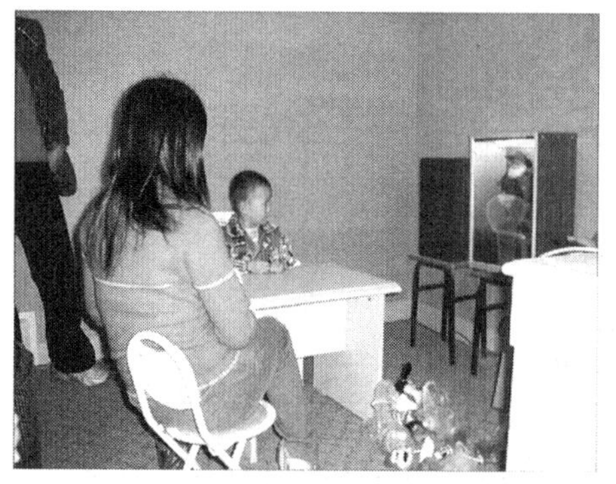

图 127:视觉强化测听(VRA)

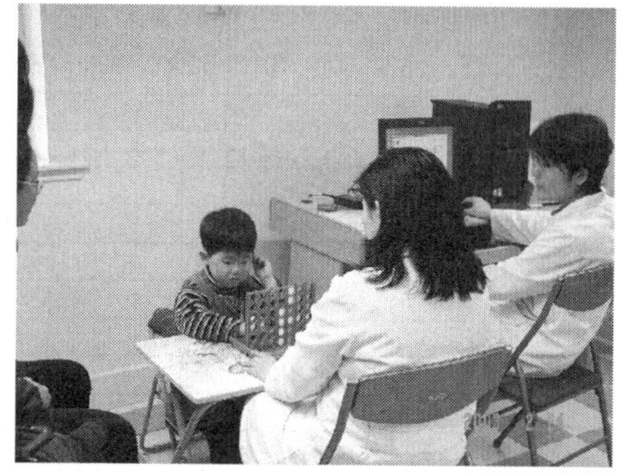

图 128:游戏测听(PA)

二、客观听力检查

1. 声导抗测试:可以帮助了解中耳的功能状态。声导抗测试包括鼓室声导抗和声反射两部分。

(1)鼓室声导抗:根据鼓室声导抗曲线最大声顺的位置、幅度及鼓室声导抗的形状,可将其分为五种类型:

①A 型:峰值在-100～+100daPa,峰值幅度在 0.3～1.6ml。

②A_D型:峰值在-100～+100daPa,峰值幅度>1.6ml。

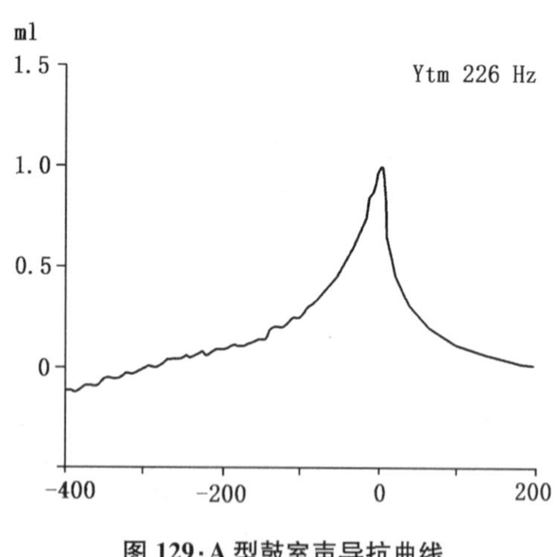

图 129:A 型鼓室声导抗曲线

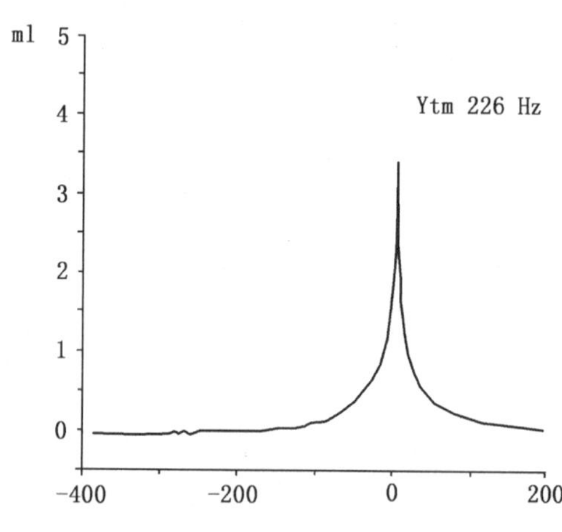

图 130:AD 型鼓室声导抗曲线

③As 型:峰值在-100～+100daPa,峰值幅度<0.3ml。

④C 型:峰值<-100daPa。

⑤B 型:无明显峰值。

(2)声反射:声反射是一种自我保护性反应,当人耳受到足够大强度的声音刺激时,双侧镫骨肌收缩,镫骨足板离开前庭窗,保护内耳使其免受损伤。声反射阈是指能引出声反射的最小的声音强度。声反射阈与纯音听阈的关系:正常人声反射阈大约在听阈上 70～95dB;感音性聋的声反射阈与听阈之差<60dB 时提示有重振现象;传导性聋通常不能引出声反射。

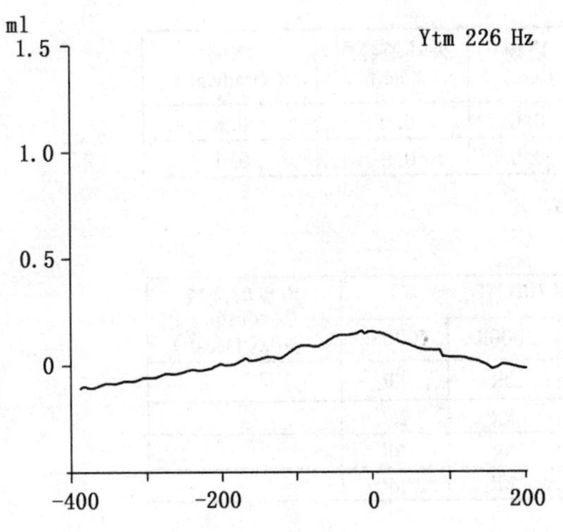

图 131:As 型鼓室声导抗曲线

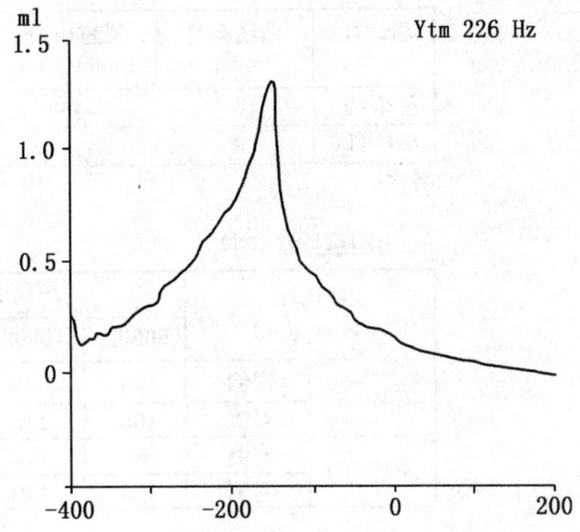

图 132:C 型鼓室声导抗曲线

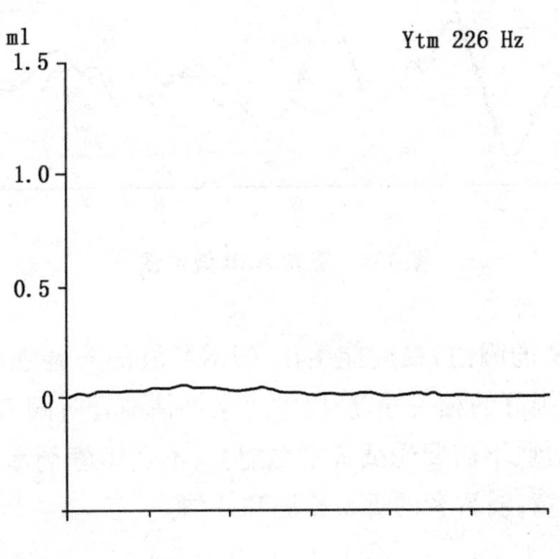

图 133:B 型鼓室声导抗曲线

2. 听觉诱发电位:

(1)听觉脑干反应(ABR)

听觉脑干反应是听觉诱发电位的一种,所谓听觉诱发电位是指给予听觉系统一定的声音刺激后,中枢神经系统出现生物电反应,统称为听觉诱发电位。从头皮记录到的 ABR 是一组波,正常人有 7 个波,分别以罗马数字Ⅰ～Ⅶ进行命名,常用的波是Ⅰ波、Ⅲ波和Ⅴ波。

①分析强度

即在较高刺激声强度时,分析Ⅰ波、Ⅲ波和Ⅴ波的潜伏期和它们之间的峰间期的变化,为病变的定位诊断提供依据。

②阈值

一、鼓室声阻抗测试（Tympanometry）

测试耳	曲线类型	鼓室压力（mmH_2O）	声频（cc）	外耳道容积（cc）	坡度（Gradient）
左耳(R)	A	-15	0.6	0.8	0.5
左耳(L)	A	-10	0.5	0.8	0.5

备注：

0

二、声反射阈(ART)

测试耳（Probe Ear）		声反射网(dB HL)				声反射衰减（Acoustic reflex Decat）
		500Hz	1000Hz	2000Hz	4000Hz	
右耳(R)	同侧	100	110	NR	NR	
	对侧	105	115	NR	NR	
左耳(L)	同侧	95	110	NR	NR	
	对侧	100	110	NR	NR	

图 134:声导抗报告单

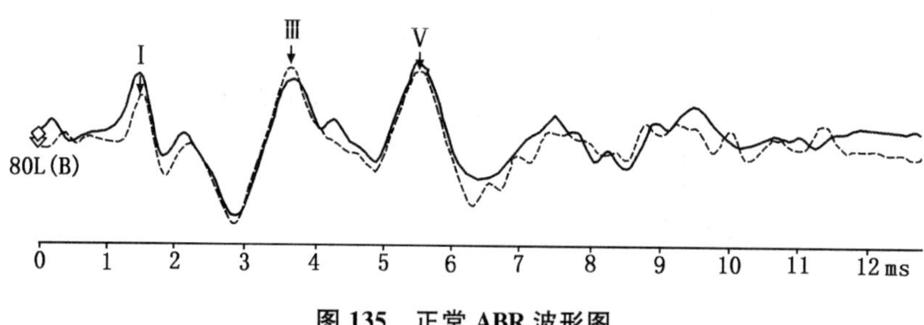

图 135　正常 ABR 波形图

常用Ⅴ波来判断 ABR 的阈值，最后能引出 ABRⅤ波的声音强度即为 ABR 阈值。ABR 阈值与纯音测听的听阈有很好的相关性，所以常用来评估纯音听阈。

因 ABR 具有客观、无创、不需要受试者主动配合、不受镇静剂影响等优点，因此常用于婴幼儿、孤独症、难测试的儿童、弱智者的听力检测和评估。

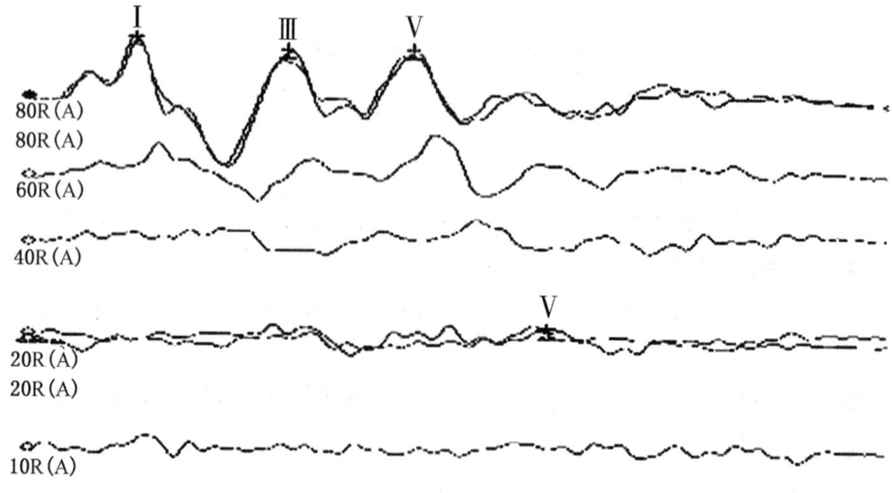

图 136　不同强度的 ABR 波形图

临床听力学中心听觉诱发电位测试报告

姓名________性别______年龄______病例号______测试设备________

1. 听觉脑干诱发电位阈值(ABR 阈值)

刺激声:短声(Click)　　叠加次数:1024 次

左耳(L):__20__dB nHL__7.50__ms(对侧耳掩蔽强度______dB nHL)

右耳(L):__20__dB nHL__7.36__ms(对侧耳掩蔽强度______dB nHL)

2. 听觉脑干诱发电位潜伏期(ABR 潜伏期)

刺激声:短声(Click)　　叠加次数:1024 次

左耳(L):_80_dB nHL Ⅰ波_1.56_ms Ⅲ波_3.70_ms Ⅴ波_5.60_ms(对侧耳掩蔽_dB nHL)

右耳(L):_80_dB nHL Ⅰ波_1.60_ms Ⅲ波_3.74_ms Ⅴ波_5.60_ms(对侧耳掩蔽_dB nHL)

3. 骨导听觉脑干诱发电位阈值(ABR 骨导阈值)

刺激声:短声(Click)　　叠加次数:1024 次

左耳(L):______dB nHL______ms(对侧耳掩蔽强度______dB nHL)

右耳(L):______dB nHL______ms(对侧耳掩蔽强度______dB nHL)

4. 40Hz-听觉相关电位(40Hz-AERP)

刺激声:短纯音 500Hz(Tone Burst 500Hz)　　叠加次数:512 次

反应阈值:左耳(L):__30__dB nHL(对侧耳掩蔽强度______dB nHL)

右耳(R):__30__dB nHL(对侧耳掩蔽强度______dB nHL)

5. 耳蜗电图(EcochG)

刺激声:短声(Click)　　叠加次数:1024 次

耳别	刺激声强度 (dB nHL)	SP 潜伏期 (ms)	AP 潜伏期 (ms)	SP/AP (%)	对侧耳掩蔽强度 (dB nHL)
左(L)					
右(R)					

备注:

测试日期________年______月______日　　　　报告人________

注:测试报告请妥善保存,复诊时请携带此报告。

图 137:ABR 报告单

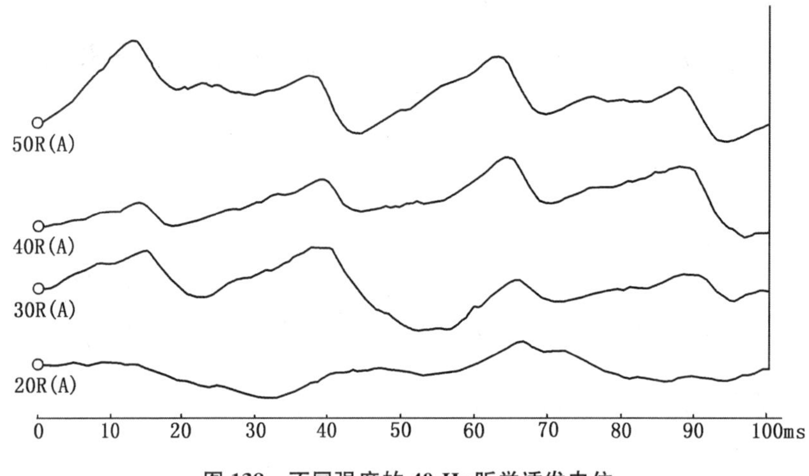

图 138　不同强度的 40 Hz 听觉诱发电位

(2)40Hz 听觉诱发电位(40Hz AEP)

40Hz 听觉诱发电位是一种稳态听觉诱发电位,其刺激声的给声速率为 40 次/s,记录到的波形类似正弦波。40Hz AEP 有较好的频率特异性,尤其适合低频听力的判断。但 40Hz AEP 易受被试者状态、睡眠、镇静药物及麻醉的影响,因此不适用于需镇静睡眠的婴幼儿,可用于成人及年龄较大儿童客观听力评估。

①40Hz AEP 图形:

②40Hz AEP 报告单(见图 137)

(3)听觉稳态诱发电位(ASSR)

也是稳态诱发电位,其与 40Hz AEP 不同之处在于:刺激速率在 40 次/s 左右或更高。因频率特异性好,且不受睡眠及年龄的影响,常用于婴幼儿的听力评估。ABR 及 40Hz AEP 均需要有经验的听力工作者来识别波形并出具报告,而 ASSR 是测试设备客观测试客观分析结果。

3. 畸变产物耳声发射(DPOAE)

耳声发射(OAE)是一种产生于耳蜗,经听骨链及鼓膜传导释放入外耳道的音频能量。耳声发射产生于外耳蜗外毛细胞,因此能反映耳蜗的生理功能和特性。

DPOAE 是 OAE 的一种,因具有频率特异性,因此在临床应用较广泛。

(1)测试前准备

①测试环境尽量安静。

②患者状态良好,保持安静。

③婴幼儿可在自然睡眠中测试,或使用镇静剂。

④清洁外耳道,将测试探头放于外耳道,并保持密闭。

(2)临床特点

①耳声发射易受外耳和中耳功能的影响,即传导性聋患者的耳声发射消失或幅值下降。

②感音性聋患者(即病变在耳蜗),当听力损失大于 40～50dB HL 时,耳声发射消失。

③神经性聋患者(即蜗后病变),耳声发射可正常。

临床听力学中心儿童听力测试记录表

姓名__________性别_______年龄_______出生年月__________

测试状态:□睡眠(Sleep) □清醒(Awake) □状态欠佳(Noysy)

一、多频听觉稳态反应(ASSR)

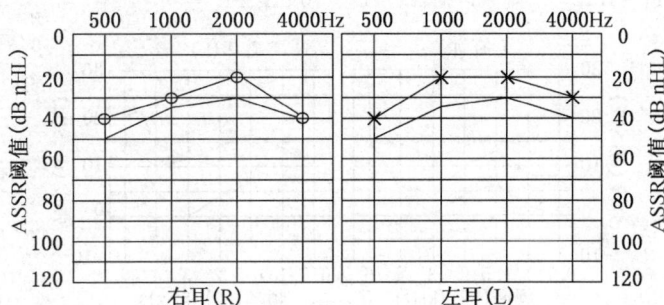

设备:INTELLIGENT HEARING SYSTEM

刺激声(Stimuli):短音(Brief tones)　　刺激速率(Repetition rate):79～105 次

最大输出强度(Max output):110dB nHL

备注:

二、听觉脑干诱发反应(ABR)

(1)潜伏期(Latencies)

耳别	强度(dB nHL)	潜伏期(ms)			波间期(ms)		掩蔽强度(dB nHL)
		Ⅰ	Ⅱ	Ⅲ	Ⅰ～Ⅲ	Ⅰ～Ⅴ	
右耳							
左耳							

(2)阈值(Threshold)

分类		阈值		掩蔽强度(dB nHL)	备注
		dB nHL	潜伏期(ms)		
气导(AC)	右耳(R)				
	左耳(L)				
骨导(BC)	右耳(R)				
	左耳(L)				

设备:

刺激声(Stimuli):短声(Click)　　叠加次数(Averages):2048 次

最大输出程度(Max output):100dB nHL

备注:

测试日期________年______月______日　　报告人__________

图 139:ASSR 报告单

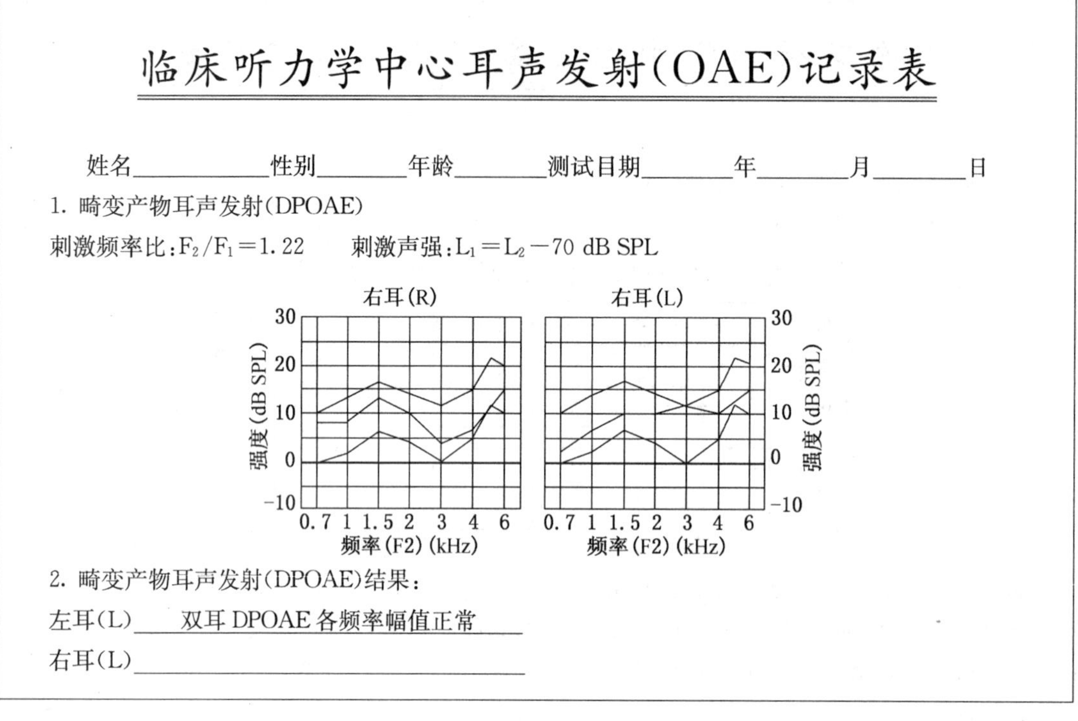

临床听力学中心耳声发射(OAE)记录表

姓名________性别______年龄______测试日期______年______月______日

1. 畸变产物耳声发射(DPOAE)

刺激频率比：$F_2/F_1=1.22$　　刺激声强：$L_1=L_2-70$ dB SPL

2. 畸变产物耳声发射(DPOAE)结果：

左耳(L)　双耳 DPOAE 各频率幅值正常

右耳(L)________________

图 140：正常人 DP 报告单

三、前庭功能检查

前庭位于耳蜗与半规管之间，为一个不规则的椭圆形空腔，是骨迷路中部的结构，有 5 个孔与 3 个半规管相通。前庭神经的中枢联系可引起一系列必要的姿势调整，以维持平衡。因此前庭神经及其中枢联系是本体感觉系的基本部分。

人在日常活动中靠前庭、视觉和本体感觉三个系统的协调作用来维持身体的平衡，有人将这三个系统统称平衡三联。其中前庭系统最为重要。前庭系统的功能障碍可导致平衡失调。由此可见前庭功能检查有助于眩晕的诊断及鉴别诊断，是临床必不可少的检测方法之一。

平衡功能检查是通过观察前庭自发性或诱发性体征，根据其结果判断前庭系统的功能状态及病变程度和部位。眼震是临床上各种前庭反应中最明显、最重要的体征之一，是一种不自主、无意识而多数为有节律的眼球往返震荡运动。可分为自发性和诱发性两种，前庭系统受到病理性刺激所引起的眼震称为自发性眼震，自发性眼震多属于病态表现。在前庭器官接受冷热或旋转等生理刺激之后所诱发的眼震反应，称之为诱发性眼震。

视觉眼震电图检查法是以眼震为观察指标的一种客观的前庭功能检测方法，采用红外视频技术，观察和记录分析各种眼动影像，直观地从显示器观察水平、垂直及旋转型眼震，为临床中枢性眩晕的定位诊断提供了全新的诊断依据。

前庭系统包括外周及中枢两部分，主司人体平衡。外周部分即前庭终器，位于内耳。无论是病理刺激还是生理刺激，作用于前庭终器均可引起眩晕、眼震、躯体肌肉张力反应以及自主神经反应等症状和体征。前庭功能检查分两大类：依赖于前庭脊髓反射的平衡功能检查和前庭眼动反射的眼震检查。临床常用的有:眼震电图、冷热试验、旋转试验、平衡功能检查等。

【适应证】

①任何原因导致的眩晕病症。

②有听力损伤者。

③有空间定向障碍者(包括严重飞行错觉者)。

④有小脑病损可疑者。

⑤有脑供血不全,特别是椎-基底动脉供血不全者。

⑥有中枢神经系统功能障碍或占位病变可疑者。

⑦有颅骨外伤者。

⑧有运动病者(有选择性)。

⑨有自主神经功能紊乱者。

⑩眼动系统功能异常或可疑者。

【禁忌证】

①外耳道炎及中耳炎急性期,鼓膜穿孔禁用冷热水刺激。

②眩晕急性期可进行自发性试验,避免诱发性刺激。

③24～48 小时内口服过中枢兴奋或抑制剂者。

④心脑血管疾病急性发作期。

⑤癫痫、颅内压升高、严重精神病、智障者及配合困难的儿童。

【目的】

①了解前庭系统本身的功能状态。

②观察治疗效果。

③职业的选择。

④有助于肿瘤的定位。

⑤科学研究功能试验有时需做前庭功能检查。

【检查前期准备】

①首先每位患者都需要到耳科门诊就诊,就诊的目的是为了检查外耳道的情况,有没有耵聍栓塞,外耳道要清理干净,检查鼓膜是否完整,最好做简单的听力测试。

②受试者在检查前 24～48 小时内禁止服用中枢神经兴奋或抑制类药物,避免饮用乙醇性饮料,以防因药物所致的前庭激惹或抑制现象出现。

③检查前受检者尽量空腹或少量进食,避免刺激后恶心呕吐。

④检查当天受检者不要化妆,尤其眼影、眼线及睫毛膏类。

⑤检查者必须了解受检者的耳部情况、身体状况及各种检查的结果。

⑥向患者解释清楚检查目的、要求和检查中可能出现的不适,消除患者紧张,取得患者的配合。

操作技术流程	技术依据及相关知识
①检查过程分成两步：首先为患者戴上眼罩，坐位检查，然后仰卧位检查。整个检查过程患者要保持放松状态，勿紧张。	图 141：坐位检查 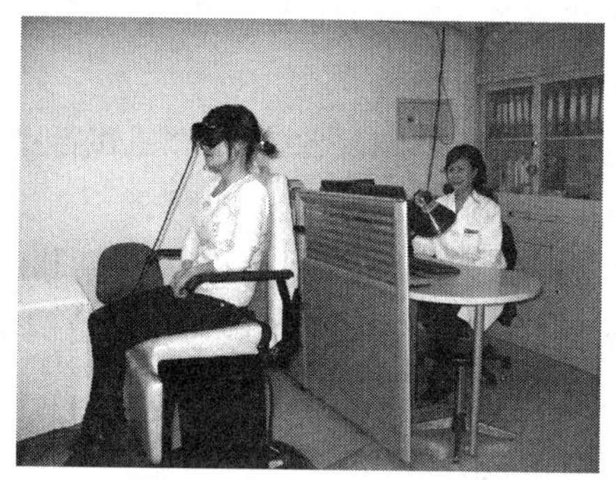
②坐位检查：戴上眼罩，头位保持不动，眼睛注视前方屏幕上的光点，当光点移动时，眼睛跟着移动，切记不要超前，也不要落后。	图 142：仰卧位检查 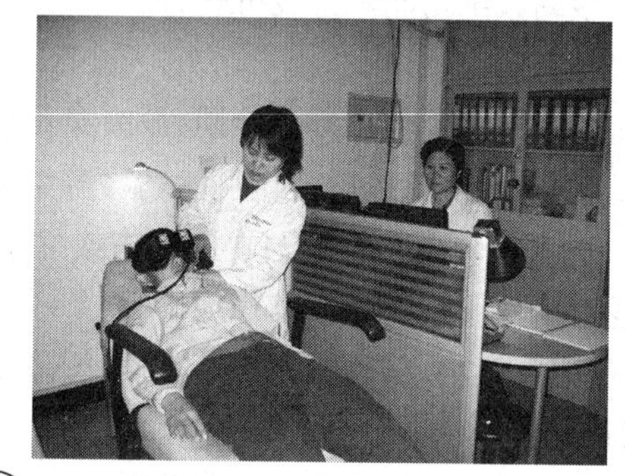 医生要通过患者眼睛活动的情况分析患者是否有中枢异常。
③仰卧位检查：将头枕在斜面枕上，医师将用气流冲击耳道，没有任何损伤。第一次用的气稍微凉一些，第二次用的气稍微热一些。	
a. 通过冷热气冲击耳道而刺激左右侧水平半规管，使迷路内的内淋巴液因温度变化而产生物理性变化，这时根据单侧刺激时眼震反应的潜伏期，眼震强度、持续时间，眼震方向及两侧反应之差来判断左右半规管的功能。这需要病人很好的配合，才能完成检查。耳朵充完气后，眼睛要睁开，眼球不要任意转动，同时按医师的要求口算或数数，并大声念出。	→温度刺激后的眼震持续 1～2min，故应抓紧这短短的时间。 →数数是为了保持头脑清醒，使眼震的幅度不被抑制。
b. 告知患者耳朵充完气后，会出现不同程度的头晕、旋转感，有一部分患者还会出现恶心，出现上述情况不要紧张。	→这是一种正常的生理反应，一两分钟就会缓解。
④检查后，受检者不能马上离开检查室，做起来休息片刻后，检查者才能安全送受检者离开检查室。	→刚刚完成检查，还会有些眩晕感，要保证患者的安全。

第二节　鼻科相关检查

一、嗅觉功能检查

嗅觉是人体原始的感觉功能之一，人体的嗅区黏膜分布在鼻腔顶中部，向下至鼻中隔上部及鼻腔外侧壁等嗅裂区域。嗅觉具有辨别气味，增进食欲，识别环境及报警等作用。

【目的】检查鼻腔嗅觉功能，即患者嗅觉损失的程度。

【检查法】

①简易法：用不同的气味如香精、醋、樟脑油、煤油做嗅觉检查时，并以水做对照剂。将各种嗅剂分别装于同样同色的小瓶中，受检者随意选瓶自持，手指堵住同一侧鼻孔，以另一侧鼻孔嗅之，并说明气味的性质，依次检查完毕。此法只能测试有无嗅觉功能。适用于集体体格检查。

②嗅阈检查法：以多数人可以嗅到的最低嗅剂浓度为嗅觉单位，按1、2、3、4、5、6、7、8、9、10嗅觉单位配成10瓶。Druek规定7种嗅剂，共配成70瓶，检查时测出对7种物质的最低辨别阈，用小方格7×10标出，称为嗅谱图。某一嗅素缺失时，则在嗅谱图上出现一条黑色失嗅带。

③宏观的呼吸反应嗅觉检查法：当正常人呼吸含有吡啶的空气时，呼吸立刻停止数秒钟；如果嗅觉缺失则呼吸节律无任何改变。据此可进行如下检查：用布蒙住双眼，用呼吸面具罩于鼻部，将记纹鼓连于胸、腹部，以记录受检者的呼吸。戴面具后形成轻度缺氧，呼吸运动增强，但有规则。当吸气时面具内注入20ml含吡啶的空气，如有微弱感觉，呼吸立即停止2～3s，如嗅觉缺失则无改变。

二、鼻阻力

气体通过鼻腔的流速与压力的关系以阻力表示，称为鼻阻力。

【目的】

衡量鼻通气度的客观指标。主要是判定鼻气道阻力大小、鼻气道狭窄部位、鼻气道有效通气横截面积等，对判定病情、指导治疗方案均有重要作用；对手术疗效进行评估；及时针对性给药。

【仪器类型】

Gm－NR6型前鼻测压计(见图143)

【原理】

流体力学认为：空气阻力是在一定时间内将一定体积的气体推动到一定距离所需的压力。据此原理鼻腔阻力等于鼻腔管道两端的压差除以流速，即：$R=\triangle P/V$。左右两侧鼻腔的阻力关系类似两个并联的电阻，其关系符合 $1/R_{总}=1/R_1+1/R_2$ 的公式，并据此推导出：$R_{总}=R_1\times R_2/R_1+R_2$。

操作技术流程	技术依据及相关知识
①受试者在检查前应静坐 15min，摘去眼镜。 ②开机，填写一般项目，选择窗口；点击“NR6”按钮，出现操作界面。 ③选择合适大小的鼻塞，既不能漏气又不能使鼻翼变形，塞入非测量侧的前鼻孔，然后将面罩严密扣住口鼻，勿挤压鼻翼及鼻腔的其他部位。	**图 143：鼻阻力检测仪** 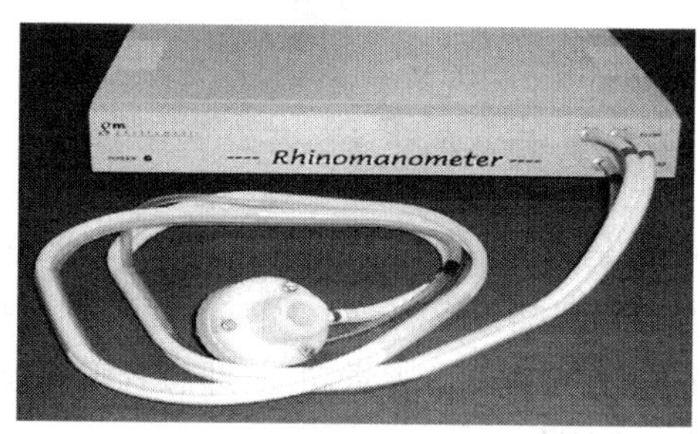 正常值：双侧总鼻阻力平均为 0.126～0.328kPa·s·L，鼻阻力大小取决于鼻腔气道最狭窄处的截断面积，即鼻腔有效横断面积(NECA)。 正常值： 成人 0.52±0.17cm^2 儿童 0.4±0.12cm^2
④嘱受试者正常平静呼吸，选择 left，点击红点按钮测左侧，设置 4 次呼吸过程，约 25s 左右，自动停止，同样方法测右侧，结束后点击 close 到分析页面，挑选正确的曲线形成检查结果。 ⑤如需多次测量，则在一次测量结束后，再打开 NR6 窗口继续重复以上测量步骤，测量完全结束后，挑选测试曲线形成检查结果再一并保存、打印 ⑥保存并打印结果。	→国际上公认以 150Pa 压差下的阻力代表鼻腔阻力，如受试者的压差达不到 150Pa 则以 75Pa 下的阻力代表，但需特殊说明。

三、鼻声反射

【目的】鼻声反射为一客观的测定方法，可以准确反映鼻腔的几何形态。

操作技术流程	技术依据及相关知识
①开机。 ②校正机器。 ③检查前受试者静坐 15min，摘去眼镜。 ④受试者保持相对稳定的体位及头位(面向测试者，坐正)，测量时保持不动；同一受试者重复测量时应尽量保持相同的体位及头位。 ⑤选择合适大小的鼻腔探头，避免声波泄露，必要时可使用密封胶，不能挤压鼻孔使之变形。	鼻声反射：主要用于定量判断鼻腔及鼻咽腔容积、最小横截面积，进而对鼻腔及鼻咽部疾病的病变程度、疗效，甚至疾病性质做出客观的评价。 **图 144：鼻声反射仪** 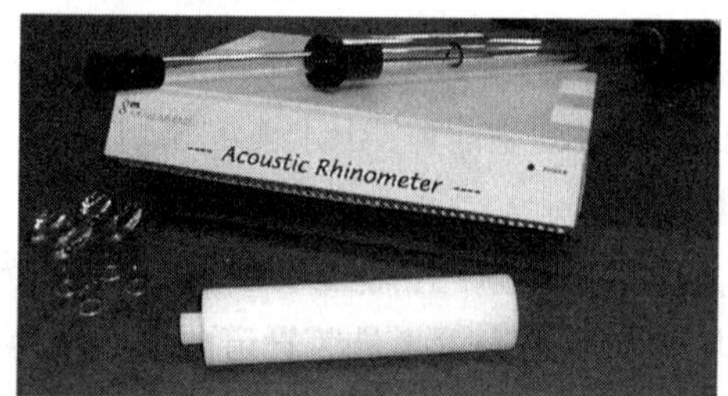

续表

<table>
<tr><th>操作技术流程</th><th>技术依据及相关知识</th></tr>
<tr><td>⑥为了使鼻腔探头与前鼻孔密切接触，可适当调整声波管的方向和角度，但声波管的长轴应尽量与鼻梁保持基本平行；同一受试者重复测量时应尽量保持波管的方向不变。
⑦嘱受试者先做深呼吸后再呼出一半，然后屏住呼吸。
⑧测量开始，声波反射至少 4 次后停止。
⑨必要时可重复测量，连续两次的测量结果之间的变异系数应小于 10%。
⑩注意事项：嘱患者晨起鼻腔不喷鼻用减充血剂(如氯麻滴鼻液、地麻滴鼻液)或抗过敏药物(如氯雷他定片、盐酸西替利嗪)等，以免影响检查效果。
⑪保存结果。</td><td>正常范围：
<table><tr><th></th><th>鼻腔容积(NV)cm³</th><th>鼻咽部容积(NPV)cm³</th></tr><tr><td>男性</td><td>4.49～15.39</td><td>0.23～0.97</td></tr><tr><td>女性</td><td>4.14～14.53</td><td>0.23～0.80</td></tr></table>
相关名词：
①最小横截面积(MCA)及其距前鼻孔的距离(MD)。
②距前鼻孔一定距离的鼻腔容积(NV)，0～5cm 鼻腔的容积由于没有受到鼻窦开口的影响，故较为准确，且鼻腔充血状态的改变主要表现在此区域，因此结果中应将此数据给出。</td></tr>
</table>

四、皮肤点刺试验

皮肤点刺试验是将少量高度纯化的致敏原液体滴于患者前臂，再用特制点刺针轻轻刺入皮肤表层。如患者对该过敏原过敏，则会于 15 分钟内在点刺部位出现类似蚊虫叮咬的红肿块，出现痒的反应、或者颜色上有改变，我们基本上就能够比较确定过敏性疾病的存在。皮肤点刺试验现为欧洲国家及美国公认最方便、经济、安全、有效的过敏原诊断方法，其优点为安全性及灵敏度均高、患者无痛楚，就如被蚊叮一样，而且患者及医生可以立刻知道检验结果。

【原理】当某种变应原进入皮肤时，对某些物质有速发型过敏反应的患者，立即特异性地引起皮肤内的肥大细胞脱颗粒，释放组胺等活性物质，导致局部毛细血管扩张(红斑)，毛细血管通透性增强(水肿、风团)。该方法采用组胺做阳性对照，以计算相对的反应强度，是一种有效测定过敏性皮肤病的特应性(对一种或多种变应原敏感)方法。

【目的】

IgE 介导的变应性疾病的诊断，结合患者病史，可以做出致敏原的确诊。

【适应证】

主要用于测试速发型变态反应，适应于荨麻疹、丘疹性荨麻疹、特应性皮炎、药疹、过敏性鼻炎、哮喘等。

【注意事项】

①患者至少提前 3 天禁止服用含有抗组胺成分的药物。

②试验前 1 天不应使用全身性皮质激素，并避免在点刺部位使用皮质激素油膏。

③宜在基本无临床症状时进行。

操作技术流程	技术依据及相关知识
①试验部位是前臂掌侧皮肤；病人手臂放松，平置于桌面。 ②对皮肤不需要进行特殊的准备工作，但在室外温度极低或极高时，要让病人适应室内温度。用水或酒精等清洁试验部位皮肤时，至少等 2min，直至皮肤血流恢复正常。	图 145：皮肤点刺试验（附彩图） 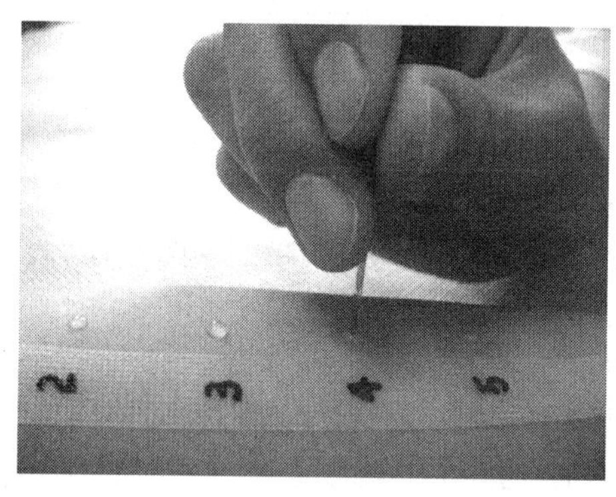
③做点刺试验时，为了确定各个病人的皮肤反应性，必须用生理盐水和组胺进行对照试验。每次用吸管吸一滴试液，滴在皮肤上的标记线旁边，相邻的标记部位距离 4cm（若相邻较近则会发生红晕反应相融合，造成结果误差）。 ④用点刺针，垂直通过滴在皮肤上的试液，快速地刺入皮肤；或者用点刺针，呈锐角通过滴在皮肤上的试液，平刺入皮肤，然后稍微提起针尖，使针尖下面有少量试液进入皮肤。尽可能避免点刺出血。 ⑤残留试液，在反应正常时，可在 5～10min 后拭去；如反应强烈，应立即拭去。 ⑥点刺后 20～30min 读试验结果。	→吸入性过敏原有 10 种：羽毛，兽毛，花粉，豚草，梧桐粉，粉尘螨，屋尘螨，霉菌Ⅰ、霉菌Ⅱ，艾蒿。 →食物性过敏原有 10 种：小麦粉，羊肉，牛奶，虾，玉米，花生，鱼，鸡蛋，牛肉、芒果等，适用于大多数过敏性疾病。 以防止反应红晕融合 图 146：滴液（附彩图） 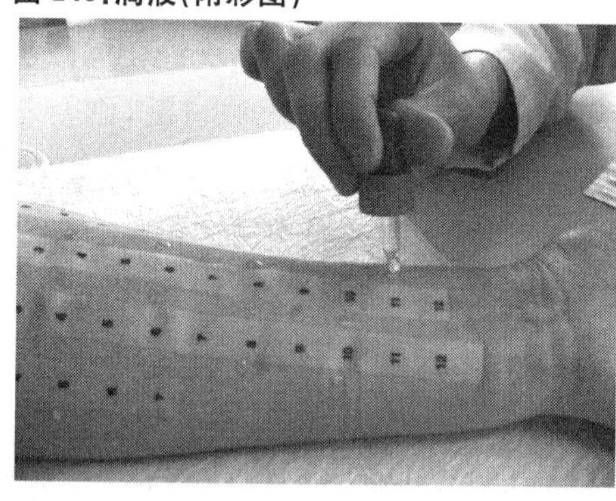 →如果出现皮肤丘疹、其周围有红斑，为阳性试验反应，皮肤反应强度与组胺相似时标以＋＋＋，皮肤反应较强时，相应标以＋＋＋＋，较弱时标以＋或＋＋，阴性对照反应，标以（－）。

④设有生理盐水及组胺液做阴性及阳性对照。
⑤结果为阴性时，应继续观察 3～4 日，必要时，3～4 周后重复试验。
⑥有过敏性休克史者禁止行此类试验。
⑦应准备肾上腺素注射液，以抢救可能发生的过敏性休克。
⑧妊娠期尽量避免检查。

五、EC、MC检查

【检查目的】

查找嗜酸细胞和肥大细胞，其阳性结果支持过敏性鼻炎。

【相关知识】

此检查取中鼻甲及相对应中隔黏膜分泌物，阴性结果表示为(－)，阳性结果表示为(＋～＋＋＋)。

【注意事项】

检查24h内不能口服抗过敏药物，次日晨做检查。

第三节　喉科相关检查

一、多导睡眠呼吸监测检查

【目的】

①诊断睡眠呼吸暂停低通气综合征的金标准，并可以判断其类型及分度。

②测定患者睡眠结构及睡眠紊乱指数。

③判断是否有睡眠相关疾病，如发作性睡病、睡眠行为异常、睡眠期癫痫、不安腿综合征和睡眠周期性肢体运动，伴有失眠症状的抑郁症等。

【适应证】

夜间打鼾伴憋气、白天嗜睡等症状的患者；可疑有睡眠相关疾病的患者等。

睡眠呼吸监测检查分级：

根据：(AMERICAN ACADEMY of SLEEP MEDICINE，美国睡眠医学会，AASM)的分类，用于诊断、评价睡眠呼吸暂停的检查分为4个级别：

Ⅰ级：标准多导睡眠仪检查，此项检查是公认的金指标(主要介绍的也是此项检查方法)。

Ⅱ级：全指标便携式多导睡眠仪检查。

Ⅲ级：改良便携式睡眠呼吸暂停检查。

操作技术流程	技术依据及相关知识
【评估】 ①了解患者病情及合作程度。 ②向患者讲解监测的目的、基本方法及注意事项。 【操作前准备】 (1)操作者准备：洗手、戴口罩。 (2)用物准备：监测用的电极、导电膏、磨砂膏、胶布、尺子等用物。	监测前注意事项： ①保持1周以上的规律睡眠，根据患者睡眠习惯设定监测开始和结束时间。 ②检查前避免上呼吸道感染，因为其可加重睡眠呼吸紊乱的病情。 ③检查前洗澡、洗头发，洗发后避免应用发胶等护发品，男性应刮胡子，清洁皮肤油脂有利于监测信号的采集。 ④监测时可带上自己习惯用的枕头等睡前物品，以方便入睡，利于监测。

续表

<table>
<tr><th>操作技术流程</th><th>技术依据及相关知识</th></tr>
<tr><td>【操作过程】
①准备所有监测用物到患者病房。
②按照国际 10—20 脑电连接方法安装脑电电极，包括脑电、眼电、下颌肌电。
③安装完所有脑电电极后，患者做好睡前准备(去洗手间等)。</td><td>⑤检查当日不午睡、适量活动，禁止喝浓茶、咖啡、可乐等兴奋性饮料，有利于晚上更好的入睡监测。
→脑电图、眼动电图和颏下肌群肌电图用于监测睡眠情况，判定睡眠结构和睡眠有效率及睡眠紊乱指数。
→心电图：一般采用标准Ⅱ导的导联，主要用于观察呼吸暂停是否导致或加重心律失常，根据临床或科研需要可增加导联。</td></tr>
<tr><td>④连接其余所有监测设备，如心电、口鼻气流、血氧饱和度、胸腹运动传感器、腿动等。</td><td>→口鼻气流、胸腹动度用于测定有无呼吸暂停或低通气，并区分呼吸暂停的类型，包括中枢性呼吸暂停、阻塞性呼吸暂停和混合性呼吸暂停。</td></tr>
<tr><td>⑤所有信号连接完毕后，开机调试设备。
⑥完成设备定标、生理定标后，开始数据信号。
图 147：多导睡眠呼吸监测图(附彩图)
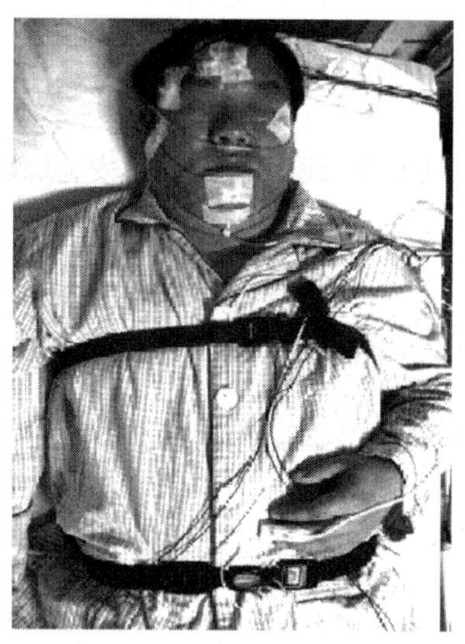</td><td>→血氧饱和度：用于监测与呼吸暂停相关的血氧饱和度(SaO_2)下降的情况。SaO_2 也是睡眠监测的重要指标之一。SaO_2 下降可影响心脑血管等系统，而且可影响患者白天精神状态。SaO_2 正常值是≥90%，89%～85%为轻度夜间低血氧症，84%～65%为中度夜间低血氧症，<65%为重度夜间低血氧症。
→胫前肌肌电：用于鉴别不安腿综合征，因为不安腿综合征夜间反复规律的腿动可引起多次睡眠醒觉，导致白天嗜睡。</td></tr>
<tr><td>【监测过程中注意事项】
①监测过程中应严密观察患者呼吸、血氧饱和度的变化，避免因监测过程中出现过长呼吸事件，造成严重低氧引发的意外。</td><td>→睡眠期间最低血氧饱和度最低值连续 3 次<50%，应停止监测，叫醒患者改为持续正压通气治疗。</td></tr>
<tr><td>②监测过程中应注意心电图的情况，对发现有严重心律失常的情况时应立即请相关科室会诊，避免意外发生。</td><td>→请相关科室会诊，根据情况给予相应治疗。</td></tr>
<tr><td>③监测过程中应注意患者睡眠情况，避免发生坠床等意外事件。</td><td>→可加床档、监视系统。</td></tr>
<tr><td>④监测过程中应注意所有采集信号是否正常，如有异常随时进行调整，以免影响第二天分析。</td><td>→发现信号不好，应及时重新安装各条导线。</td></tr>
</table>

正常人的睡眠分期应包括非快动眼睡眠期(NREM 期)和快动眼睡眠期(REM 期),非快动眼睡眠期还包括浅睡眠期(Ⅰ、Ⅱ期睡眠)和深睡眠期(Ⅲ期睡眠)。

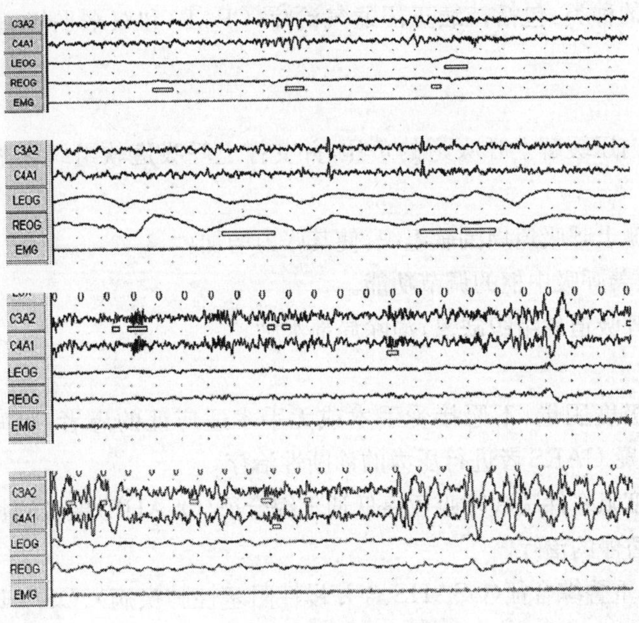

图 148:REM 期

睡眠觉醒紊乱指数即每小时睡眠醒觉次数,其指数的高低对患者白天的精神状态有直接影响。睡眠紊乱指数>20 次/h,具有临床意义。完整的睡眠结构应包括快动眼睡眠(REM 睡眠)和仰卧位睡眠。

呼吸暂停低通气指数(AHI)是诊断睡眠呼吸暂停低通气综合征的金指标,AHI 是睡眠期间每小时发生呼吸暂停或低通气的次数。

正常值是 AHI<5 次/h;轻度:5～15 次/h;中度:16～30 次/h,重度:>30 次/h。

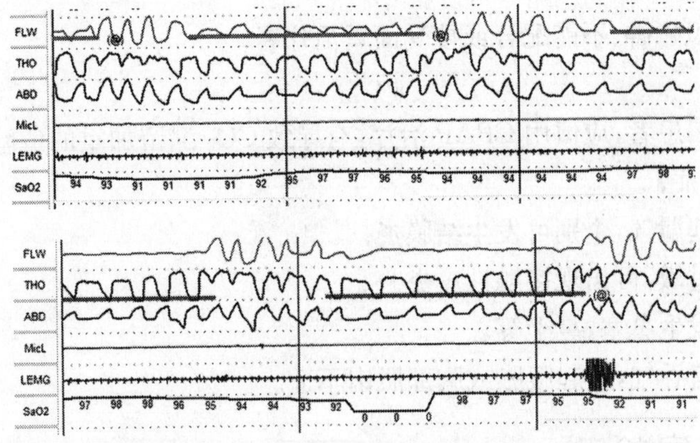

图 149:低通气呼吸事件(上图)与阻塞性呼吸暂停实测图(下图)

二、持续正压通气治疗

正压通气治疗的种类：包括持续正压通气治疗（CPAP）和双水平气道正压通气（BiPAP）两类。

【作用机制】

①持续的气道内压缓解上呼吸道的负压，并支撑上呼吸道软组织塌陷区域，保持上气道开放。

②正压气流刺激上呼吸道周围软组织，使其张力增加。

③纠正缺氧，改善呼吸中枢的调节功能。

④改善患者上呼吸道软组织缺氧，消除局部水肿。

【适应证】

①鼾症伴日间极度困倦、不愿接受手术或无手术适应证的患者；上呼吸道阻力综合征（UARS），或高度怀疑 UARS 者进行压力的诊断性治疗。

②大部分中重度阻塞性睡眠呼吸暂停低通气综合征（OSAHS）患者的长期家庭治疗。

③中枢性呼吸暂停的治疗。

④心功能衰竭、重叠综合征（OSAHS 合并慢性阻塞性肺疾病）、OSAHS 合并哮喘等内科疾病。

⑤OSAHS 的围手术期治疗。

⑥手术失败患者的长期治疗等。

【禁忌证】以下情况禁用或慎用：

①近期大量鼻出血。

②气胸、肺大泡形成。

③呼吸道分泌物多且咳嗽无力、自主呼吸较弱者。

④急性鼻窦炎。

⑤严重有效循环血量不足伴休克。

⑥昏迷或伴意识障碍、不能配合或接受面罩治疗者。

⑦脑脊液鼻漏。

⑧对于呼吸衰竭患者，应慎用 CPAP 治疗，有导致 CO_2 潴留加重的危险。

【副作用或并发症】

①面罩不适引起漏气，个别可发生结膜炎。

②对面罩材质过敏，可出现接触性皮炎。

③有些患者可发生鼻塞、鼻干等。

④戴机过程中有吞气，引起腹胀或胸部肌肉不适。

三、压力滴定检测

【目的】为患者长期佩戴持续正压通气治疗仪前测定出可以使患者上呼吸道畅通、消除呼吸暂停、低通气和缺氧所需要的理想压力。

【适应证】所有准备接受持续正压通气治疗的患者。

【滴定方法】

①自动压力滴定：应用自动持续正压通气治疗仪，并连接心电、血氧饱和度、胸腹动度等信号。

②手动调压：连接多导睡眠监测设备和正压通气治疗仪，由当班技术员根据监测的情况为患者进行手动滴定，已减少90%呼吸事件，且保持正常血氧饱和度及无微觉醒，为最适压力。

【监测指标】

①自动压力滴定

a. 自动持续正压通气治疗仪（AUTO CPAP）的压力变化、漏气量。

b. 戴机后的血氧饱和度、心电、心率、胸腹运动、鼾声。

c. 如需观察睡眠结构，同时安装脑电图、眼电图、下颌肌电、胫前肌肌电等。

②手动调压

a. 滴定过程中安装全部多导睡眠监测的导联，包括脑电、眼电、下颌肌电、胫前肌肌电、心电、血氧饱和度、胸腹运动、鼾声等指标。

b. 根据上述监测指标人工调整持续正压通气治疗仪的压力。

c. 手动调压应选用可设定为单水平（CPAP）或双水平（Bipap）的正压通气治疗仪，以便于根据患者滴定时的情况选择不同压力模式。

操作技术流程	技术依据及相关知识
【压力滴定前准备工作】	
①认真进行上呼吸道检查，特别是鼻腔及鼻咽部，鼻周围皮肤有无损伤等。如果鼻腔通气差，应给予相应治疗后在进行压力滴定。	→因需佩戴鼻面罩连接设备进行正压通气治疗，鼻腔及鼻咽部的通畅，才有利于佩戴正压通气治疗仪，
②对患者进行充分的解释工作：有经验的医生或技术人员现场做充分解释，并提前做好试戴，可帮助患者提前适应这种治疗，提高其依从性。	→戴机前的教育工作，有利于患者接受治疗。
③选择合适的鼻罩。 图150：面罩（附彩图） 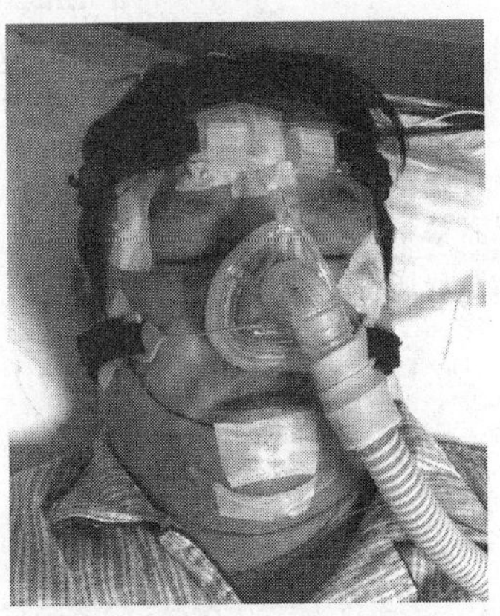	→面罩的大小，可提高患者佩戴的舒适度，减低漏气，提高成功率

续表

操作技术流程	技术依据及相关知识
④准备湿化装置。 ⑤监测前注意事项同多导睡眠。 【评估】 ①了解患者病情及合作程度。 ②向患者讲解检查目的、基本方法及注意事项。 【操作前准备】 ①操作者准备：洗手、戴口罩。 ②用物准备：监测用的电极、导电膏、磨砂膏、胶布、尺子等用物。	→正压通气仪的湿化装置，可使吹入患者鼻腔及气道的空气加湿或加温加湿，有利于提高患者的舒适性
【操作过程】 ①携压力滴定用物到患者病房。 ②手动调压需按照国际 10—20 脑电连接方法安装脑电电极，包括脑电、眼电、下颌肌电。 ③安装完所有脑电电极后，给患者试戴鼻罩。 ④连接其余所有监测设备，如心电、口鼻气流、血氧饱和度、胸腹运动传感器、腿动等。 ⑤连接压力滴定所用治疗仪，并给患者试戴，感受戴机的过程 ⑥所有信号连接完毕后，开机调试设备。 ⑦完成设备定标和生理定标后开始采集所有数据信号。 **图 151：压力滴定照片（附彩图）** 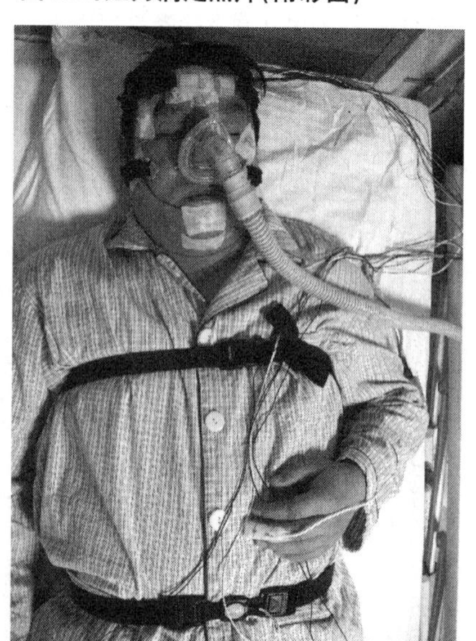	→监测期间注意事项： ①严密观察患者呼吸、血氧饱和度变化，避免因首次使用持续正压通气治疗仪，造成患者二氧化碳降低、氧浓度增高严重引发的意外。 处理：戴机过程中如最低血氧饱和度最低值持续＜80%，且压力不上升，应检查滴定设备，如排除设备问题，应叫醒患者，调整滴定方案。 ②注意心电图情况，有严重心律失常时，应立即通知医生，避免意外发生。 处理：相关科室会诊，根据情况给予治疗。 ③注意患者睡眠情况，避免发生坠床等意外事件。 处理：可加床档、监视系统。 ④注意所有采集信号是否正常，如异常随时进行调整，以免影响第二天的分析。 处理：发现信号不好，检查各条导线，必要时重新连接。 →滴定后注意事项： ①了解患者戴机后自我感觉、是否有头晕、胸闷等不适主诉。 ②观察患者有无眼部不适，如面罩漏气会导致眼部结膜炎，因此滴定前根据患者鼻部大小选择面罩非常重要。 ③注意观察患者鼻部及面部情况，是否有红肿、破溃等现象。由于面罩材质过敏，可发生过敏性皮炎。

四、咽喉 pH 监测检查

【目的】

①明确各种咽喉部疾病与食管反流的关系。

②抗酸药物治疗前后的评估。

【适应证】需明确是否有咽喉部反流的患者。

操作技术流程	技术依据及相关知识
【检查设备】 ①双通道 pH 值传感器(近端传感点和远端传感点距离相差 10～15cm)。 ②pH 值监测设备。 ③根据需要可连接多导睡眠监测设备。	**图 152:咽喉部 pH 监测设备图** 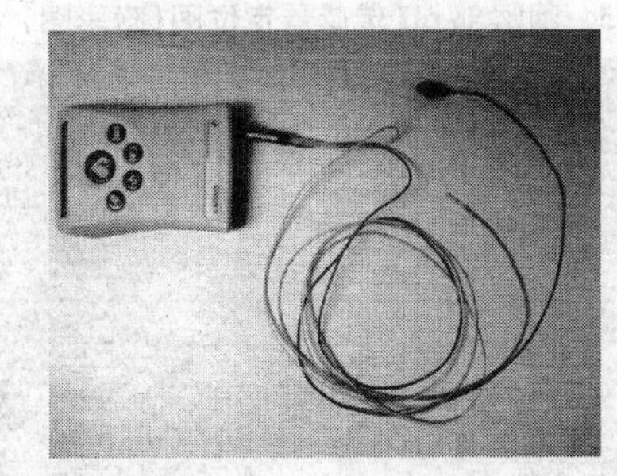
【监测前注意事项】 ①检查前需进行免疫四项检查。 ②检查前 1 周需停用下列药物:质子泵抑制剂(如洛赛克),抗酸药物、促动力药、镇静药、止痛药、钙通道阻滞剂、硝酸甘油等,如病情需要不能停用请说明。 ③检查前半小时内禁止用餐。	→双通道 pH 值传感器属可重复使用和可消毒的传感器。 →免疫四项检查有利于选择消毒方法,避免交叉传染。 →监测前应用抑酸性药物治疗,容易出现监测结果为假阴性。 →防止因安装 pH 传感器出现恶心、呕吐等现象。
【监测中注意事项】 ①禁止使用酸性食物、碳酸型饮料及酒精饮料,乳酸奶、果珍、橘子、可乐等。 ②禁止吸烟,睡眠时只垫一个枕头,携带监测仪时禁止沐浴。 ③爱护仪器,禁止损坏。	→食用酸性食物,可增加反流的现象发生。 →禁止吸烟、沐浴,以免检测设备损坏。
【评估】 ①了解患者病情及合作程度。 ②向患者讲解检查目的、基本方法及注意事项。	→生理状态下食管内的 pH 变化,确定有无反流存在、了解反流与症状间的关系。目前常用的判断一次咽喉反流现象的标准如下:

续表

操作技术流程	技术依据及相关知识
【操作前准备】 ①操作者准备:洗手、戴口罩。 ②用物准备:检查用的传感器、定标液、胶布、润滑剂等,检测前应对传感器及仪器定标。 【操作过程】 ①用1%地卡因及0.5%麻黄素对鼻腔进行表面麻醉及收缩鼻腔后,将双通道pH传感器管经鼻腔插入食管。 ②在纤维喉镜直视下进行定位,确保近端传感点放置到咽喉部劈裂下1～2cm,远端传感点进入食管内 **图154:咽喉部pH传感器定位图(附彩图)** 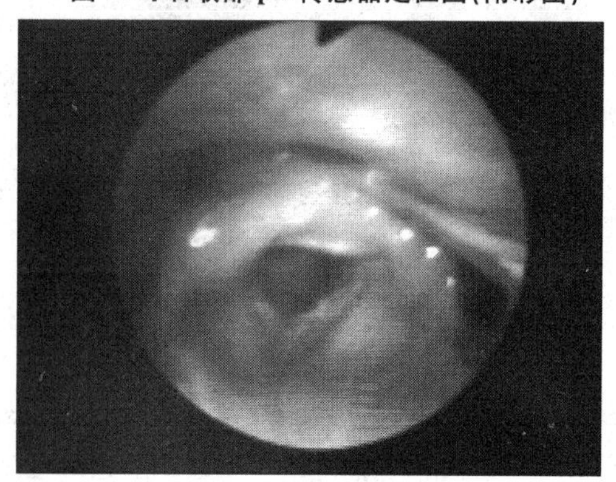 ③记录24h咽喉部pH的变化后进行分析。	①pH降至＜4.0(ΔpH＞2)并持续5秒以上。 ②咽喉部pH的下降与远端传感器pH同时发生,或在其发生以后立即出现,咽喉部pH的最低值应大于远端食管处的最低值。 ③pH的下降不是在进食或吞咽时发生。 ④近端感受器的pH下降是快速的,而不是逐渐的(有研究机构建议pH值从开始下降至达到最低点总时长不超过30秒)。 →咽喉部pH监测图形(图153) **图153:咽喉部pH图** 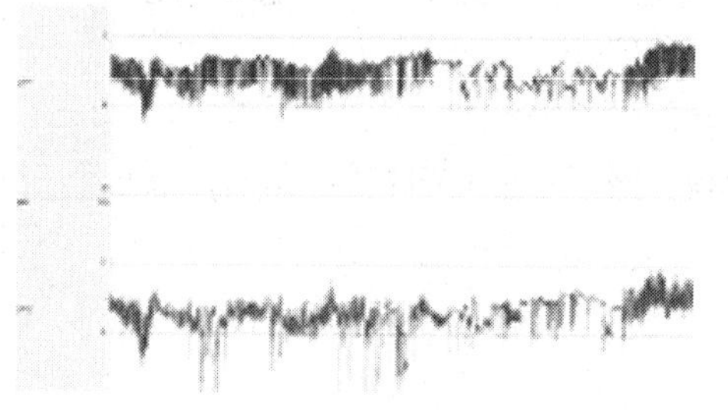 →诊断标准: ①24h pH监测反流次数等于或超过3次,或近端食管pH值小于4的总时间等于或大于1%,都有临床意义。 ②24小时咽喉部pH监测总反流次数大于6.9次或反流面积指数(RAI)大于6.3可诊断为病理性咽喉反流。

五、嗓音的声学检测

嗓音的声学检测是喉功能检查的客观手段。发音是喉的重要功能之一,喉病往往要出现发音障碍,所以嗓音检查一直为喉科医生、言语病理学家所重视。

嗓音的声学检测可分为两种:主观的听觉检查(依靠听觉来判定嗓音障碍的情况及嘶哑的轻重)和客观的声音检查。

【目的】

①动态观察病变的转变情况。

②判定病变的程度与范围。

③评估发生障碍的程度与范围。

④对预后的评估。

⑤判定治疗效果。

【方法】

声音信号获取：在环境噪声小于 45dB 环境下，受试者距离麦克风约 15cm，采取自然舒适位，平稳发元音[æ]3 次，每次持续 2 秒，从元音[æ]声样中提取比较平稳的 7 段发音时间(1.0 秒)，采样频率 44100Hz，通过前置放大器将嗓音信号输入计算机，以美国 Dr speech science 的 Windows 之 Voice Assessment4.0 软件进行嗓音频谱分析，通过快速傅立叶转换，计算各嗓音参数值。

音声学评估参数：基频、声强、微扰。

①基频(F0)：频率是声带振动的固有频率，即每秒钟声带振动的次数。频率参数中最有代表性的是基频，即声带振动的最低固有频率，与声带长度、张力、声门下压力及声带质量有关。

a. 女性基频高于男性；儿童基频更高；歌手范围增宽。

b. 最常见范围：男性 80～200Hz，女性：150～350Hz，儿童：200～500Hz。

②声强：反映声带振动的强度，决定于声门裂隙及声带的紧张程度。正常约为 75～80dB

③微扰：分为基频微扰和振幅微扰。基频微扰：反映连续的振动周期中频率的微小差异，一般为<0.5%。振幅微扰：连续的振动周期中振幅的变化，一般为<3%。

用这些参数进行分析，得出声音的嘶哑声、气息声及粗糙声的轻、中、重程度。每一型又分为 4 度：0 度为正常，1 度为轻度，2 度为中度，3 度为重度。

【频闪喉镜检查】

频闪喉镜检查作为嗓音功能检查的重要手段之一，通过对快速声带振动慢相的观察，获得声带振动特征的多种信息。

【基本原理】

频闪喉镜应用一定频率的闪光照亮声带连续波动的不同点，频闪光照亮的不同部位在视觉上叠加，产生静止或缓慢运动的光学假象，频闪光的频率与声带振动频率同步时，声带将呈现静止像，便于检查者仔细观察发音时声带的清晰结构。

【操作方法及相关知识】

操作技术流程	技术依据及相关知识
频闪喉镜系统由频闪光源、硬质内镜(70°或 90°)或纤维喉镜、麦克风、脚踏开关、录像系统及显示系统组成。 ①检查时环境应安静，光线较暗，患者坐位。 ②可通过气体吹张、加热及涂固体防雾剂等方法，防止镜头起雾。	**图 155：频闪喉镜检查系统** 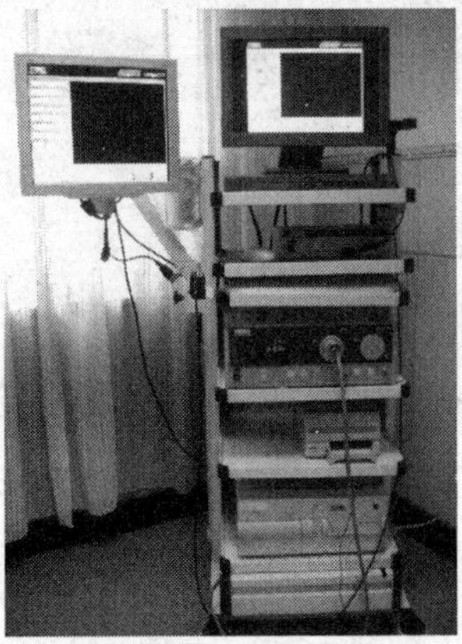

续表

操作技术流程	技术依据及相关知识
③麦克风固定于甲状软骨表面或直接连接在喉镜上，将喉镜深入患者的口咽部，患者平静呼吸，旋转使镜头对准喉腔。 ④检查时嘱患者发"i"音，检查者可通过脚踏开关启动并控制声脉冲与闪光光源间相位差，从0°～360°连续可调，从而观察声带振动过程中任何瞬间的动相(缓慢振动)及静止相。	→使用70°镜时，镜头接近咽后壁；使用90°镜时，镜头则应位于硬腭、软腭交界处，平行于声带。 **图156：频闪喉镜检查** 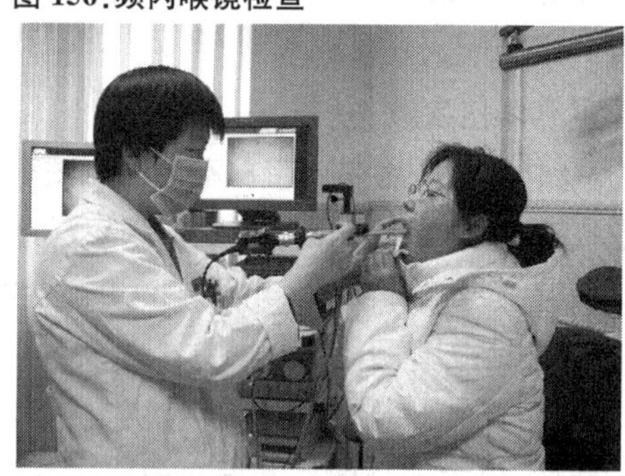

【观察项目】

在频闪喉镜下观察指标包括声带的振动方式，振动幅度，黏膜波特点，振动对称性、周期性及闭合状况等。

正常情况下两侧声带呈对称性，黏膜波正常，振动幅度均匀。发低音时，声带振动速度慢，振幅大；发高音时，振动速度快，振幅小。声带有病变时，根据病情轻重，表现为振动幅度变慢，振幅减小，声带黏膜波减弱或消失，两侧常不对称。

①振动的频率：频闪喉镜仪上均能显示基频的数值。

基频与年龄、性别有关，但在使用硬质内镜观察时，测得的基频发音频率均要高于正常状态下的基频。

②声门闭合特征：观察在声带振动周期中最大关闭时声带接近的程度。正常声带在关闭相闭合良好，声门不完全闭合时会出现漏气，因而会产生气息声。

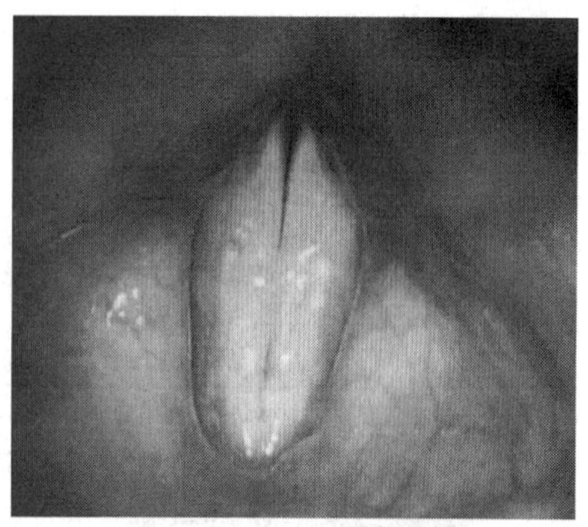

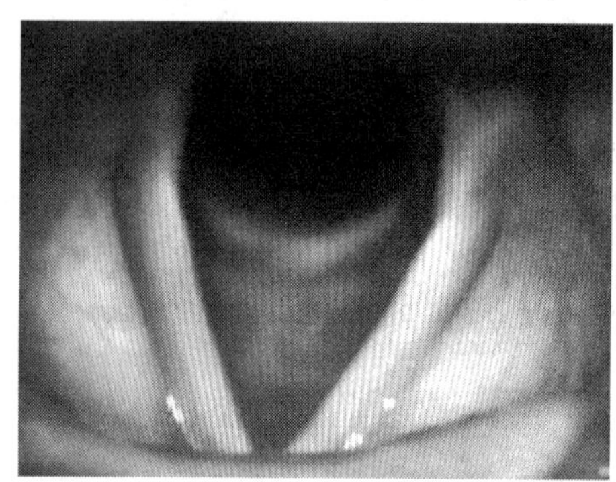

图157：正常声带闭合、开放图(见彩图)

③声门上活动情况：正常状态下，发音时声门上结构并未振动，保持相对固定的状态。在发音不当或病理状态下以室带为主的部分声门上结构会代偿增生，发音时会出现声门上结构

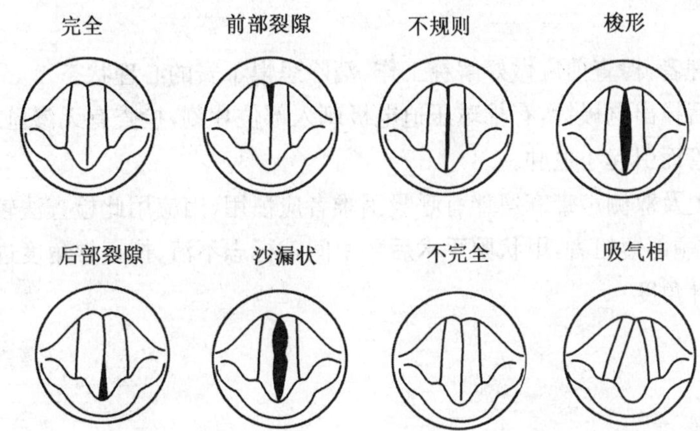

图 158:完全关闭、前(后)部裂隙、不规则裂隙、梭形裂隙、沙漏样裂隙等

前后或左右"挤压"动作,甚至会出现黏膜震颤。

④声带振动幅度:为声带振动时水平相的位移。正常状态下与声带大小有关。声带振动部分越短、声带组织越僵硬、声带质量越大、声门下压力越小及声门关闭过紧时,声带振动幅度越小。

⑤黏膜波:发音时声门下气流冲击声带,自下而上跨越声带垂直断面,并由内向外传播,是声带振动的重要特征。

六、喉肌电图检查

【目的】

通过检测喉部在发声、呼吸、吞咽等不同生理活动时喉肌生物电活动的状况,以判断喉神经(图 159)、肌肉功能状态,为喉运动性发音障碍、吞咽障碍、痉挛性发音障碍及其他喉神经肌肉病变的诊断、治疗及预后的判定提供科学依据。

【相关知识】

喉肌电图仪(图 160)主要包括电极(图 161)、放大器、记录装置等。一般将电极经皮插入喉肌。最多研究的是甲杓肌、环甲肌及环喉杓肌等。分析包括三个部分:评估静止状态下自发性活动;用力发生肌肉收缩的力量增加时,运动单位筹集相的数量及速度变化;运动单位的波形结构分析。

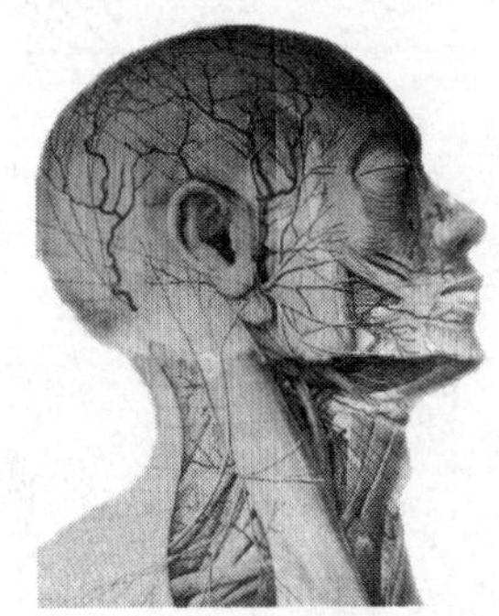

图 159:喉的神经分布图
(附彩图)

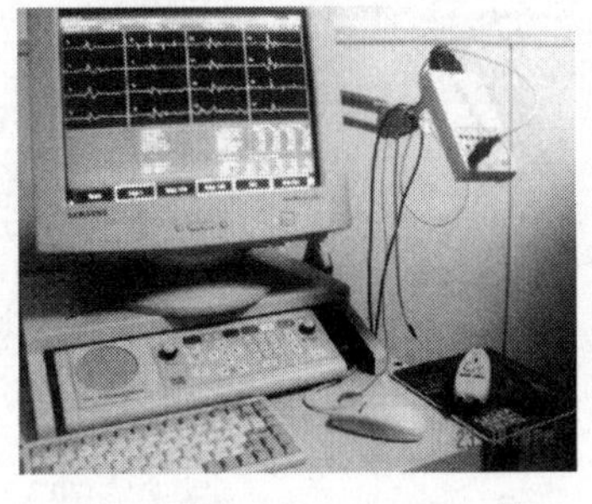

图 160:喉肌电图仪

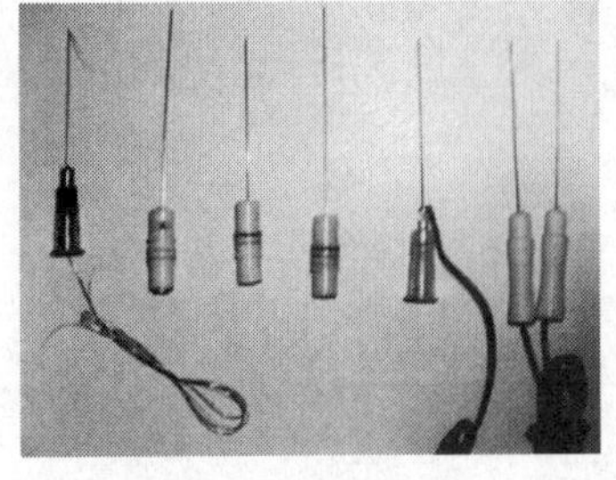

图 161:不同类型电极

【注意事项】

①有恐惧心理者，检查前应做好解释工作，消除恐惧不安的心理状态。

②检查完毕后拔出电极针，有棉球压迫电极刺入部位片刻，检查有无渗血或血肿。因电极针可能刺破小血管而引起小血肿。

③喉痉挛病史及双侧声带麻痹伴有呼吸困难者应慎用，因应用此检查法较易激发喉痉挛。

④患者肥胖、颈部短粗者，甲状腺手术后环甲间隙标志不清、按正常角度进针较困难者，应注意适当调整进针角度。

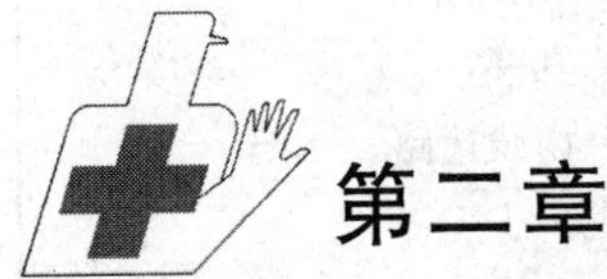

第二章

耳鼻咽喉头颈外科专科技术操作

第一节 耳科常见技术操作

一、耳部滴药

【目的】

①消炎、止痛。

②软化耵聍。

③麻醉或杀死外耳道昆虫类异物。

【适应证】中耳炎及外耳道炎、耵聍栓塞及外耳道异物。

耳部滴药是指将滴耳剂滴入耳道内以治疗中耳炎及外耳道炎的一种方法，此外，如遇耵聍栓塞、外耳道异物取出困难时，也可通过耳部滴药的方法软化耵聍，或使植物性异物脱水、动物性异物淹毙，将耵聍或异物顺利取出。

操作技术流程	技术依据及相关知识
图 162:耳的解剖示意图 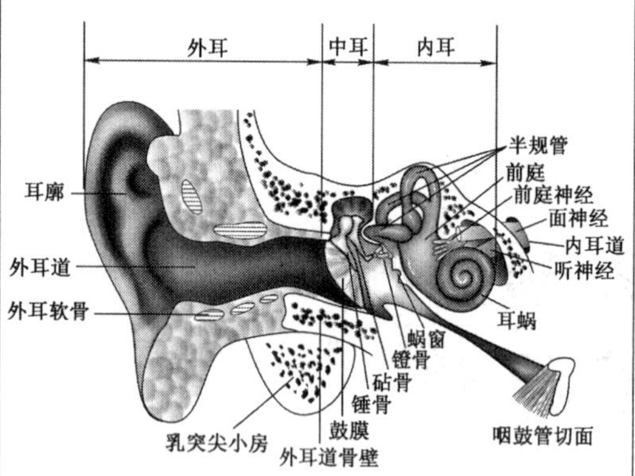 	耳具有听觉和平衡觉的功能,包括:外耳、中耳和内耳。 ①外耳:耳廓、外耳道。 ②中耳:咽鼓管、鼓室、鼓窦、乳突。 ③内耳:即迷路。外骨迷路、内膜迷路。
【评估】 ①了解患者病情、合作程度及耳部情况。 ②向患者讲解耳部滴药的目的、操作方法及注意事项。	→用和蔼可亲的态度,耐心为患者讲解以取得配合。
【操作前准备】 ①操作者准备:洗手(七步洗手法)、戴口罩。	→洗手:有效预防经手造成的医患间交叉感染。 →戴口罩:口罩边缘紧贴面部和鼻翼,以达到防护的目的。 图 163:外科口罩 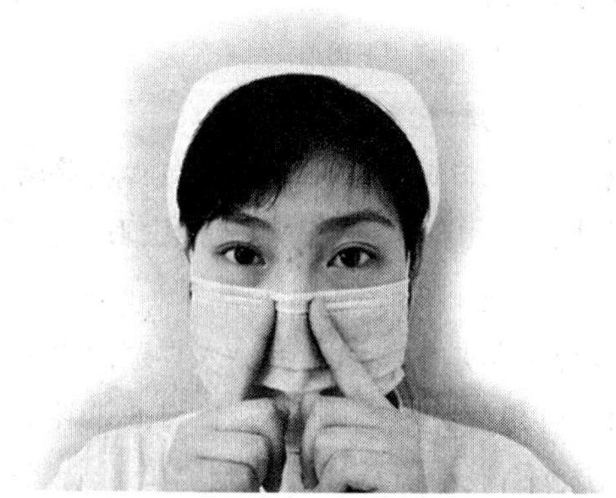

续表

<table>
<tr><th>操作技术流程</th><th>技术依据及相关知识</th></tr>
<tr><td>②用物准备：消毒棉签、棉球、滴耳药液、3%的双氧水。

注：2%酚甘油禁用于鼓膜有穿孔及流脓者，因该药遇脓液则释放石炭酸，可腐蚀鼓膜及中耳黏膜。</td><td>※常用滴耳药液：
<table>
<tr><th>药名</th><th>作用</th><th>适应证</th></tr>
<tr><td>诺氟沙星滴耳剂</td><td>抗菌、消炎</td><td>中耳炎、外耳道炎及鼓膜炎</td></tr>
<tr><td>氧氟沙星滴耳剂</td><td>喹诺酮类广谱抗菌剂，对革兰氏阳性菌和革兰氏阴性菌及厌氧菌均有很强的抗菌活力</td><td>急、慢性化脓性中耳炎，外耳道炎、鼓膜炎</td></tr>
<tr><td>3%硼酸酒精</td><td>消毒，止痒</td><td>慢性化脓性中耳炎及外耳道感染</td></tr>
<tr><td>2%酚甘油</td><td>消炎、镇痛、止痒</td><td>急性鼓膜炎、未穿孔的急性化脓性中耳炎及急性弥漫性外耳道炎</td></tr>
<tr><td>3%～5%碳酸氢钠滴耳剂</td><td>利用其膨胀发酵作用，软化耵聍</td><td>耵聍栓塞</td></tr>
</table></td></tr>
<tr><td>【操作过程】
①推车至患者床旁，做好三查七对，协助其取坐位或卧位，头偏向健侧，患耳向上，并做好解释工作。
②用棉签拭净耳道内的分泌物。

其为强氧化剂，有清洁、消毒及除臭的作用；急、慢性化脓性中耳炎滴药前，用以清洁外耳道。</td><td>→核对患者床号、姓名、药液名称、浓度、时间、用法、有效期，检查药液有无沉淀，是否变质。
→分泌物较多时，用3%的双氧水反复清洗至清洁为止，使耳道保持通畅。
※清洁外耳道方法：头偏向一侧，患耳朝上，用另一只从头后将患耳耳廓牵向后上方，另一手向外耳道滴入3%双氧水，然后拭净。</td></tr>
</table>

续表

<table>
<tr><th>操作技术流程</th><th>技术依据及相关知识</th></tr>
<tr><td>③轻拉耳廓，充分暴露外耳道。</td><td>→滴药时，小儿应将耳廓向下牵拉，成人则向后上牵拉。
图 164：小儿及成人耳廓牵拉方法
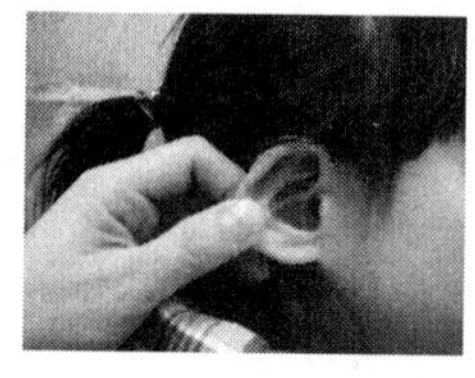 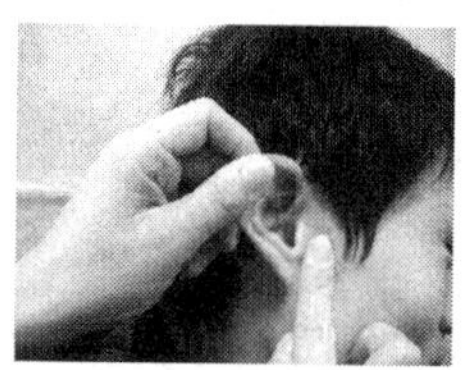</td></tr>
<tr><td>④检查药液，特别是药液温度，再次核对病人姓名后，将药液顺外耳道后壁缓缓滴入 2～3 滴后，轻压耳屏，使药液充分进入耳道内。
⑤保持原体位 3～5min，使药液与耳道充分接触，然后将棉球塞入外耳道口，以免药液流出。
⑥妥善安置患者，询问患者有无眩晕、心慌等不适。
⑦正确处理用物：用过的棉签丢弃于医疗垃圾桶内。</td><td>→药液温度不可低于室温，因药液温度过低可刺激内耳引起眩晕症状。
※如遇耵聍栓塞，可直接滴入碳酸氢钠药液，每次药量可稍多(以不溢出外耳道口为宜)，每日 3～4 次，待耵聍软化后，到医院取出或行外耳道冲洗。
※如外耳道遇昆虫类异物，可滴入乙醚、酒精或氯仿(有鼓膜穿孔者均不宜用)使其麻醉，或滴入植物油类使其窒息，然后取出或冲出。
图 165：耳部滴药方法
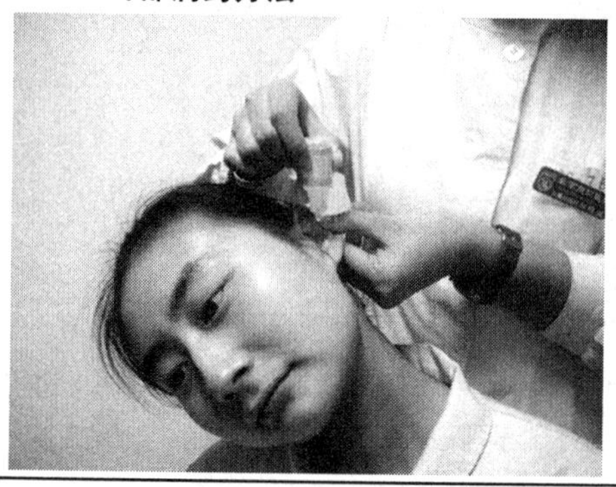</td></tr>
</table>

二、耳道冲洗

【目的】

①清除软化的耵聍。

②清除耳道微小异物。

【适应证】耵聍栓塞及外耳道异物。

【禁忌证】鼓膜穿孔及有中耳流脓者。

注意：鼓膜及外耳道炎症期间慎用。

耳道冲洗是用生理盐水冲洗出外耳道内不易取出的耵聍或微小异物的方法，若耵聍一次冲洗不净，需继续耳部滴药软化耵聍后再行耳道冲洗，直到冲净为止。

操作技术流程	技术依据及相关知识
【评估】 ①了解患者病情、合作程度及耳部情况。	
②向患者讲解耳道冲洗目的、操作方法及注意事项。	→用和蔼可亲的态度，耐心为患者讲解以取得配合。
【操作前准备】 ①操作者准备：洗手、戴口罩。	→洗手：避免交叉感染；戴口罩：自身防护。
②用物准备：清洁治疗巾，注射器、弯盘、消毒棉签、生理盐水（见图166）。	图166：耳道冲洗用物 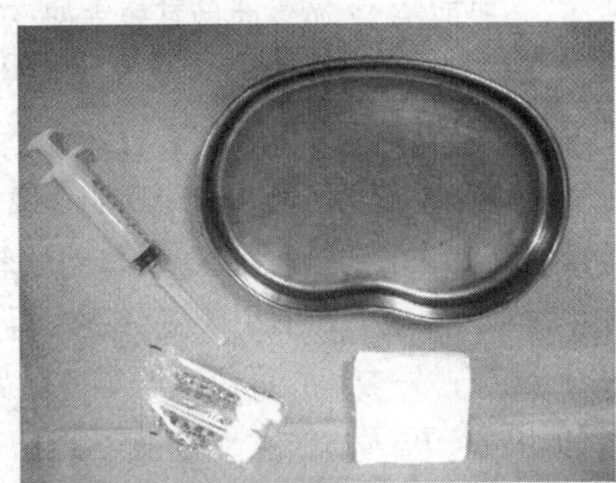
【操作过程】 ①推车至患者床旁，核对床号、姓名，做好解释工作。 ②协助患者取坐位，头偏向健侧，颈肩部围以清洁治疗巾，患者手托弯盘紧贴于病人耳垂下方颈部皮肤，以便冲洗时水可流入弯盘。	图167：耳道冲洗 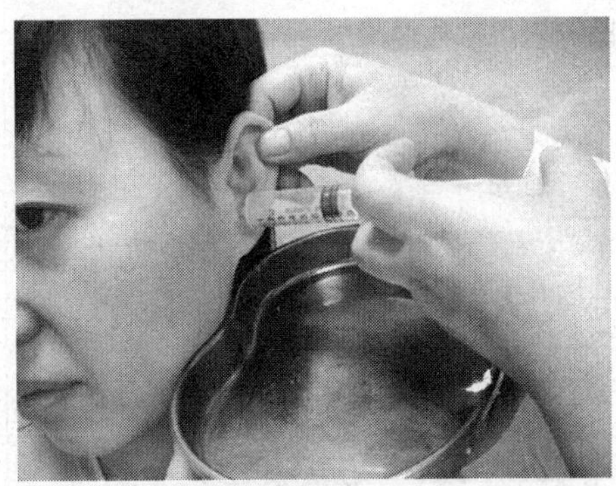
③操作者用一只手向后上轻拉患耳，使外耳道呈一直线，另一只手将装有生理盐水的注射器沿外耳道后壁轻轻推入，反复冲洗至耵聍或异物冲净为止。	→冲洗液温度不可过凉或过热，以免引起眩晕。冲洗动作轻柔，不可用力过猛，亦不可将冲洗器紧塞到外耳道内，以致水不能流出，更不可直射鼓膜，以免造成鼓膜损伤。
④冲洗后用棉签拭净耳道，检查外耳道及鼓膜有无损伤，观察有无内耳刺激症状。	→冲洗过程中，观察患有无恶心、呕吐等不适，并遵医嘱及时处理。
⑤协助患者休息，并询问患者有无不适。	
⑥正确处理用物：用过的棉签、注射器按医疗废物进行处理。	

三、全耳再造术后负压引流

【目的】

①耳部渗血、渗液及时吸出，预防感染。

②注射器保持负压状态，使皮肤与软骨紧贴，塑形好。

【适应证】全耳再造Ⅰ期术后的患者。

全耳再造术适用于先天性小耳畸形、耳廓畸形、外耳道闭锁或狭窄及由于外伤骨折炎症造成外耳道闭锁或狭窄的患者，其手术多与外耳道成形、中耳成形同步完成。现多采用 2 期术式：第Ⅰ期，在完成外耳道和中耳成形术后，取患者肋骨，塑成耳廓软骨支架，埋于耳廓相应位置的皮下（一般取第 12 游离肋做耳轮支架，第 7、第 8 融合肋做耳廓支架）；3 个月后软骨支架存活，行Ⅱ期手术，耳轮后缘切口，将人工耳廓翻起，耳后植皮完成人工耳廓的立起塑形。

全耳再造Ⅰ期手术耳廓支架有自体肋软骨、Medport（高密度多孔聚乙烯）软骨支架和义耳三种。自体肋软骨仍是最普遍应用的耳廓支架材料。选择钛制义耳作为软果支架，术后要保持耳部周围皮肤清洁干燥；选择自体肋软骨和 Medport 支架，术后需做好耳部负压引流装置的护理。术后耳部负压吸引装置，一方面，可以促使术腔渗血、渗液及时排出，防止形成血培养基，引起感染；另一方面，可使皮肤与软骨紧贴，有利于耳部塑形。根据引流及伤口恢复情况，常规保留 7～10 天后撤除。

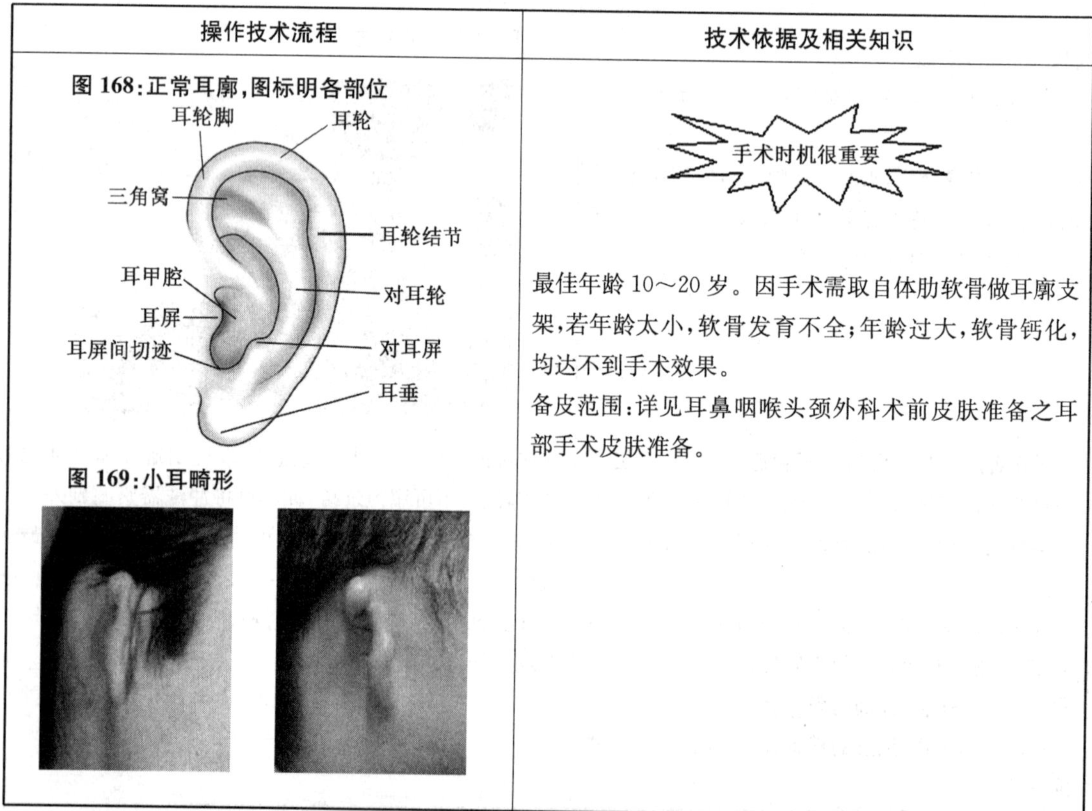

操作技术流程	技术依据及相关知识
图 168：正常耳廓，图标明各部位 图 169：小耳畸形	手术时机很重要 最佳年龄 10～20 岁。因手术需取自体肋软骨做耳廓支架，若年龄太小，软骨发育不全；年龄过大，软骨钙化，均达不到手术效果。 备皮范围：详见耳鼻咽喉头颈外科术前皮肤准备之耳部手术皮肤准备。

续表

<table>
<tr><th>操作技术流程</th><th>技术依据及相关知识</th></tr>
<tr><td>耳部负压引流装置：
①墙壁式负压引流装置。
②注射器式负压引流装置。
【评估】
①了解患者病情、合作程度及耳部情况。
②向患者讲解更换负压装置的目的、操作方法及注意事项。
③评估引流液的色、质和量(必要时准备生理盐水)。
【操作前准备】
①操作者准备：洗手、戴口罩。
②用物准备：
一次性换药盘内有止血钳1把、酒精棉球、无菌药杯内备(生理盐水20ml左右)、弯盘1个。</td><td>→切勿打折、受压，保持引流管通畅。
→用和蔼可亲的态度，耐心为患者讲解以取得配合。
图170：特制负压吸引器
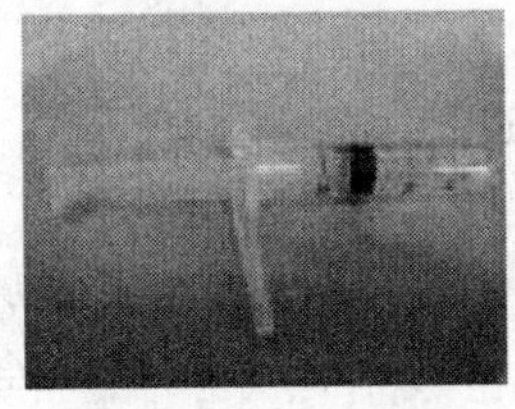 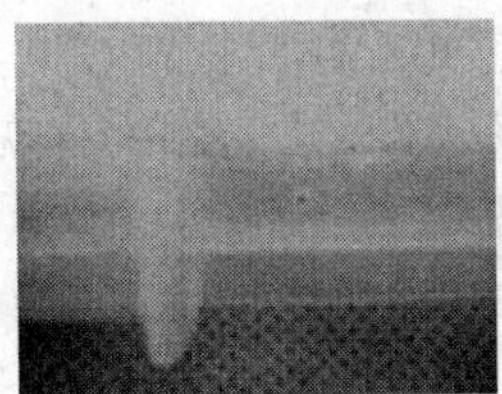
→负压吸引器自制方法：20ml注射器一个，在注射器15ml刻度的针栓处钻孔，将针头穿过固定针栓以保证注射器负压状态(后面简称“注射器”)。</td></tr>
<tr><td>【操作过程】
①推车至患者床旁，核对床号、姓名，协助其取舒适体位，做好解释工作。
②用止血钳夹闭引流管，取下注射器，用酒精棉球擦拭注射器与引流管相连接处。</td><td>→一般患者取平卧位，操作者立于患者术耳一侧。
→术后注射器常规每日更换4次，术后第一天渗液较多时，应随时更换。
图171：耳负压更换操作示图(附彩图)
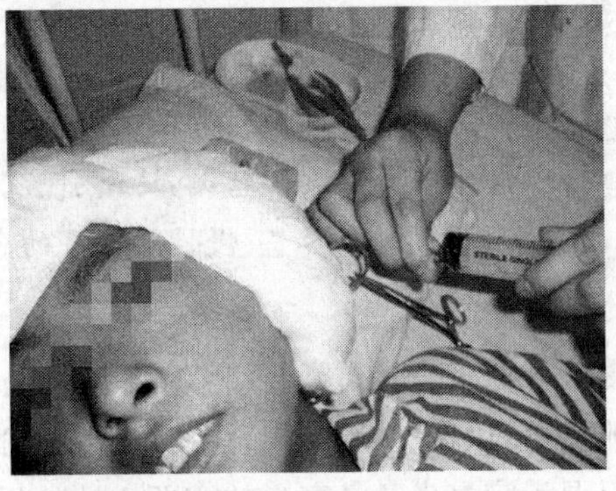</td></tr>
<tr><td>③将注射器内渗血或渗液推出至污物盘内。</td><td>→观察记录渗液的颜色、性质和引流液量。
颜色：色暗红色→淡粉色→淡黄色；
量：第一天多→渐少，及时清理引流渗液。</td></tr>
</table>

续表

操作技术流程	技术依据及相关知识
④用生理盐水反复冲洗注射器，以保持注射器的通畅。 ⑤再次用酒精棉球擦拭注射器与引流管连接处，然后将注射器与引流管衔头连接紧密，松开止血钳，将针栓拉至15ml刻度，用针头穿过小孔固定针栓，避免针栓向前滑行。 ⑥观察引流装置是否漏气，负压是否正常。 ⑦负压装置用胶布固定于病人的头部。 ⑧妥善安置患者，询问有无不适。 ⑨用物正确处理：止血钳、弯盘重新消毒；一次性换药盘丢弃于黄色垃圾桶内。	→保持耳部负压引流装置通畅，若引流管堵塞，随时进行冲洗、更换。 **图172：胶布固定好的负压引流装置(附彩图)** 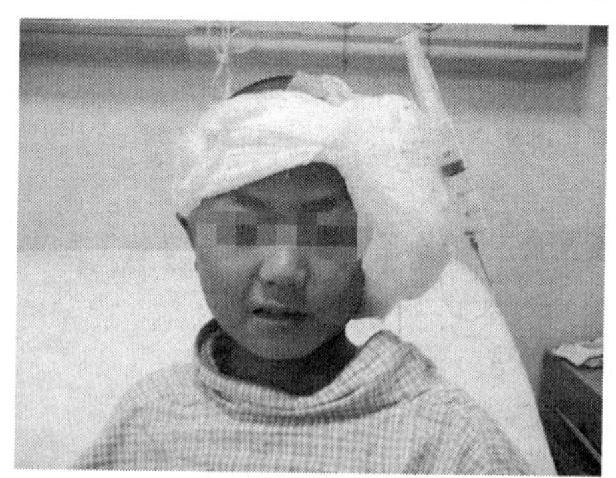 提示：告知患者勿剧烈活动，防引流管脱出。 ※全耳再造Ⅰ期术后的患者：一般耳部伤口10天换药、拆线，胸部敷料5天更换，腿部伤口保持清洁，不予以换药。Ⅱ期术后的患者：耳部伤口10天换药、拆线。

第二节　鼻科常见技术操作

一、鼻腔滴药

【目的】

①收缩或湿润鼻腔黏膜。

②改善鼻腔黏膜状况，达到引流、消炎、消肿、通气的作用。

【适应证】过敏性鼻炎、慢性鼻窦炎的患者。

鼻炎及鼻窦炎是指鼻腔和鼻窦黏膜的炎症，是耳鼻咽喉科最为常见的疾病之一，它对于耳鼻咽喉各处，以及气管、支气管、肺及消化道的生理功能均可产生不良影响，除手术治疗外，鼻腔滴药是治疗鼻炎及鼻窦炎的主要方法。操作者熟练掌握鼻腔滴药的正确方法可以辅助治疗，从而减轻患者痛苦、缩短治疗过程。

操作技术流程	技术依据及相关知识
图 173:外鼻图片 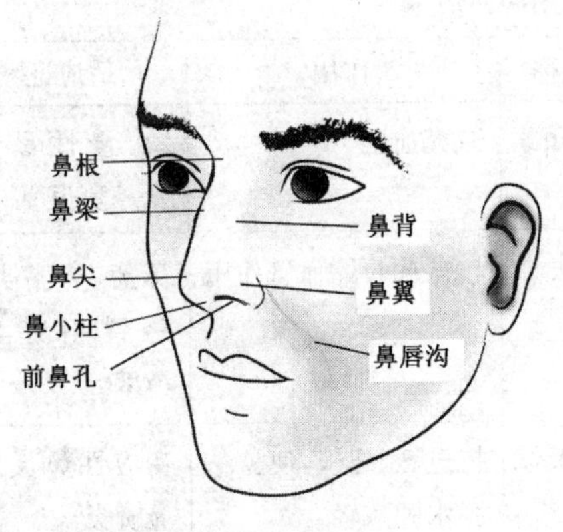 	※鼻是嗅觉器官,也是呼吸门户,分别由外鼻、鼻腔和鼻窦三部分组成,具有呼吸、保护、嗅觉和共鸣的功能。分为:鼻前庭、固有鼻腔两部分。
图 174:鼻窦的面部投影 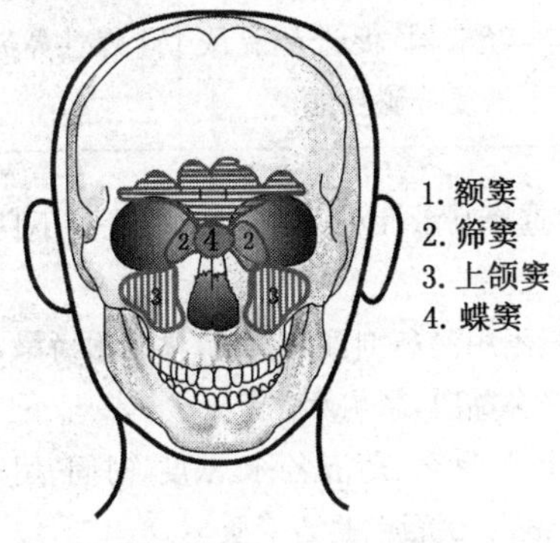 	鼻窦共有几对? 分别是什么? ※鼻窦炎发病原因:感染、解剖结构异常和免疫异常。 ※常见症状:头疼、鼻堵、流涕、发热、失嗅及全身性中毒症状。
【评估】 ①了解患者病情、合作程度及鼻腔状况。 ②向患者讲解鼻腔滴药的目的、操作方法及注意事项。	→鼻腔状况:鼻中隔是否偏曲,鼻腔黏膜有无水肿。 →用和蔼可亲的态度,耐心为患者讲解以取得配合。
【操作前准备】 ①操作者准备:洗手、戴口罩。	→避免交叉感染。

续表

<table>
<tr><th>操作技术流程</th><th>技术依据及相关知识</th></tr>
<tr>
<td>
②用物准备：遵医嘱准备滴鼻剂，消毒棉签，0.9%的生理盐水、清洁纱布。
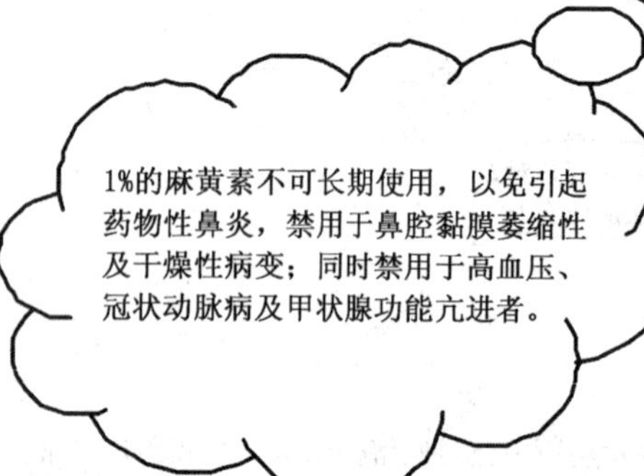
1%的麻黄素不可长期使用，以免引起药物性鼻炎，禁用于鼻腔黏膜萎缩性及干燥性病变；同时禁用于高血压、冠状动脉病及甲状腺功能亢进者。
</td>
<td>
※鼻科常用滴鼻剂
<table>
<tr><th>药物名称</th><th>作用</th><th>适应证</th></tr>
<tr><td>1%的麻黄素</td><td>减充血剂</td><td>急、慢性鼻炎及鼻窦炎</td></tr>
<tr><td>1%氯麻滴鼻剂</td><td>抗菌和收缩血管作用</td><td>鼻炎、鼻窦炎、感冒引起的鼻塞</td></tr>
<tr><td>1%地麻滴鼻剂</td><td>抗过敏、通气，使鼻黏膜水肿减轻</td><td>变应性鼻炎及鼻窦炎</td></tr>
<tr><td>复方薄荷樟脑滴鼻剂</td><td>润滑鼻黏膜、刺激神经末梢，促进鼻黏膜恢复分泌功能。</td><td>萎缩性鼻炎、干燥性鼻炎</td></tr>
</table>
→药液选择：选择刺激性小，且不致引起全身不良反应的药物。
※婴幼儿尽量不用滴鼻剂，因为其鼻黏膜很娇嫩，使用滴鼻剂会刺激鼻黏膜，影响发育。
</td>
</tr>
<tr>
<td>
【操作过程】
①推车至患者床旁，做好三查七对及解释工作。
②用消毒棉签蘸少许0.9%的生理盐水为患者清理双侧鼻腔，协助患者摆好体位，充分暴露鼻腔。
鼻腔滴药的体位有哪几种？
</td>
<td>
→核对患者床号、姓名、药液名称、浓度、时间、用法、有效期，检查药液有无沉淀、是否变质。
→鼻腔分泌物较多者，可自行擤鼻后再清理鼻腔。
鼻腔滴药体位：
①仰卧垂头位：
适用：鼻炎及后组鼻窦炎患者。
方法：仰卧，肩下垫枕（或坐位，紧靠椅背），颈伸直，头后仰，颏尖朝上，使颏隆凸与外耳道口的连线与床面（或地面）垂直。
图175：鼻腔滴药体位
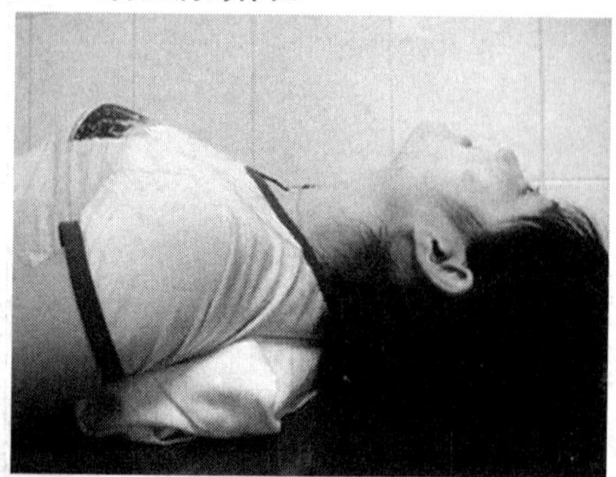
</td>
</tr>
</table>

续表

操作技术流程	技术依据及相关知识
③左手轻推病人鼻尖以充分暴露鼻腔，右手持滴鼻剂距患者鼻孔约 2cm 处，再次核对病人姓名后，每侧(或患侧)鼻孔轻滴药液 2～3 滴。 ④轻捏鼻翼，使药液均匀分布于鼻腔黏膜和鼻窦。 ⑤患者保持原体位 3～5min 后方可坐起，使药液充分进入鼻窦。 ⑥正确处理用物：使用后的棉签丢弃于黄色垃圾桶内。	②侧头位： 适用：前组鼻窦炎患者。 方法：患侧朝下，肩下垫枕，头略下垂。 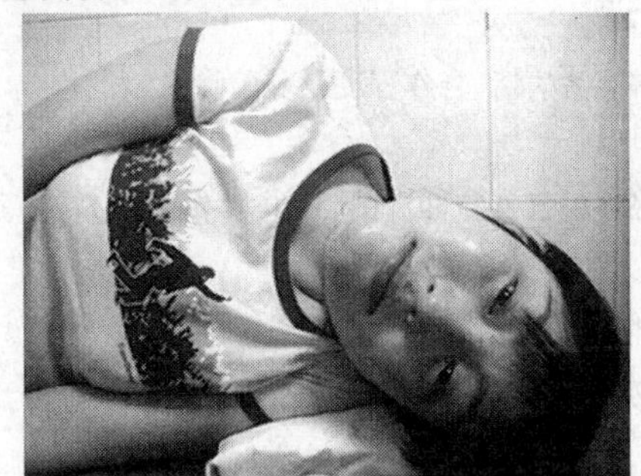 ③坐位： 适用：鼻炎及后组鼻窦炎患者。 方法：坐位，头尽量后仰(要求同仰卧垂头位)。 →取仰卧垂头位(或坐位)的患者，滴入药液后再改成侧头位，侧卧 3～5min。 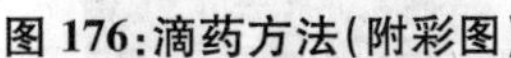 **图 176：滴药方法(附彩图)** 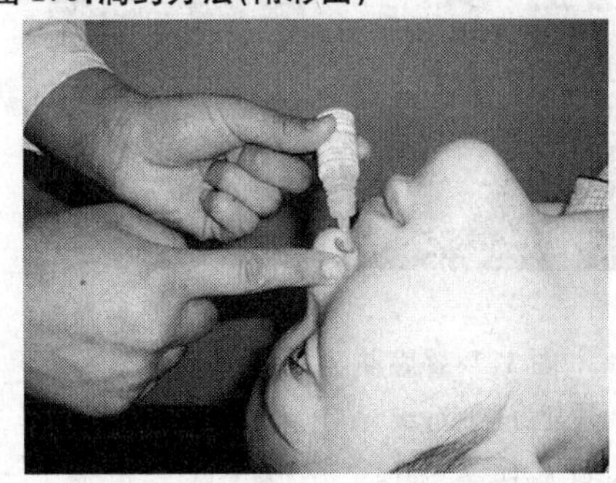

二、鼻腔冲洗

【目的】

①清洗鼻腔，改善血液微循环，促进炎症的吸收。

②用于鼻腔鼻窦术后清痂、引流、抗水肿、止血、收敛，防止术腔粘连。

③提高术后疗效。

【适应证】慢性鼻窦炎、过敏性鼻炎及鼻内镜术后患者。

【禁忌证】脑脊液鼻漏、鼻颅底开放术后及重度中耳感染的患者。

鼻腔冲洗主要应用于耳鼻喉科鼻内镜术后患者鼻腔的清洁，减少术腔内的结痂，促进鼻腔、鼻窦内分泌物的排出，可避免手术后恢复过程中鼻腔极易出现的窦口粘连、术腔粘连。及时清理干痂，可治疗鼻腔黏膜水肿、囊肿，防止进一步演变为息肉组织。从而大大缩短了术后的治疗时间，提高治愈率。同时，鼻腔冲洗还可以起到清除过敏原、湿润干燥黏膜、促进黏膜内血液循环、减轻鼻塞、防止进一步感染等作用。

操作技术流程	技术依据及相关知识
【评估】	
①了解患者病情、合作程度及鼻腔渗血情况。	→患者鼻内镜术后48h拔除鼻腔内填塞物，72h后遵医嘱行鼻腔冲洗。
②向患者讲解鼻腔冲洗的目的、操作方法及注意事项。	→与患者沟通时，耐心讲解宣教内容，做到语言规范、通俗易懂、态度和蔼，使患者积极配合。
【操作前准备】	
①用物准备：鼻腔冲洗器、药液。 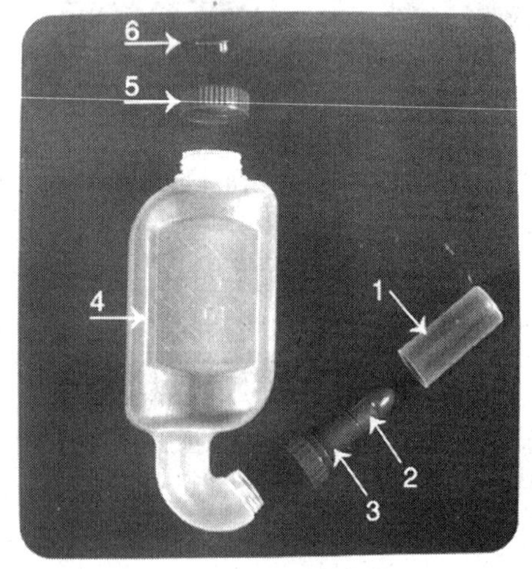 **图177：鼻腔冲洗器（附彩图）** 鼻腔冲洗器由六部分组成：1. 清洗器鼻塞端口外罩；2. 清洗器鼻塞端口；3. 清洗器下盖；4. 清洗器瓶体；5. 清洗器上盖；6. 清洗器上盖盖塞	→认真了解鼻腔冲洗器的特征和使用方法。
②患者准备。	→药液温度适宜：温度过高，可造成鼻腔内血管扩张，引起鼻出血；温度过低，可使鼻腔内血管收缩，造成伤口局部供血不足，愈合欠佳。
【操作过程】	
①备好用物至患者床旁。	
②指导患者摆好体位，告知患者鼻腔冲洗器的作用机理及正确使用方法。	→患者擤鼻，避免用力，取坐位或立位，头部稍稍向前倾斜30°。
③鼻腔冲洗器的使用方法：	→作用机制：通过用手挤压鼻腔清洗器瓶体产生压力将储存在瓶体内的液体经塞端口压入患者鼻腔，产生具有一定机械强度的水流，对鼻腔进行清洗。

续表

操作技术流程	技术依据及相关知识
a. 冲洗器鼻塞端口倾斜向上，瓶身竖直，鼻塞端口上标志的手形图案指向下盖上标示的 0(关闭位置)。见图 178。	图 178 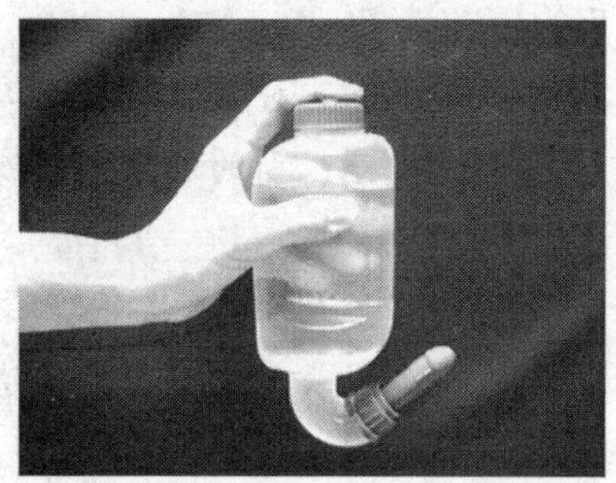
b. 拔出清洗器上盖盖塞，一手握住瓶体凹陷处，并用食指堵住上盖进气孔。另一手将鼻塞端口按端口上箭头所指方向旋至手形图案指示出水位置 1 或 2。见图 179。	图 179 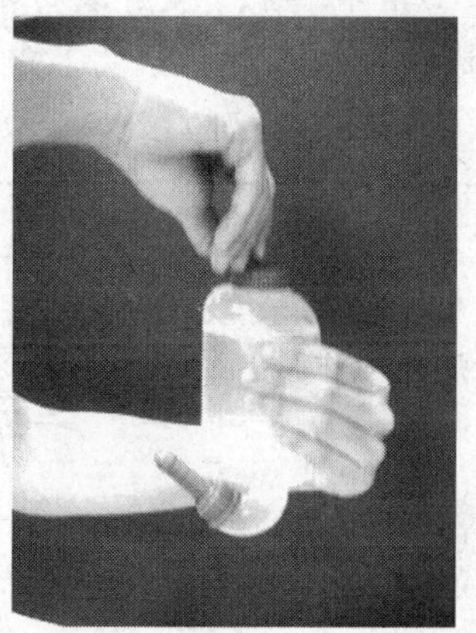
c. 将鼻塞端口堵住需冲洗的鼻孔，握住清洗器瓶体的手同时挤压瓶体开始冲洗鼻腔，冲洗液从另一侧鼻孔或口腔流出。松开食指，气体进入瓶内后，再次重复上述动作。见图 180。	图 180 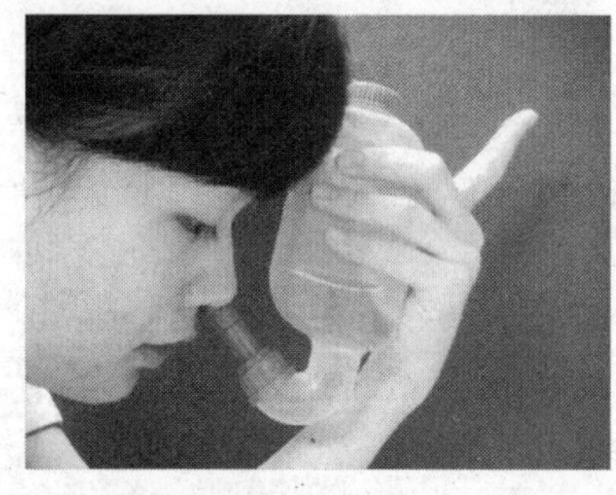
d. 冲洗完毕后，将清洗器鼻塞端口旋至 0 位置，重新盖上盖塞。	冲洗时不宜做吞咽动作及用力擤鼻，以免导致中耳炎。
e. 冲洗一次鼻腔使用冲洗液约 260ml，再次冲洗时，将补充液倒入清洗器内进行使用。 ④操作后，观察病情，询问患者有无不适，如有不适，及时通知医生，给予相应处理。	提示：鼻腔冲洗时间应根据病情而定或遵医嘱。

三、鼻窦阴压置换

【目的】

①吸引鼻腔内分泌物，促进鼻窦引流。

②利用负压吸引的原理使药液充分进入鼻窦以达到治疗目的。

【适应证】

①儿童慢性鼻窦炎，以上颌窦炎最为常见。

②儿童急性鼻窦炎全身症状消退期。

【禁忌证】

①急性鼻窦炎或慢性鼻窦炎急性发作期，以免加重出血或使感染扩散。

②鼻部肿瘤、有全身或局部出血倾向的患者，行鼻窦阴压置换疗法可引起鼻出血。

操作技术流程	技术依据及相关知识
【评估】 ①了解患者病情、合作程度及鼻腔状况。	鼻窦阴压置换治疗原理： ①当患者均匀发"开—开—开"音的瞬间，软腭上举，鼻咽腔后下口闭合；"开"音中断的瞬间，软腭复位，鼻咽腔后下口开放； ②平时鼻腔-鼻咽腔内压力（腔内压）与窦腔内的压力（窦内压）基本同处等压（常压）状态；治疗时，三口齐开或齐闭，且在闭合时吸引，使得腔内压和窦内压之间产生正负压力交替性变化，脓液得以排出窦外，药液进入窦内。
②向患者讲解阴压置换的目的、操作方法及注意事项。 【操作前准备】 ①操作者准备：洗手、戴口罩。 ②用物准备： 负压吸引装置1套；	→与患者沟通时语言规范，态度和蔼。 **图181：鼻窦阴压置换用物** 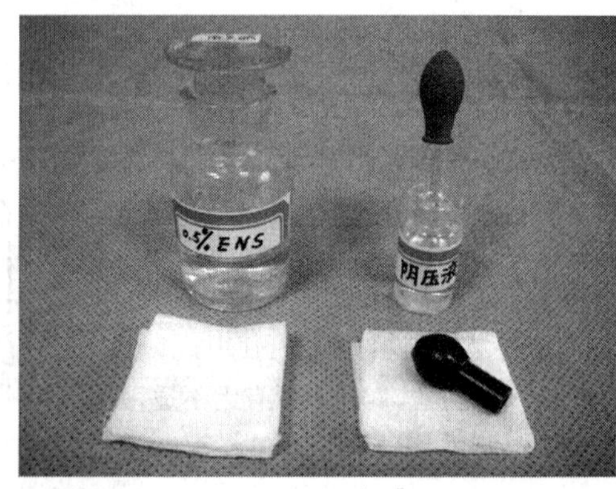

续表

操作技术流程	技术依据及相关知识
治疗盘:盘内放置橄榄头、麻黄素药液(成人用1%的麻黄素,儿童用0.5%的麻黄素)、阴压液、滴管、清洁纱布。	
【操作过程】 ①推车至患者床旁,核对床号、姓名,做好解释工作。	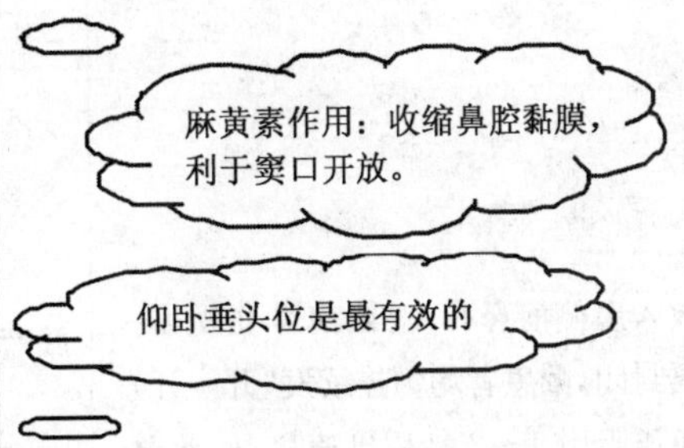
②协助患者摆好体位,肩下垫枕,颈伸直,头后仰,使颏突与外耳道口连线与台面(即床面)垂直。见图182。	图182:患者头向后仰时,额部向上,与外耳道入口呈一垂直线(附彩图) 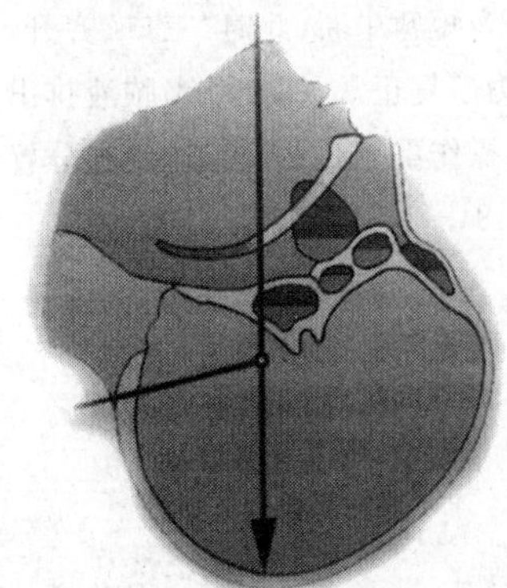
③操作者左手轻推鼻尖,右手持滴管,自治疗侧前鼻孔贴壁徐徐滴入1%的麻黄素3~5滴收缩中鼻道及嗅裂等处黏膜,以利于窦口打开,2~3min之后嘱患者擤尽鼻涕,保持鼻腔清洁。见图183。	图183:滴入药液可使各窦口淹没在药液的水平面下,以充分发挥药效(附彩图) 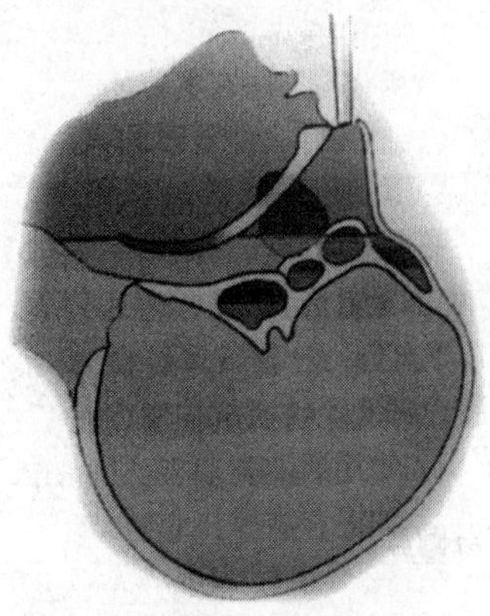
④患者卧位同前,向患侧鼻腔滴入2~3ml阴压液,嘱患者张口呼吸。	→患者张口呼吸,防止药液进入口腔,引起呛咳。

续表

操作技术流程	技术依据及相关知识
⑤连接负压吸引装置后，在吸引器的皮管末端接橄榄头，打开并调节负压吸引器，使负压小于24kPa(180mmHg)。	→负压压力不宜过高，持续吸引和每次治疗的时间不宜过久，否则可引起患者头痛、耳痛或鼻出血等不适。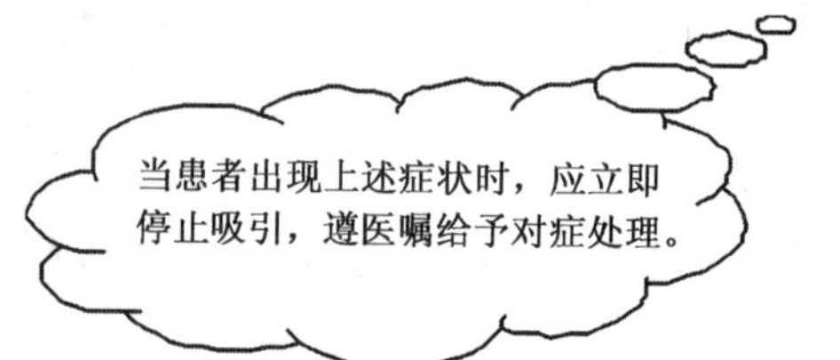
⑥将橄榄头放入患侧前鼻孔，对侧前鼻孔用另一只手指压鼻翼封闭，嘱患者均匀连续发“开—开—开”音，同时负压吸引1～2秒后迅速移开，此时，对侧前鼻孔和鼻咽齐闭合，使鼻腔及鼻咽腔为一封闭腔并呈负压状态；移开患侧橄榄头，松开另一侧手指，“开”音短暂中断，此时“三口”齐开，鼻腔及鼻咽腔压力恢复正常，利于鼻窦脓液排出和药液进入；上述操作重复3～4次，达到充分置换的目的。见图184～185。	**图184：发“开”音，使软腭封闭，以吸引器吸引使鼻腔产生负压(附彩图)**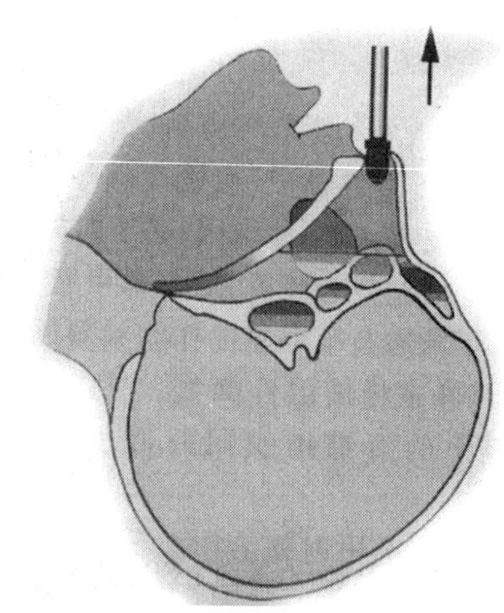**图185：鼻窦阴压置换操作**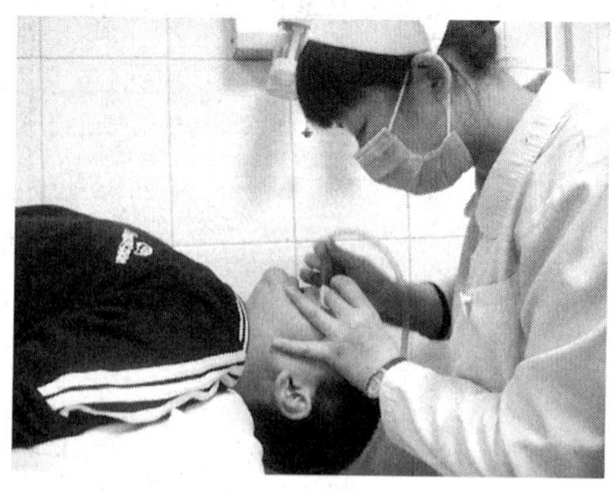
⑦同法治疗对侧鼻腔。	※双侧鼻窦病变患者，操作时可双侧鼻腔同时滴药，左右交替进行；幼儿不能合作者，其哭泣时软腭已自动上举封闭鼻咽部，也近乎发“开”音。

续表

操作技术流程	技术依据及相关知识
⑧操作后，协助患者坐起并清洁面部，让其吐出口内和鼻腔内药液及分泌物，部分药液将仍留于鼻腔内。询问患者有无不适，直立位保持 15min，在此期间不宜擤鼻或弯腰，使得药液存留于鼻窦内，已达到治疗效果。见图 186。	**图 186：直立位，药液留于鼻窦(附彩图)** 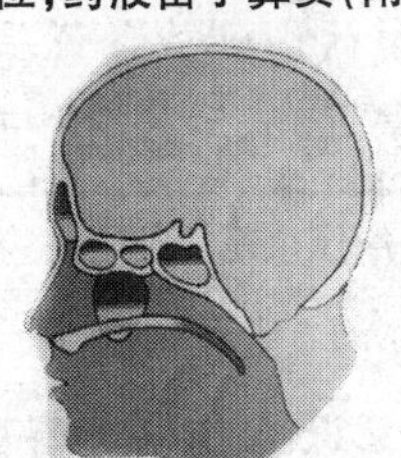 阴压置换疗程
⑨正确处理用物： 滴管和橄榄头：应用流动清水冲洗后，万福金安消毒液浸泡消毒 10min，用纯化水冲洗后擦干备用。 负压吸引管：用含氯消毒液点式冲洗，将管内分泌物冲净后收起备用。	根据患者病情，1～2 天治疗 1 次，若间隔日久，效果不佳。4～5 次不见效，应考虑改用其他方法治疗。 **图 187：负压吸引装置** 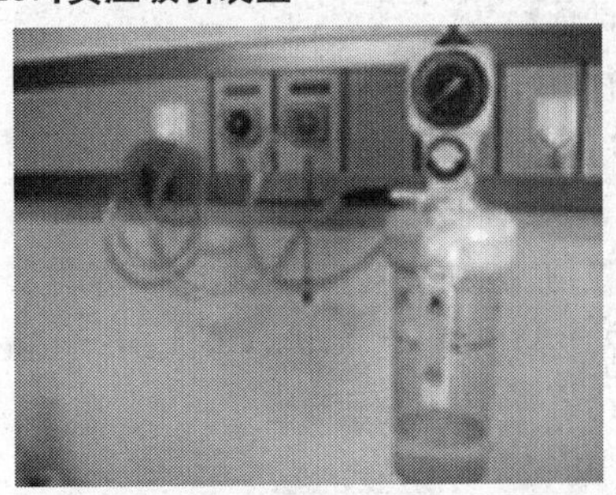

第三节　喉科常见技术操作

一、鼻饲喂养

【目的】

①供给营养、水分和药物。

②胃液分析及胃肠减压。

【适应证】

①昏迷、口腔疾患、手术等不能经口进食的患者。

②吞咽障碍的患者。

③肠炎等内科消化系统疾病的患者。

④营养支持。

鼻饲法是通过导管将营养丰富的流质饮食或营养液、水和药物注入胃内的方法。鼻饲营养优点：①防止肠黏膜萎缩，维持免疫功能；②与中心静脉营养相比，降低了由导管所致败血症等并发症的发生；③降低了费用。通过对鼻饲法相关知识的了解和基本护理操作技能的熟练掌握，使护理人员认识到饮食营养与健康的密切关系，从而使护理人员在正确评估患者营养状况的同时，采取最有效的途径满足患者营养需要，促进早日康复。

操作技术流程	技术依据及相关知识
【评估】 ①了解患者病情、意识，合作程度，鼻腔状况及患者需要。 ②向患者讲解鼻饲喂养的目的、操作方法及注意事项。	→插胃管会有一些不适。如恶心，请不要紧张，遵护士的口令配合插管就会很顺利。 ※呕吐反射小常识：呕吐反射是阻止异物进入机体的一种防御性反射。当口腔和咽喉以及胃黏膜受到机械性或化学性刺激，或者发生炎症时，其信号传至脑干部的呕吐中枢，产生呕吐的动作。易引起呕吐反射的部位是软腭和舌后部的2/3处。
【操作前准备】 ①操作者准备：洗手、戴口罩。 ②用物准备：治疗盘铺无菌巾，内置治疗碗、消毒胃管、镊子、弯盘、60ml 注射器、纱布 2 块、石蜡油、压舌板、棉签、听诊器，另备线绳、适量温开水(30～40℃)、号码纸、笔、肠内营养液、手套、输液器、治疗巾。	**图 188：鼻饲操作前用物准备** 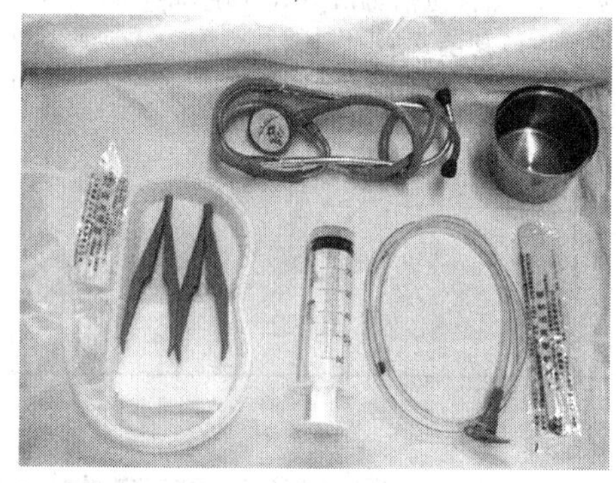
【操作过程】 ①携用物至患者床边。对神志清醒的患者应说明插管目的，以取得配合。	→若患者意识障碍，要对其家属说明争得同意和理解。
②患者取坐位、半卧位或平卧位，颌下铺治疗巾，用棉签蘸取清水为患者清洁鼻腔。	→平卧位难以将胃管插入，容易插入气管。应将肩下垫枕，将下颌抬起，身体采取稍前倾的姿势。
③用石蜡油纱布润滑胃管前段，左手持纱布托住胃管，右手持镊子夹住胃管前段，轻抬上腭，沿患者一侧鼻孔轻轻插入。插入咽喉部(胃管 14～16cm)时指导患者头前倾，做深呼吸及吞咽动作，同时将胃管送下，插入深度为 45～55cm(婴儿14～18cm)。插管时，若患者出现恶心，应暂停片刻，嘱其做深呼吸或吞咽动作，待病人平稳后再将胃管插入。	→插管时，若遇到呛咳或敏感者可用 1%丁卡因喷雾剂等麻醉剂进行局部麻醉，同时观察患者是否对丁卡因过敏。 →胃管插入的长度：从鼻尖到耳垂的长度加上耳垂到剑突之间的长度之和，或发际到剑突的长度。

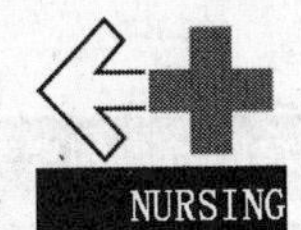

续表

<table>
<tr><th>操作技术流程</th><th>技术依据及相关知识</th></tr>
<tr><td></td><td>图 189:耳垂至剑突测量法 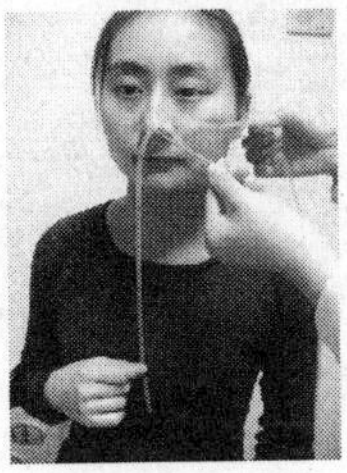
图 190:发际至剑突测量法 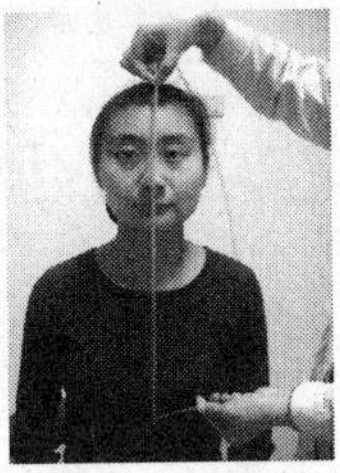</td></tr>
<tr><td>④检查胃管是否在胃内,可用以下方法证实:</td><td>※插管过程异常情况及处理方法:
<table>
<tr><th></th><th>原因</th><th>处理</th></tr>
<tr><td>恶心呕吐</td><td>胃管刺激鼻咽部,通过神经反射引起</td><td>护士暂停插管,嘱病人深呼吸,全身放松</td></tr>
<tr><td>误入气管</td><td>①护士:解释不当
②病人:配合不好</td><td>立即拔出胃管</td></tr>
<tr><td>插入不畅</td><td>①插入口腔
②碰到食管的狭窄处</td><td>①嘱病人张口,检查胃管是否盘在口中,若是,立即拔出
②护士暂停插管,嘱病人深呼吸,全身放松</td></tr>
</table></td></tr>
<tr><td>a. 注射器抽胃液,有胃液抽出。见图 191。</td><td>图 191:抽胃液法</td></tr>
<tr><td>b. 将胃管放入盛水的碗内,无气泡逸出。如有大量气体逸出,表示误入气管。见图 192。</td><td>图 192:气泡法</td></tr>
</table>

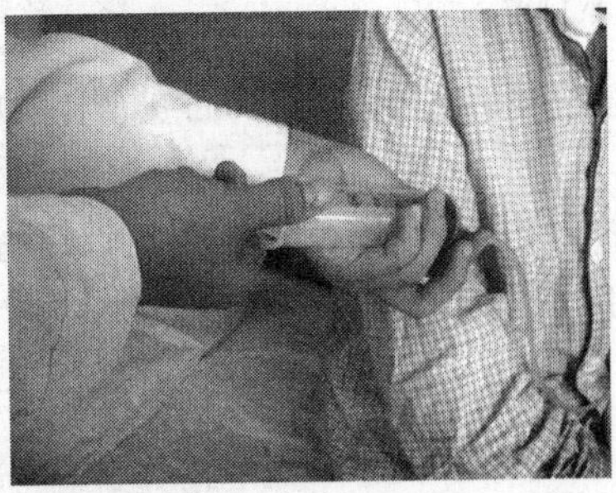

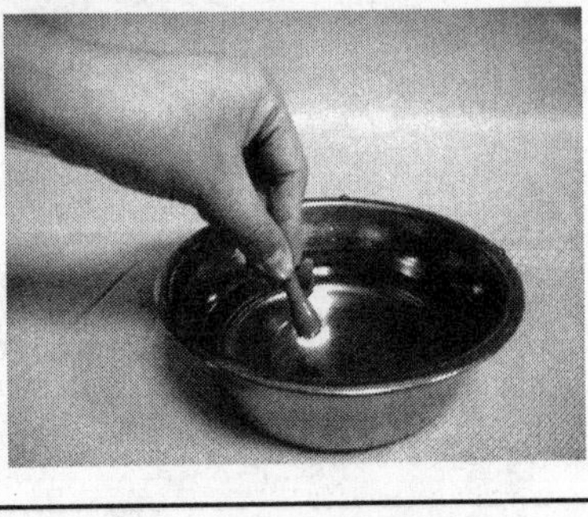

续表

操作技术流程	技术依据及相关知识
c. 置听诊器于胃部，用注射器从胃管注入 10ml 气体，听诊胃部有气过水声。见图 193。	图 193：胃部听诊法 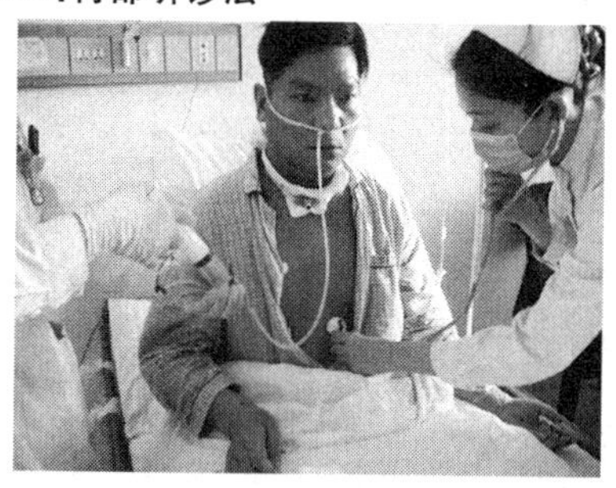
⑤确认胃管在胃内后，用线绳固定胃管于患者鼻翼及耳部(或用丝绸胶布直接粘贴于患者鼻翼两侧)，再将胃管开口端抬高反折，用纱布固定并系紧。 ⑥整理床单位，清理用物，洗手。在胃管上贴上日期及时间。 ⑦营养液的注入。注意四度：a. 抬高床头角度 45°角。b. 营养液的温度 38～40℃或接近正常人体温。c. 注入营养液的速度，均匀缓慢推注。d. 营养液可直接注入胃管内。 床头角度 30°～45°，鼻饲温度接近体温，眼鼻饲速度，鼻饲液的浓度。 a. 向患者解释营养液的作用，取得配合。 b. 洗手、戴口罩。	→固定胃管，线绳要一长一短，系带在侧面，避免在正后方使得患者仰卧时头部不舒适。用线绳固定牢固，胃管不易脱出，也不会损伤皮肤。定期更换线绳，脏时随时换。 图 194：线绳、丝绸胶带固定胃管 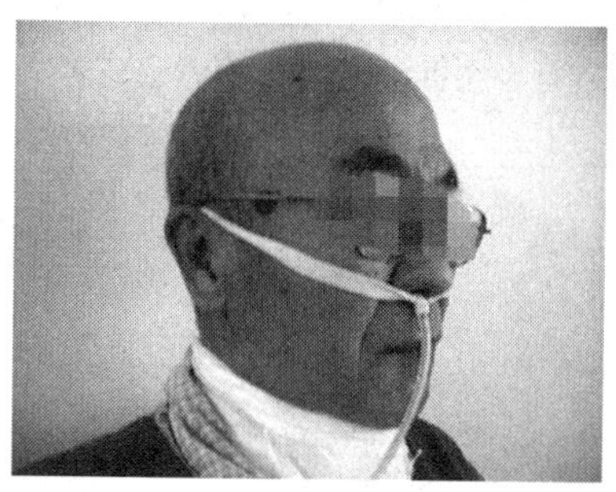 营养液的温度为38～40℃
c. 用物准备：营养液、温开水，60ml 无菌注射器、输液器。 d. 鼻饲前从胃管内注入少量温开水，以冲洗胃管。见图 195。	→营养液的种类： ①肠内营养乳剂：(TPF-T)瑞能，(TPF-D)瑞代。适宜糖尿病患者。 ②肠内营养粉剂：(TP)安素。 图 195：鼻饲前、后注入温开水(附彩图) 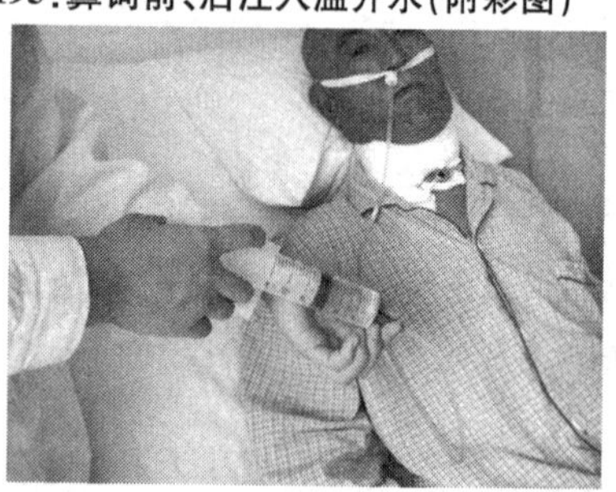
e. 挂吊瓶，打开调节夹排好营养液。连接输液器和胃管，打开调节夹，使营养液流入胃管。	→吊瓶的高度，根据营养液的黏稠度进行调节，为避免营养液过度刺激胃黏膜，胃部与吊瓶液面之间的落差最好在 50cm 以内。

续表

操作技术流程	技术依据及相关知识
f. 在营养液注入过程中巡视病房，密切观察患者有无现腹胀、胃部不适、发冷和呃逆。见图 196。	→注入速度：一般为 60～400ml/h(初次注入者，开始滴速控制在 20～30ml/h)，滴速/min＝营养液量(ml)×15(滴)÷给予时间×60(min)。 **图 196:鼻饲营养液** 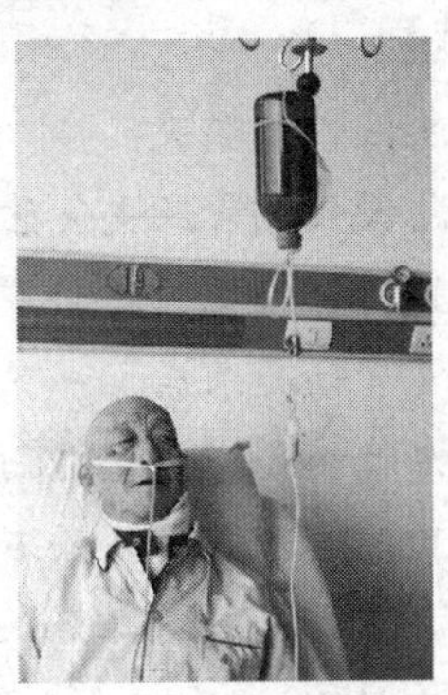
g. 鼻饲后从胃管内注入少量温开水，以冲洗胃管。 ⑧拔管 a. 向患者做好解释工作并取得配合。 b. 准备用物：手套、纱布。 c. 解开系带。 d. 用纱布包裹近鼻孔处的胃管缓慢拔出，拔时应反折胃管以免胃管内液体溢出。 e. 清洁患者口鼻、面部，协助患者漱口，给予舒适卧位。 【注意事项】 ①插管动作轻稳，特别是在通过食管四个狭窄处时，避免损伤食管黏膜。见图 197。 ②鼻饲前应检查胃管是否在胃内以及胃管插入的长度。 ③经鼻饲管给药时，将药片研碎、溶解后再灌入。 ④长期鼻饲者应每天进行口腔护理，无菌注射器每天更换。	→避免食物堵塞或存积于胃管内变质食物注入胃内引起胃肠炎。 →反折是为了阻止在拔管过程中出现腹腔压力升高，造成胃内容物从胃管溢出。 **图 197:食管四个生理狭窄** 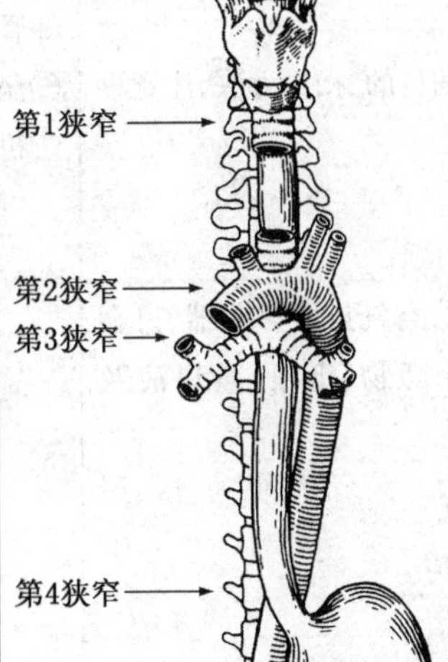 食管的起始处，距离中切牙约 15cm 主动脉弓压迫食管处，距中切牙约 23cm 左主支气管后方与之交叉处，距离中切牙约 25cm 穿膈的食管裂孔处，距离中切牙约 40cm ※食管四个狭窄是异物易滞留处和肿瘤好发部位。临床上进行管内插管操作时，要注意其狭窄，防止损伤食管壁。

二、空气压缩雾化吸入

【目的】

①减轻气道黏膜水肿及炎症。

②促进气道纤毛运动，降低分泌物的黏稠度，促进排痰，改善通气。

【适应证】

①急慢性咽喉炎。

②急慢性气管及支气管炎。

③肺炎、鼻炎。

④气管切开术后。

⑤哮喘、慢性阻塞性肺病。

⑥其他一些急慢性或原发性支气管和肺部疾病。

正常呼吸情况下，气体通过上气道时被加热到37℃，湿度为80%。但当气体不通过上气道时，如气管插管及气管切开等因素时，就会引起气道黏膜干燥，纤毛运动降低，分泌物容易蓄积，这样易发生气道狭窄或堵塞，可能由此导致低氧血症危及病人的生命。因此，可以通过雾化吸入加湿气道，促进分泌物排出。

临床中雾化吸入的种类很多，有氧气雾化吸入法、超声雾化吸入法、空气压缩雾化吸入法三种，目前应用最普遍的是空气压缩雾化吸入法。

操作技术流程	技术依据及必备知识
【评估】 ①了解患者病情、合作程度。 ②向患者讲解雾化吸入的目的、操作方法、注意事项及药物作用、副作用。 【操作前准备】 ①操作者准备：洗手、戴口罩。 ②用物准备：医嘱或处方、空气压缩雾化器、口含嘴（面罩）、注射器、雾化药物、纸巾、漱口液及口杯。	※空气压缩雾化器的优点 ①雾化容积小(2ml)　②用药量少，浓度高 ③颗粒大小选择性强　④同时雾化几种药 ⑤病人耐受性好　⑥可彻底洗涤和消毒 ⑦机器寿命长 图198：空气压缩雾化器 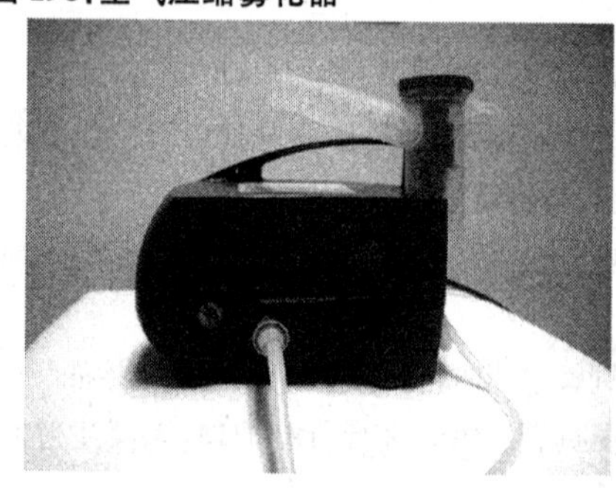
【操作过程】 ①二人核对医嘱，携用物至患者床旁。 ②患者取坐位或根据情况取侧卧位。 ③协助患者用漱口液漱口。	 →易于扩胸和腹式呼吸。 →防止吸入口腔细菌。

续表

操作技术流程	技术依据及必备知识
④空气压缩雾化器的使用： a. 将雾化器放置低于患者的位置，接上电源。 b. 逆时针方向旋转雾化器，取下其上半部和通气活瓣圆盖。 c. 遵医嘱用注射器抽吸药液并置于雾化装置内，药量范围 2～8ml。 d. 将上半部垂直插入雾化器中，安装时注意上半部半圆形的圆片要对准口含嘴的方向，然后按顺时针方向旋紧。 e. 安装口含嘴或面罩，使用面罩时需将雾化器上端的通气活瓣圆盖取下。 f. 手握雾化器，连接压缩机的空气导管。 g. 含住口含器，缓缓吸气；面罩罩住口鼻，用力适当，雾化器要一直保持竖直向上。见图：200。 h. 打开雾化器开关，调节雾的大小。 i. 雾化完毕，取下口含嘴或面罩，关掉开关。	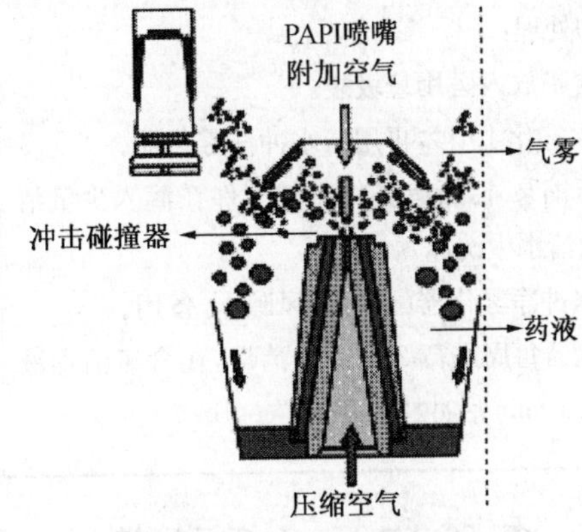 **图 199：压缩雾化器工作原理示意图** 在动力源驱使下，液体药物被雾化成细微颗粒，随着自然呼吸直接作用患病部位。 **图 200：空气压缩泵式雾化吸入** 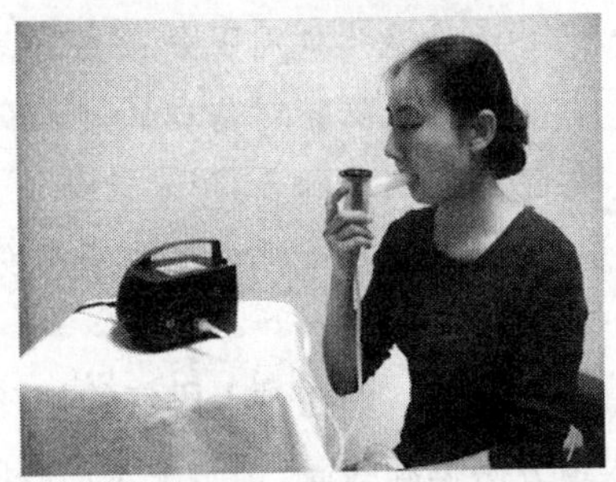 **图 201：氧气雾化吸入** 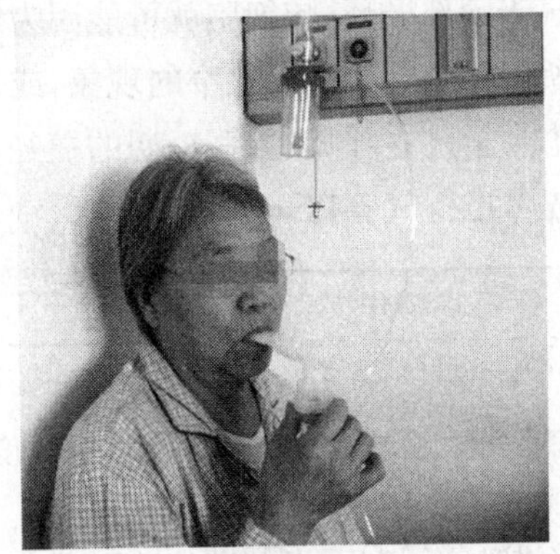
j. 对患者面部进行清洁，观察患者咳嗽状况、呼吸状态及痰液性状。	→雾化吸入注意事项：喷雾器不能由几个病人共用，如果几个病人共用一台机器，每人应分别使用一支喷雾器，同时定期检查压缩机的空气过滤内芯，若有必要及时更换。

续表

操作技术流程	技术依据及必备知识
⑤用物处理： a. 口含嘴放入医用垃圾袋。 b. 清水雾化 10 秒，再用清水冲洗雾化器。 c. 除压缩泵外，所有雾化器的配件在滴入少量清洁剂的清水中洗涤。 d. 清水冲净雾化器配件，吹风晾干，备用。 e. 雾化器每周进行 2 次常规消毒，在含氯消毒液中浸泡 10min 后冲洗备用。	→雾化吸入过程中，患者可能会因为以下几方面原因引起咳嗽： ①吸入药物在雾化过程中会因蒸发而温度降低，严重的黏膜炎症患者在吸入气雾温度较低时会引发咳嗽。 ②吸入药物浓度过高。如怀疑由该原因引起，应加入生理盐水稀释药液。 ③吸入药液酸碱度过高。

三、气管切开术后换药

【目的】

①观察颈部伤口恢复情况。

②清除造瘘口周围分泌物，保持伤口清洁干燥。

③减少分泌物对伤口的刺激及细菌感染。

④促进创面愈合，使患者舒适。

【适应证】喉阻塞或呼吸道狭窄而发生严重呼吸困难行气管切开者。

气管切开术是一种在颈上段气管切开、造瘘，插入特制气管套管，以解除上呼吸道梗阻、吸出下呼吸道分泌物和给氧、预防手术后呼吸道阻塞，而进行的紧急、半紧急和预防性手术，气管切开位置一般 3～4 气管环。它基本上属于一种紧急救命步骤，人体一旦 3～5min 内无法供应充足氧气于脑部循环，脑细胞就可能因为缺氧过久而无法恢复正常，形成植物人，甚至危及到生命。所以如果呼吸道有狭窄的现象，或是体力虚弱到无法顺利的排出自己呼吸道的分泌物，必须考虑及早建立呼吸通道，短期的捷径可以从口鼻插入麻醉插管取代，长期(2～4 周以上)则应优先考虑行气管切开术。

操作技术流程	技术依据及相关知识
【评估】 ①了解患者病情、合作程度及痰液状况(黏稠度、颜色、量)。 ②向患者讲解气管切开术后换药的目的、操作方法及注意事项。	→气管切开患者不能说话，常有焦急、烦躁心理，护士主动与患者交流，告诉患者插管是暂时的，病情好转后可以拔除，并介绍同种疾病病友恢复情况。利用准备好的纸笔及写字板，让患者用文字表达需求，随时观察患者的表情和眼神，判断其有无不适。

续表

操作技术流程	技术依据及相关知识
【操作前准备】 ①操作者准备:洗手、戴口罩。 ②用物准备:弯盘、止血钳、枪状镊、剪口纱布、75%的酒精棉块若干、生理盐水棉块2～3块、治疗巾、胶布、医用垃圾袋、快速手消毒液、负压吸引装置。见图202。	图202:气管切开换药物品 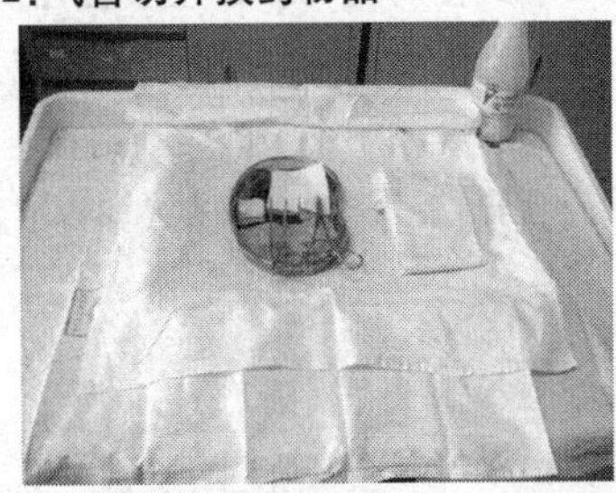
【操作过程】 ①将用物推至病人床旁,再次向患者做好解释工作取得配合。 ②为患者摆好体位(坐位或仰卧位),充分暴露颈部以便操作。见图203。	图203:气管切开换药患者仰卧位图(附彩图) 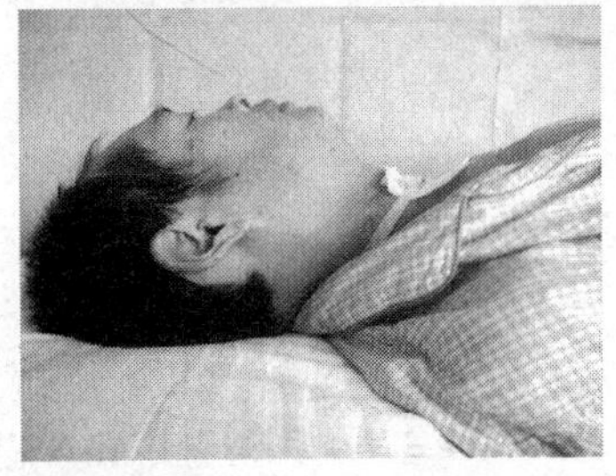
③为患者吸净套管内分泌物后,取出套管下污染的剪口纱布放入医用垃圾袋内。	→吸痰时间不应超过10～15s,观察病人面色,痰液的颜色、性质等。观察纱布上分泌物的颜色、性质、量。若发现分泌物异常,要及时通知医生,必要时做分泌物细菌培养和药敏试验。
④七步洗手法洗手。 ⑤为患者颈、肩部铺治疗巾,由外向内依次消毒皮肤直至造瘘口周围,消毒面积为切口周围10～15cm。首先用止血钳夹取一块75%酒精棉块消毒,由于接触患者的止血钳不能再夹取无菌棉块,可使用枪状镊夹取无菌75%酒精棉球,二者递接时不能接触,镊子在上,止血钳在下,避免污染。绿脓感染患者最后换药。见图:204。	→注意无菌操作,不要跨越无菌区。酒精棉块干湿适宜,一块棉块不可反复消毒,消毒区域不要有空隙,造瘘口要消毒彻底,以棉块无分泌物为准。 图204:气管切开换药皮肤消毒(附彩图) 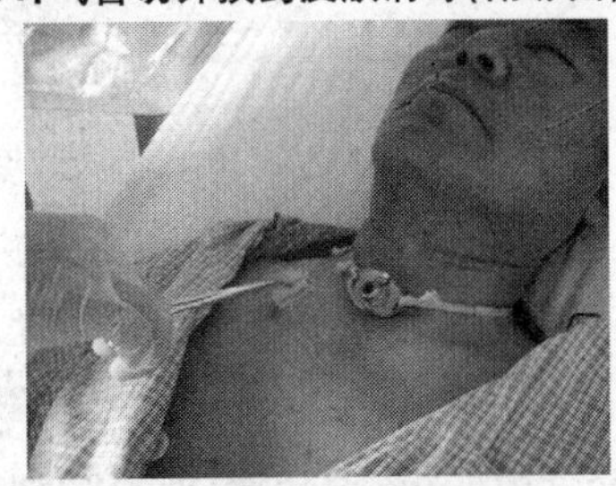
⑥用生理盐水棉块擦净套管柄上的分泌物,棉块用后放入医用垃圾袋。	图205:更换纱布垫示意图(附彩图) 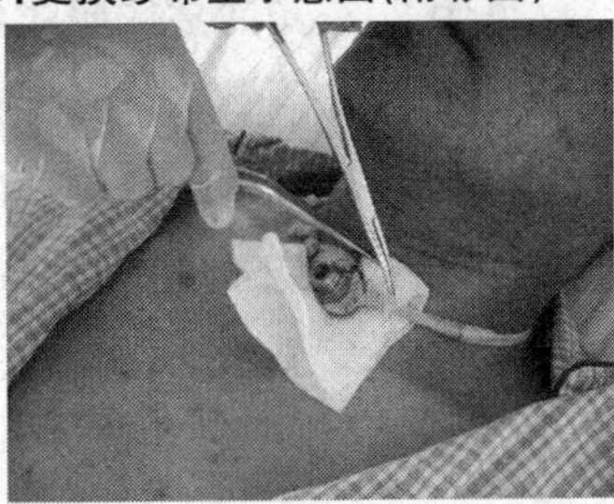

续表

操作技术流程	技术依据及相关知识
⑦用枪状镊夹取无菌的剪口纱布置于套管柄，动作轻柔。避免引起呛咳反应，并用胶布固定。见图：205。	→换药时，牵拉套管会刺激气管壁黏膜而引起咳嗽。
⑧插入气管内套管，滴入盐水，并用湿纱布覆盖套管口。	→覆盖湿纱布，可以湿化气道，防止痰液结痂。 **图 206：调整系带松紧度** 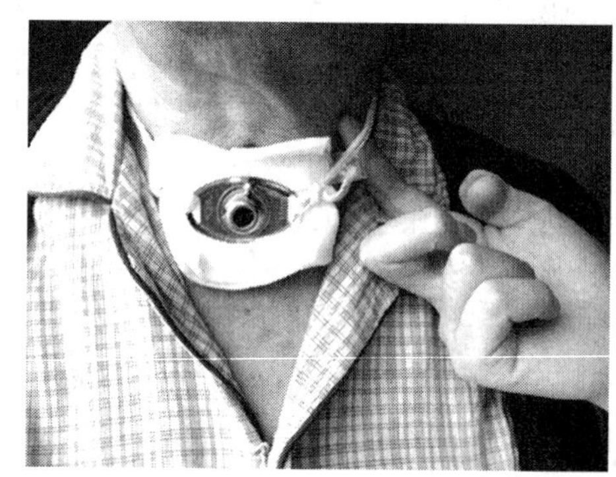
⑨调节系带松紧度，以伸进一手指为宜。见图：206。 ⑩整理用物，协助患者摆好体位，整理床单位。 ⑪七步洗手法洗手。	→过紧：套管远端与气管壁紧密接触，易引起咳嗽；过松：有套管脱出的危险。 →治疗巾置于车下污物桶内，换药盘、止血钳、枪状镊放在 1000mg/L 含氯消毒液中浸泡 30min，棉块、纱布等污物放在医用垃圾桶内。

四、消毒气管内套管

【目的】

①防止痰液黏稠堵塞套管，引起呼吸不畅。

②防止痰液积聚，引起感染。

【适应证】气管切开后佩戴套管者。

气管套管由底板、内套管、外套管和管芯组成，临床中常用的材质有金属（不锈钢）、塑料或硅胶“T”形管（见图 207～209），依照疾病需要佩带气管切开套管的时间长短而选择有所不同。一般而言，塑胶材质比较便宜，多使用于紧急情况或做 CT 检查，最好在 1 周内更换，以免管径内浓痰卡住，影响呼吸道的通畅；硅胶套管为有内外管的双管形式、有嵌入发音瓣膜的形式，可以适合于各种不同的病况的气管，唯一缺点是价格较贵一些；金属材质包括纯银、纯铜及不锈钢两种，前两者已经很少见，目前多为不锈钢质料，主要作用可降低组织反应、减少气管肉芽肿的形成，不易老化损坏，使用时间长。

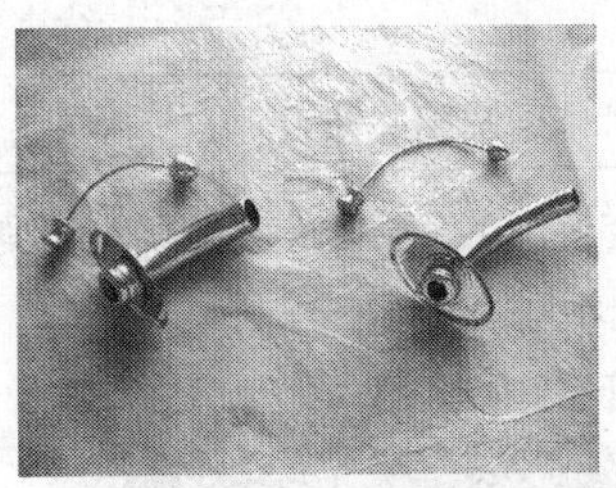
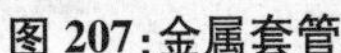
图 207:金属套管

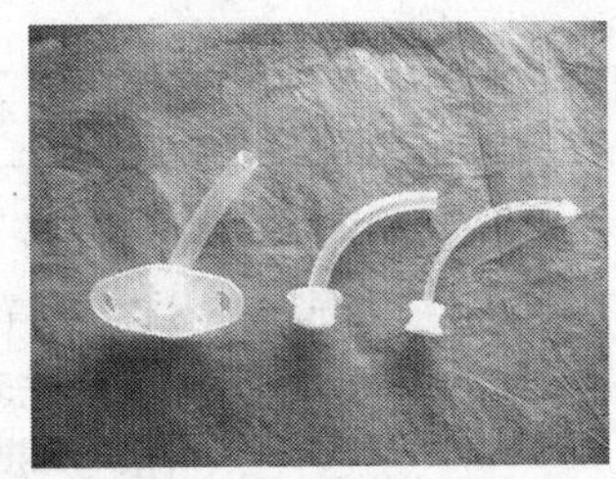
图 208:塑料套管

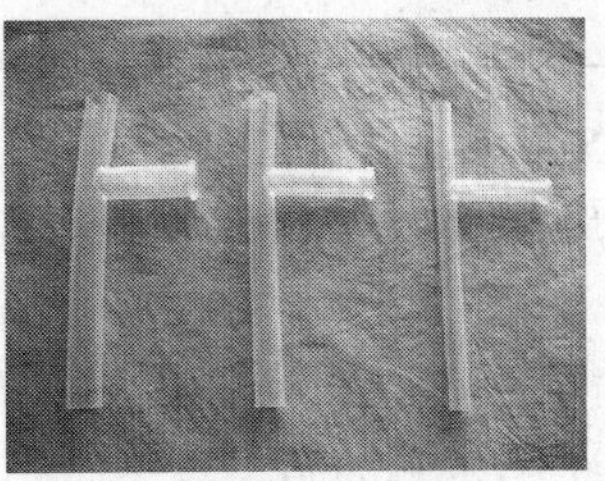
图 209:硅胶 T 型管

操作技术流程	技术依据及相关知识
【评估】 ①了解患者病情、合作程度及气管套管内痰液状况(颜色、性质、量)。 ②向患者讲解消毒气管内套管的目的、操作方法及注意事项。	提示:这里所说的套管是指金属(不锈钢)套管。 **图 210:从左至右依次为外套管、内套管、管芯** 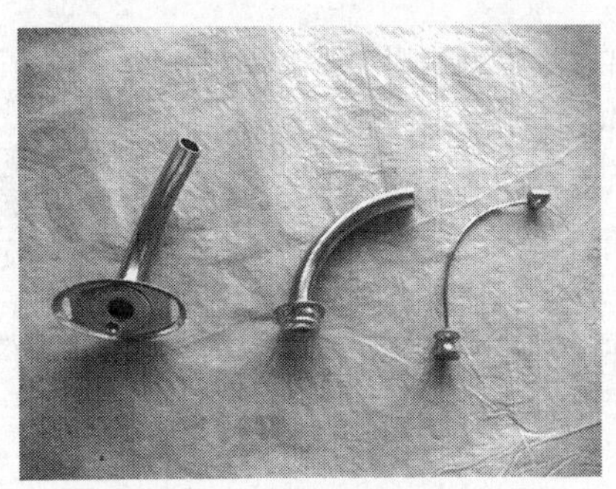
【操作前准备】 ①操作者准备:洗手、戴口罩。	肿瘤患者套管应与普通套管分开消毒
②用物准备:负压吸引装置消毒用物(盛有 1000mg/L 的含氯消毒液的消毒罐,盛有 4%万福金安消毒罐),盐水。	
【操过过程】 ①为患者吸净气管套管内泌物后,取下气管内套管。 ②将摘下的内套管浸泡在 1000mg/L 的含氯消毒液的消毒罐内,浸泡 10min。	→取内套管时,充分暴露患者颈部,一手按住外套管底板,一手顺其弧度取下内管。 **图 211:取套管示意图(附彩图)** 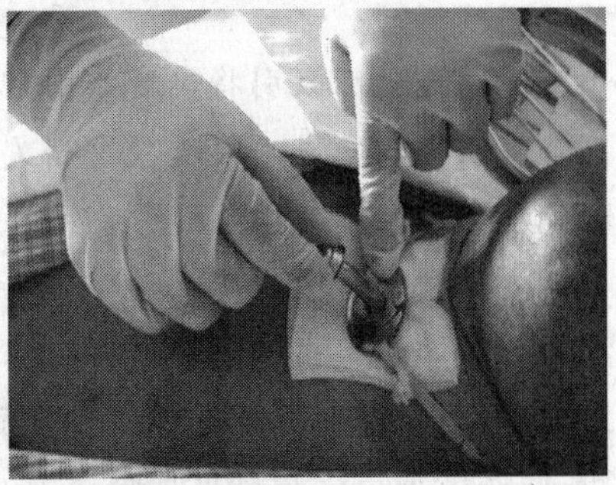

续表

操作技术流程	技术依据及相关知识
③用清水、毛刷将气管套管刷洗干净。 ④内套管刷洗干净后，浸泡在4%万福金安的消毒液中，10～15min。 ⑤更换手套。	→把套管刷弯成与套管的弧度一致，容易刷洗。刷洗完后将内套管对着光看是否刷干净。 **图212:清洗套管图(附彩图)** 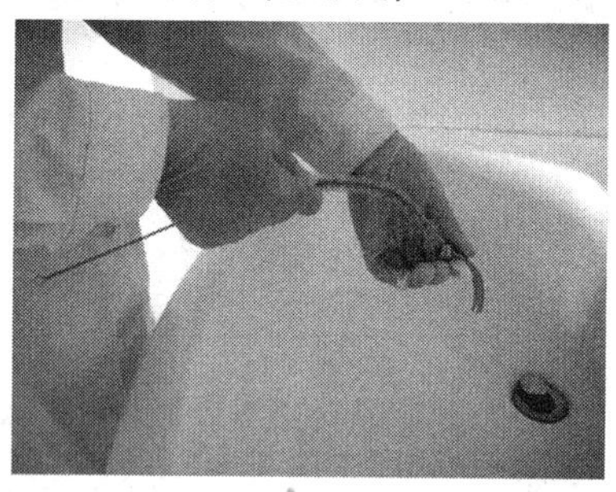
⑥取出气管内套管，用生理盐水冲洗。 ⑦为患者佩戴内套管并固定。 ⑧摘手套、洗手。	消毒液残留会刺激气管壁引起咳嗽等不适。 →戴管时要压住套管柄两端，动作轻柔，缓慢送入内套管，并固定牢固。
【注意事项】 ①消毒完毕后，应为患者及时戴好内套管，不宜取出时间过长，否则外套管内分泌物结痂，内套管不易再放入。 ②每天消毒内套管2次，当日手术及小儿套管夜间12点再消毒1次，堵管患者每日消毒内套管1次。若痰液较多时要随时刷洗消毒。 ③消毒内套管要做到一人一用一消毒，消毒罐每周高压灭菌消毒2次，防止交叉感染。 ④整个操作过程控制在30min以内。	①手术当日，由于手术或套管刺激，套管内分泌物或渗血会粘在套管壁上造成阻塞，因此要增加消毒次数。 ②小儿套管，一般为3.5～5.5mm，由于管腔较细，分泌物阻塞后会引起窒息。 提示：如果患者出院回家，金属套管可以先刷干净内套管再用沸水煮10min，冷却后，用盐水冲洗后佩戴；塑料套管刷洗干净后用75%乙醇浸泡15～20min后，用盐水冲洗后佩戴。

五、经气管套管吸痰

【目的】通过负压吸引将痰液排出，防止套管堵塞，保持清洁，防止感染。

【适应证】喉阻塞或呼吸道狭窄而发生严重呼吸困难行气管切开后，气道分泌物黏稠度增加者，气道分泌物超量者或咳嗽功能差者。

痰潴留对人体是有害的，它不仅促进呼吸道的微生物长繁殖，使本身存在的炎症扩散，还可引起继发感染；且黏稠度高的痰阻塞支气管，使得通气和换气功能发生障碍，可出现缺氧及呼吸困难，使病情加重。咳痰是呼吸道内的病理性分泌物，凭借支气管黏膜上皮细胞的纤毛运动、支气管肌肉的收缩及咳嗽时的气流冲动，从下咽或者呼吸道排出，这是机体的一种重要保护生理功能得防御性反射。当这种防御性反射功能低下时，通过吸痰法来去除气道内的分泌物，预防肺部感染。在吸痰前若实施雾化吸入，效果会更好。

操作技术程序	技术依据及相关知识
【评估】 ①了解患者病情、呼吸状态、合作程度及气管套管内痰液状况(颜色、性质、量)。 ②向患者讲解经气管套管吸痰管的目的、操作方法及注意事项。	→如果分泌物黏稠，可先注入 2～5ml 生理盐水于气管内，然后加压呼吸 3～4 次，使滴入的液体到小支气管以稀释滞积的痰液并刺激咳嗽。
【操作前准备】 ①操作者准备：戴口罩。 ②用物准备：负压吸引装置能否正常使用，可调压吸痰管、手套及快速手消毒液。	**图 213：负压吸引装置及连接** 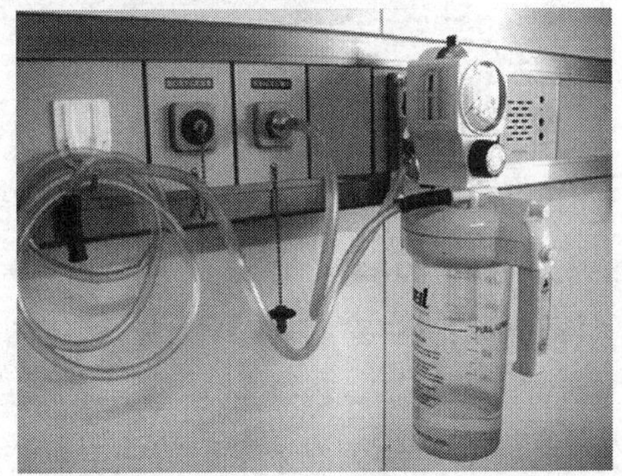
【操作过程】 ①戴好手套。 ②连接吸痰管，打开吸痰器开关阀。	→避免交叉感染，保护患者的同时也保护操作者。
③使用生理盐水冲洗吸痰管以湿润管壁，同时确认吸痰压力处于 150mmHg。	压力过小不能有效吸痰； 压力过大会损伤气管壁黏膜，引起出血。
④用手拿住距离吸痰管前端 5cm 的地方，沿着套管壁弧度插入套管内。吸痰管插入深度以越过套管口为宜。	**图 214：吸痰示意图(附彩图)** 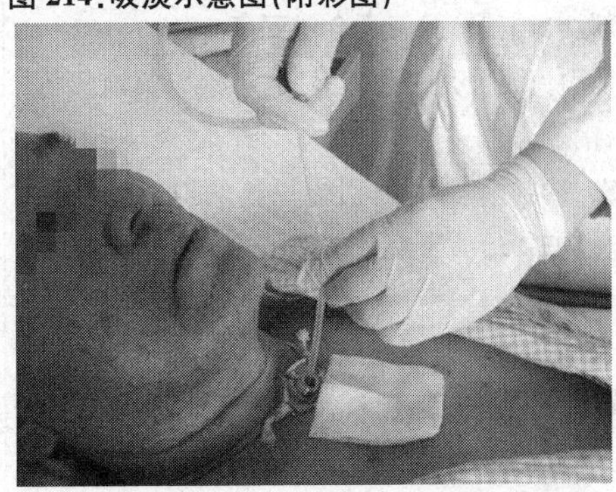
⑤用拇指压住吸痰管压力调节孔，开始吸痰，吸痰时在向上提拉的同时左右旋转吸痰管。	→吸痰时应观察痰液颜色、性质和量，并注意观察病人的面色。
⑥每次吸痰时间不应超过 15 秒，吸痰不宜太频繁，以免刺激伤口。	吸痰时间过长会造成患者缺氧，严重者可造成低氧血症或心律失常。

续表

操作技术流程	技术依据及相关知识
⑦吸痰完毕后，拇指松开压力调节孔，迅速抽出吸痰管，用生理盐水冲洗连接管。 ⑧关闭吸痰器的开关阀，摘手套。 ⑨处理用物：一次性手套和吸痰管丢弃于医疗垃圾桶内。	→吸痰管为一次性使用，可减少感染机会。

六、颈部负压引流更换

【目的】

①引流出颈部伤口内的渗血及渗液。

②促进颈部伤口的愈合，预防伤口感染及咽漏形成。

③利于观察伤口渗血及渗出液量。

【适应证】喉部肿瘤，甲状腺肿瘤，颈淋巴结清扫等头颈部术后放置引流管患者。

为了安全管理头颈部手术后留置引流管的患者，护士有必要掌握关于放置引流管的目的和保留部位的相关知识，并进行充分的观察，合理应用。护士要通过评估患者，掌握患者的病情变化，尽早发现异常症状，给予及时处理。

操作技术流程	技术依据及相关知识
【评估】 ①了解患者病情（疾病种类、术后天数、引流部位与颈部切口情况）及患者合作程度。 ②评估引流装置是否连接紧密，观察引流液颜色、性质、量等。 ③向患者讲解颈部负压引流更换的目的、操作方法及注意事项。 【操作前准备】 ①操作者准备：洗手、戴口罩。 ②用物准备：换药车，一次性使用引流器（检查有无漏气），换药盘（止血钳 2 把，无菌持物镊子 1 把），75%酒精棉块若干，一次性橡胶手套，量杯。	※引流目的： 术后插入患者颈部的引流管可以消除积液、积血、坏死组织和异物，消灭死腔，改善局部血液循环，保证缝合部位良好愈合，减少并发症的发生。 图 215：负压引流器 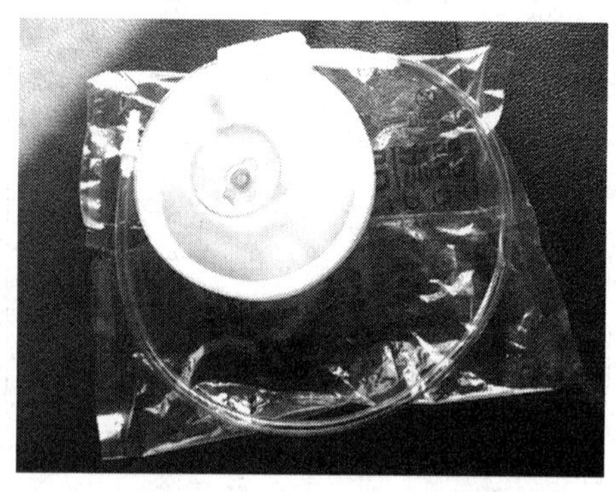

续表

操作技术流程	技术依据及相关知识
【操作过程】 ①携用物推车至患者床旁,患者取平卧位或坐位。 ②暴露伤口区域和引流管,松开别针,注意为患者保暖。	图 216:颈部负压引流更换物品 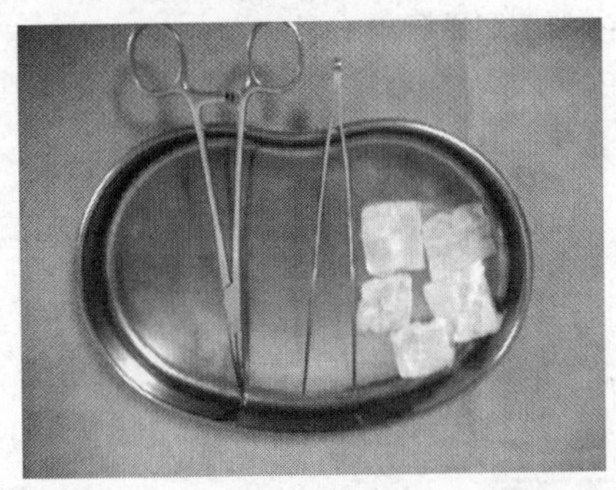
③观察引流管及颈部伤口敷料情况以及引流液的颜色、性质、量。	→术后 24h 内引流液为血性液体;24h 后引流液一般在 50ml 以下,引流液为淡红色液体。若引流量过多,颜色鲜红,可能有出血征象;若引流量过少可能是管道堵塞或有受压、扭曲、漏气发生。 图 217:引流管夹闭(附彩图) 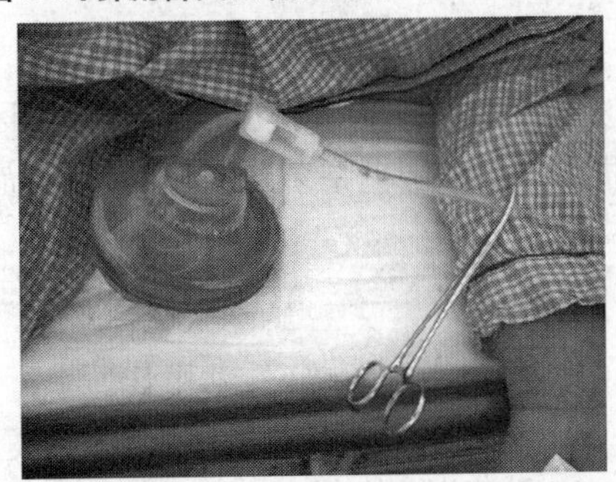
④用一把止血钳夹闭引流管,防止更换过程中气体进入伤口,破坏引流装置的负压状态,使引流液淤积,造成伤口感染。 ⑤打开负压吸引器上部的塞子,用双手挤压吸引器,排净空气使之呈负压状态,关闭塞子。	→更换引流器时应注意无菌操作,以防引起感染。不要牵拉引流管,以免造成引流管移位或脱出,影响伤口愈合。 →负压吸引器要低于伤口,防止引流液倒流引起伤口感染。注意保护病人身体,避免扎伤。负压引流装置应每天更换。
⑥用镊子夹取酒精棉块消毒引流管接头,先以接口为中心,环行消毒,然后向接口上、下分别纵形消毒 2.5cm 后,与负压吸引器紧密连接,同时检查是否漏气。松开止血钳,有引流液缓缓流入引流管。 ⑦摘手套后洗手。 ⑧用别针妥善固定负压吸引器,适当挤压引流管,避免引流管折叠、扭曲。 ⑨整理床单位,洗手。	图 218:消毒引流管接口(附彩图) 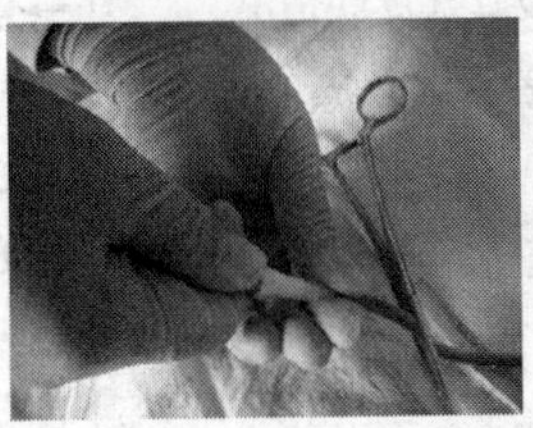 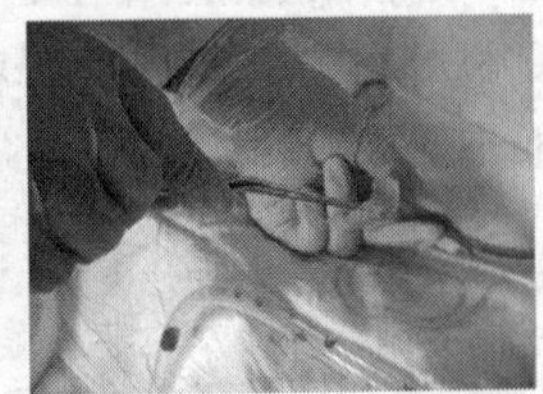

续表

操作技术流程	技术依据及相关知识
⑩严格做好引流液颜色、量、性质的记录，保持引流管连接紧密和通畅。 ⑪用物处理：止血钳和镊子用 1000mg/L 含氯消毒液浸泡 10min 后清洗消毒。	→引流液应用无菌注射器抽吸或用量杯测量，以保证引流液量的准确性。 →拔管指征： ①伤口：愈合良好。 ②引流液：颜色逐渐变淡，即暗红—深红—淡红；引流量逐日减少，24h 内引流量少于 10ml。 ③拔管时间：根据病情术后第 3～第 5 天即可拔管，置管时间最长不超过 1 周。

第四节　耳鼻咽喉头颈外科术前皮肤准备

耳鼻咽喉头颈外科很多手术术前都需要进行皮肤准备，一方面可以使术野清楚、便于操作，另一方面术前皮肤准备可以保证手术区域的清洁，减少感染的发生。因为手术方式的不同，皮肤准备的范围也是多种多样的，在下面的章节详细进行讲述。

【目的】

①使术野清楚，便于操作。

②保证手术区域清洁，预防感染。

【适应证】耳鼻咽喉头颈外科手术术前皮肤准备。

一、耳部手术皮肤准备

操作技术流程	技术依据及相关知识
【评估】 ①了解患者病情、合作程度及耳部皮肤情况。 ②根据手术方式不同，向患者讲解备皮的目的及范围，做好心理护理。	→皮肤上疖肿或痤疮破溃，容易引起感染。 →耳周皮肤准备和全头皮肤准备，对于女性患者会造成心理负担，术前需消除患者思想顾虑，鼓励患者以积极心态准备手术。 →听神经瘤患者需腹部取脂，遵医嘱做好腹部皮肤准备。

续表

<table>
<tr><th>操作技术流程</th><th>技术依据及相关知识</th></tr>
<tr><td>【操作前准备】
①操作者准备：洗手、戴口罩。
②用物准备：垫巾，一次性备皮刀，皂液、纱布，电筒及纸巾。
【操作过程】
①推车至患者床旁，核对床号、姓名，并做好解释工作。
②协助患者取平卧位并暴露备皮部位。
③为患者腿下铺垫巾，防止污染床单位。
④打开一次性备皮刀，取出海绵块蘸取皂液擦拭皮肤。
⑤在消毒范围内，操作者一手用纱布绷紧皮肤，另一手为患者刮除皮肤上的汗毛，然后用纸巾拭去汗毛和皂液。
⑥皮肤检查：用电筒平行照射备皮区域检查是否符合要求。
⑦妥善安置患者，用清洁毛巾为其清洁皮肤。
⑧用物正确处理：纱布丢弃于黄色垃圾桶内；一次性备皮刀丢弃于黑色利器桶内；手电筒用75%的乙醇擦拭消毒。
附：常见耳科手术及备皮范围：
1. 耳周皮肤准备：
(1)范围：术耳耳周四横指（5～7cm）范围内的头发。
(2)适用：乳突根治及鼓室成形术。
2. 全头皮肤准备
(1)范围：光头。
(2)适用：人工电子耳蜗植入术，颈静脉球体瘤、听神经瘤等需与脑外科联合手术者。
3. 特殊皮肤准备：
(1)全耳再造Ⅰ期术：
①头部：光头并刮除发根。

②腿部：上至腹股沟，下至膝关节内面的2/3。</td><td>图219：耳部备皮范围（耳后四指）
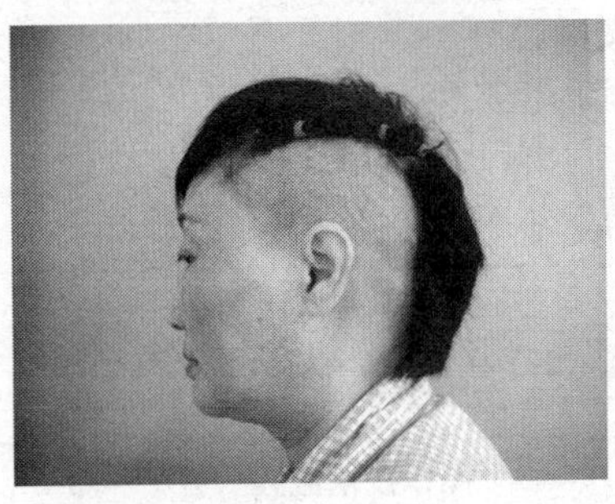
提示：女性患者应将手术侧头发结成小辫倒向对侧。
图220：耳部备皮范围（光头）
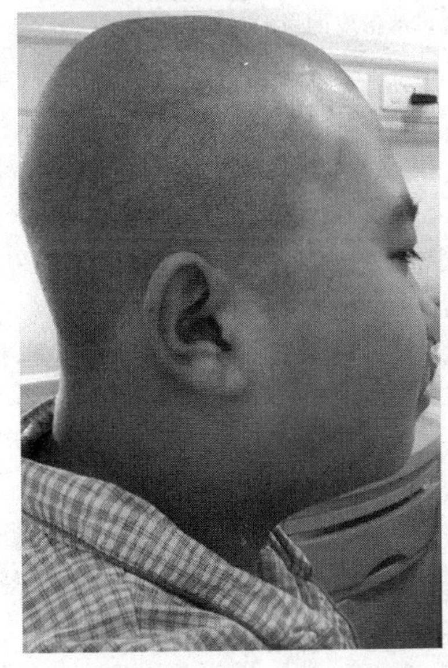
→头部皮肤有疖肿、痤疮的患者，术前使用碘酊涂抹消毒，术后一旦皮肤破溃、软骨支架外露，可减少感染机会。
→单侧小耳畸形：首选左侧大腿皮肤，右侧胸部皮肤。
→双侧小耳畸形：同侧腿部和胸部。</td></tr>
</table>

续表

操作技术流程	技术依据及相关知识
③胸部：锁骨—髂前上棘连线水平，对侧腋前线至备皮侧腋中线。 (2)全耳再造Ⅱ期术： ①头部：光头并刮除发根。 ②胸部：取肋骨侧胸部备皮。	→备皮范围同Ⅰ期。

二、鼻部手术皮肤准备

操作技术流程	技术依据及相关知识
【评估】 ①了解患者病情、合作程度及鼻部皮肤情况。 ②向患者讲解备皮的目的及范围。 【操作前准备】 ①操作者准备：洗手、戴口罩。 ②用物准备：红霉素眼药膏，下甲剪刀，鼻毛器，棉签，电筒。	图 221：鼻部备皮用物 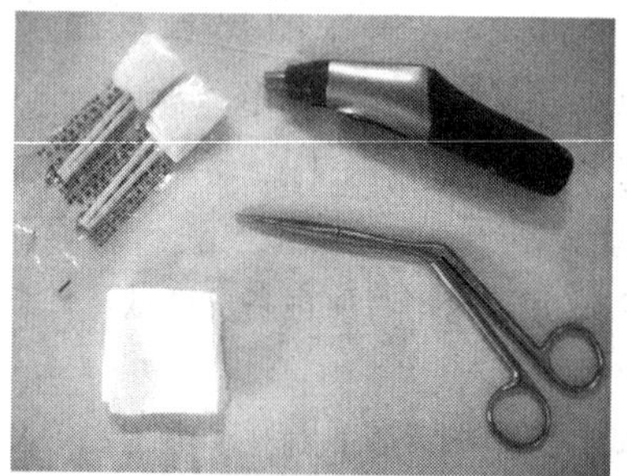 图 222：下甲剪刀 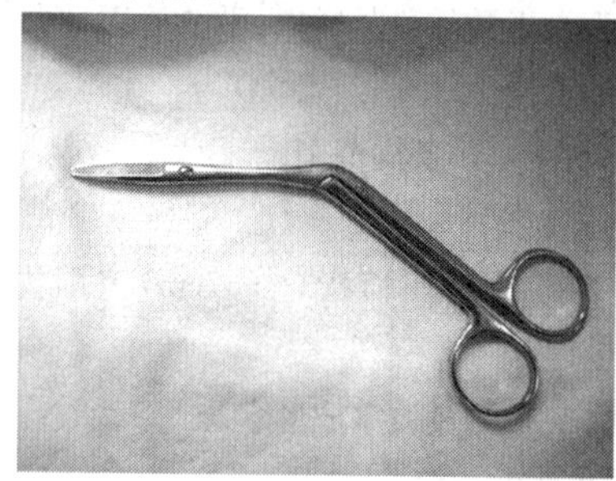
【操作过程】 ①推车至患者床旁，核对床号、姓名，并做好解释工作。 ②为患者清理鼻腔内干痂、分泌物，协助患者取坐位，头后仰，清楚暴露鼻腔，便于操作。 ③备皮方法：	图 223：鼻毛器 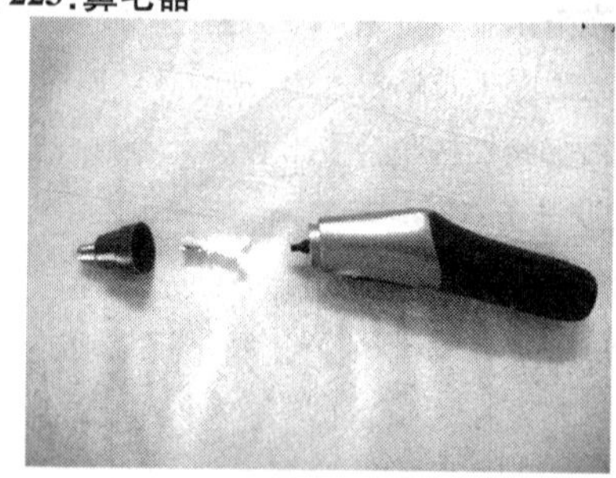
a. 下甲剪刀剪除鼻毛： 操作者一手拇指将患者鼻尖轻轻向上抬起暴露鼻前庭，其余手指固定于患者额部，另一手持剪，凸面贴近鼻前庭皮肤，沿鼻毛根部剪断，涂有红霉素的下甲剪刀可粘出鼻毛，注意勿损伤皮肤及黏膜。	→涂红霉素眼药膏于下甲剪刀的刀刃上，一方面，以便剪下的鼻毛粘在其上，不致被吸入鼻腔；另一方面，红霉素直接涂于局部可防止划破鼻前庭皮肤而造成的感染。

续表

操作技术流程	技术依据及相关知识
b. 鼻毛器剪除鼻毛： 使用鼻毛器暴露鼻前庭手法同下甲剪刀备皮，打开鼻毛器，使鼻毛器的前端紧贴患者皮肤，先上后下有顺序剔除患者鼻腔内鼻毛。 ④用电筒检查鼻毛是否剔除干净。 ⑤用物正确处理： 用过的棉签丢弃于黄色垃圾桶内；下甲剪刀用75%的乙醇擦拭消毒；鼻毛器的消毒：分离鼻毛器，取下刀头，浸泡消毒。 ※鼻科手术及备皮范围： a. 范围：剪双侧鼻毛，男病人剃胡须。 b. 适用：鼻内镜下各种鼻科手术及腺样体手术。	图 224：鼻部备皮操作示图(附彩图) 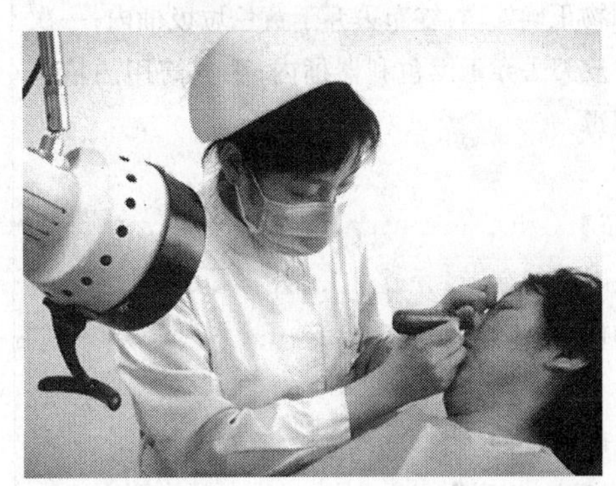

三、喉部手术皮肤准备

操作技术流程	技术依据及相关知识
【评估】 ①了解患者病情、合作程度及喉部皮肤情况。 ②根据手术方式不同，向患者讲解备皮的目的及范围。 【操作前准备】 ①操作者准备：洗手、戴口罩。 ②用物准备：垫巾，一次性备皮刀，纱布，手电筒及纸巾、皂液。 【操作过程】 ①推车至患者床旁，核对姓名，并做好解释工作。 ②协助患者平卧位并暴露备皮部位。 ③打开一次性备皮刀，取出海绵块浸湿并蘸取皂液，擦拭备皮区域皮肤。 ④操作者一手用纱布绷紧皮肤，另一手用备皮刀顺着汗毛生长的方向为患者刮除汗毛，然后用纸巾擦去汗毛和皂液。 ⑤用手电筒平视患者备皮区域进行检查。	→是否有疖肿或痤疮，以避免皮肤破溃引起切口感染。 图 225：一次性备皮刀 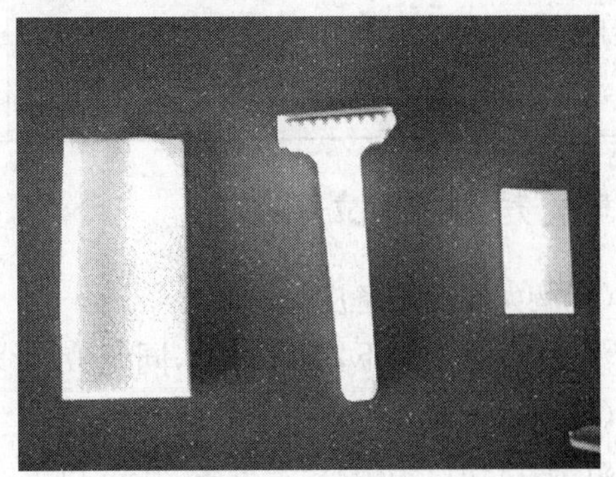

续表

操作技术流程	技术依据及相关知识
⑥清洁备皮区域内皮肤，妥善安置患者。 ⑦用物正确处理：纱布丢弃于黄色垃圾桶内；一次性备皮刀丢弃于黑色利器桶内；手电筒用酒精擦拭消毒。 【评价】 ①患者舒适度。 ②操作是否轻巧、规范。 ※喉部备皮： (1)喉部激光手术： ①范围：男病人剃除胡须。 ②适用：声带手术及鼾症等。 (2)气管切开： ①范围：上至下颌角，下至第三肋，颈部至左右胸锁乳突肌，胸部至两侧腋中线。见图 226。 ②适用：喉阻塞或呼吸道狭窄，咽旁组织病变引起的呼吸困难，头颈部大手术。 (3)颈淋巴结清扫： ①范围：同侧耳后四指，下至双乳头线及同侧上臂上三分之一。 ②适用：易引起淋巴转移的癌症。	图 226：气管切开备皮范围

四、特殊部位备皮：

(1)胸大肌皮瓣备皮：

范围：上颌角以下，脐部以上，同侧腋后线，对侧腋前线。

(2)前臂皮瓣备皮：

范围：以切口为中心，上下各 20cm 以上，一般为整个肢体。

(3)额瓣备皮：

范围：光头，同侧的眉毛、鼻毛。

(4)腹部备皮：

范围：以切口为中心周围 15～20cm。若是下腹部手术还包括大腿上 1/3 前内侧及会阴部皮肤。

(5)口腔内手术：术前洁牙。

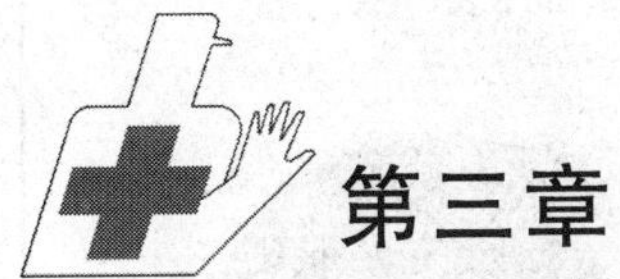

第三章

耳鼻咽喉头颈外科常见急症处理

第一节 鼻出血

鼻出血是指血液自鼻腔流出，其发病非常普遍，是耳鼻咽喉科最常见的急症之一，是多种疾病所表现的一个特殊的体征。临床上常以上颌窦口为界将鼻出血分为前鼻出血和后鼻出血。前鼻出血经前鼻孔流出，容易估计出血量和观察到出血点，治疗相对容易；后鼻出血自后鼻孔流出至咽部，常被患者吞咽，使出血量难以准确估计，且出血部位隐蔽，不易观察处理。

鼻出血病因：局部原因（外伤、解剖异常、炎性疾病、异物、肿瘤和动脉瘤）和全身性原因（心血管疾病、血液成分异常、遗传性出血性毛细血管扩张症、维生素缺乏、发热性性传染病、毒性药物及内分泌失调）。

多数鼻出血表现轻微，有些不需要处理可自愈，严重者可危急生命。鼻出血的处理可分为院外急救处理和院内急救处理两部分。

急症处理	疾病相关知识介绍
一、院外急救处理： 1. 患者沉着冷静，避免情绪激动。 2. 自行评估出血量，根据出血量多少采取相应措施。	 →情绪激动易引起血压增高而加重出血。 →少量出血时仅涕中带血，大量出血时血液可由两侧鼻孔同时涌出，严重失血者可出现不同程度的休克症状。

续表

急症处理	疾病相关知识介绍
(1)出血量少的患者,可采取指压止血法,此法常作为临时急救措施。 方法:患者张口呼吸、头部保持直立,取坐位或半坐位,以拇指和食指从鼻根部紧捏双侧鼻翼,并向鼻中隔前下区压迫 10～15min。	→指压止血的同时,颈部、头部冰袋冷敷。 **图 227:指压止血法** 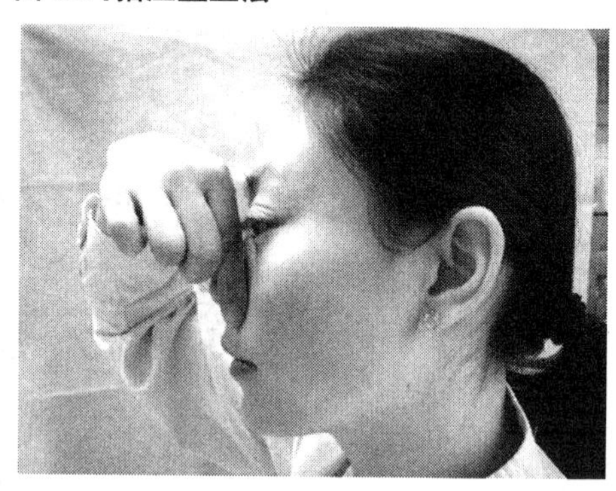
(2)出血量大的患者,采取指压止血的同时,应立即就诊或迅速拨打 120 急救电话,防止出血量过多而造成失血性休克。 提示: ①患者勿过度低头,防止因头部充血引起不适;同时,勿过度后仰,避免鼻血流入咽部。如果血液流入口腔内,及时吐出,不要将血液咽到胃内,防止出现恶心、呕吐。 ②禁用热水漱口,防止血管扩张加重出血。 ③既往有高血压病史者,可自行测量血压,为后续就医做好准备。	→失血性休克: ①临床表现:患者面色苍白,出冷汗,烦躁不安,口干、脉速、胸闷或血压下降等。 ②护理措施:给予患者平卧位,头偏向一侧,出血侧在下面;注意保持呼吸道通畅,以防大量的血液误吸,引起呛咳、窒息;同时注意保暖。
二、院内急救处理: 鼻出血患者来院就诊一般有三种情况: ·鼻腔出血不止而来; ·鼻腔填塞后仍有渗血; ·鼻出血停止,寻找出血原因。 1. 询问患者病史,评估计出血量。	①一般步行来的患者,出血量常不超过 100～200ml。 ②出血量达 500ml 时,可出现头晕、乏力口渴、面色苍白等症状。 ③失血量在 500～1000ml 之间,可出现出汗、血压下降、脉速而无力。 ④高血压患者,血压降至正常者说明已有严重失血现象。
2. 稳定患者情绪,使之配合治疗。	→做好心理护理,防止情绪激动加重鼻出血。
3. 查找出血点,给予止血治疗。 (1)全身治疗 ①建立静脉通路,遵医嘱使用止血药物。 ②已出现休克征象的鼻出血患者,首先处理休克,使患者平卧、下肢抬高,监测血压、脉搏,及时补足血容量,并注意保暖。	→止血药物对鼻出血仅有辅助作用,不能忽视局部止血。常用立止血、安络血、止血敏、6-氨基己酸、凝血酶等。给药半小时后,注意观察止血效果。

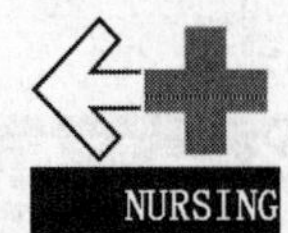

续表

<table>
<tr><th>急症处理</th><th>疾病相关知识介绍</th></tr>
<tr><td>(2)局部止血
①烧灼止血:常用50%三氯醋酸烧灼出血点或小出血区,烧灼区涂抹红霉素软膏,保护黏膜的同时起到抗炎作用。</td><td>→利用蛋白凝固作用,封闭出血血管,达到止血目的。
→烧灼注意事项:
①烧灼时勿损伤周围黏膜,禁忌同时烧灼鼻中隔两侧对应区,以防中隔穿孔。
②止血后1周内打喷嚏时应张口,避免擤鼻或挖鼻。
③烧灼止血后观察10~20min,无渗血方可离院,48~72h内复查。</td></tr>
<tr><td>②填塞止血
※止血材料:
凡士林油纱条、明胶海绵、可溶性止血纱布、膨胀海绵、纳西棉、凡士林后鼻孔椎形栓或枕形栓子、碘仿纱条(严重而顽固性鼻出血可延长填塞时间)。

※止血药品:
1%麻黄素、肾上腺素。</td><td>→出血较剧、渗血面较大或出血部位不明者
<table>
<tr><th>材料</th><th>优点</th><th>缺点</th></tr>
<tr><td>凡士林油纱</td><td>历史悠久、顺应性好;操作简单、价格便宜;对严重出血有效</td><td>痛苦大,抽取后部分患者有出血</td></tr>
<tr><td>膨胀海绵</td><td>无毒、无刺激;可修剪,长时间保留,痛苦小、止血效果适中</td><td>抽取阻力大,价格偏高</td></tr>
<tr><td>明胶海绵</td><td>优点:质轻、软、多孔、吸水率高不溶于水</td><td>只适用于出血量小的部位</td></tr>
<tr><td>可溶性止血纱布</td><td>能激活多种疑血因子加速凝血、可吸收</td><td>仅用于出血量小的患者</td></tr>
<tr><td>纳西绵</td><td>高膨胀可吸收止血棉止血效果好,鼻胀痛见头痛症状轻,术后鼻黏膜反应轻、鼻腔通气恢复快</td><td>价格高</td></tr>
</table>
</td></tr>
<tr><td>※设备物品:
鼻内镜、光源、导线、细导尿管、弯盘、压舌板、血管钳、吸引器及相应吸引器头、剪刀。

※前鼻孔填塞:临床常用凡士林油纱条填塞止血。</td><td>图228:前鼻孔填塞
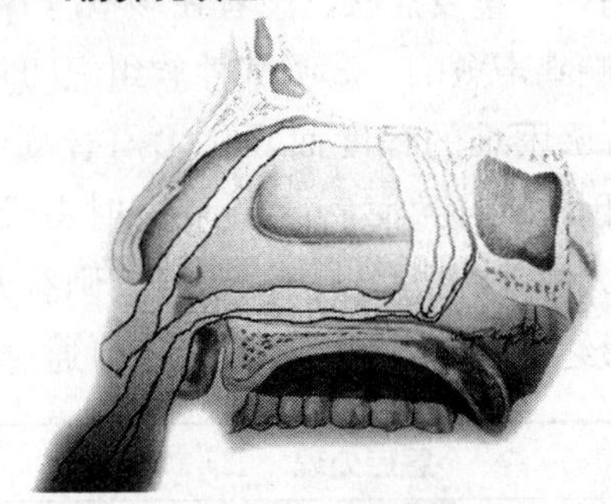
注意:
①填塞从鼻底部开始,然后将纱条层层向上折叠,使整个鼻部平均受压,达到止血目的。
②填塞术后48~72h一次性或分次取出,以免发生感染。</td></tr>
</table>

续表

急症处理	疾病相关知识介绍
※后鼻孔填塞:适用于前鼻孔填塞无效,且反复出血不止者。临床常用后鼻孔栓子或碘仿纱条填气。 ③鼻内镜下激光止血:是近年常用的一种有效方法,对出血点隐蔽的顽固性后鼻腔出血非常适合。 ④血管栓塞术:适用于各种填塞无效的难治性鼻出血,通过数字减影技术将栓塞物通过导管植入血管,是一种高效止血方法。 (3)健康宣教: ①环境:光线较暗的安静房间,床单位清洁无污染。 ②饮食:勿吃辛辣刺激性及热烫的食物,食用温凉的流食。 ③病情观察:止血过程中严密观察病人生命体征、意识等。 ④严重出血者,查血型、做交叉配血实验,准备输血。	**图 229:后鼻孔填塞** 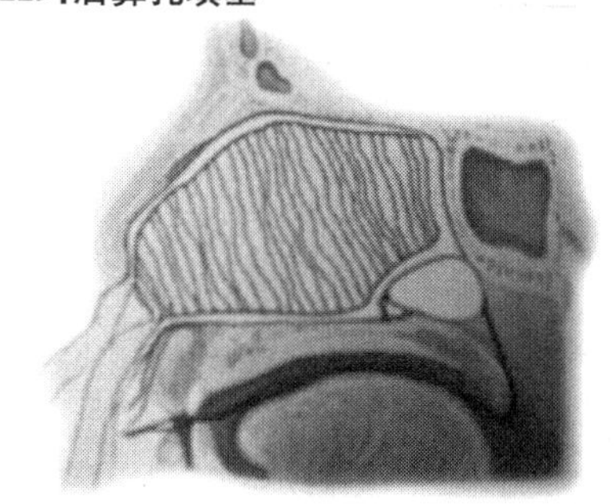 注意: ①无菌操作,填塞留置期间给予抗生素,填塞时间一般不超过 48～72h。 ②护理观察要点:观察患者鼻出血是否停止、有无新鲜渗血,以及患者的生命体征、面色、精神、意识、尿量等情况;做好患者基础护理,保持口腔清洁,预防鼻窦及中耳感染。

第二节　喉阻塞

喉阻塞亦称喉梗阻,是耳鼻喉科急重症之一,是喉部或其邻近组织的病变,如喉部炎症、外伤、异物、水肿、肿瘤、先天性喉畸形及声带麻痹等,使喉部通道发生狭窄、阻塞而引起呼吸困难,病情严重,如不速治,可危及生命。

喉阻塞有以下临床表现:①吸气性呼吸困难:是喉阻塞的主要症状。②吸气性喘鸣:是喉阻塞的另一个重要症状。患者在咳嗽时有哮吼声。喘鸣声之大小与阻塞程度及部位有关,阻塞愈重,喘鸣声愈响。③吸气性软组织凹陷:患者颈、胸和腹部出现三凹征或四凹征。凹陷程度常随呼吸困难的程度而异。④声音嘶哑:若病变累及声带,则常有声音嘶哑,甚至失声。⑤发绀:因缺氧导致面色青紫,吸气时头后仰,额部出冷汗,四肢发冷,脉快,血压升高,烦躁不安,不能入睡,嗜睡易突然惊醒,晚期则有大汗淋漓脉搏细弱、快速或不规则,呼吸快而浅表,心力衰竭最终昏迷而死亡。缺氧程度可通过血氧来判断。

急症处理	疾病相关知识介绍
一、院外急救处理 1. 稳定患者情绪,患者做缓慢而平静呼吸。 2. 为患者保暖,防止受凉。协助患者取半坐位或坐位,开窗通风,有利于患者呼吸。	→这样呼吸比快速呼吸吸入肺内的空气多。

续表

急症处理	疾病相关知识介绍
3. 当患者出现呼吸困难、口唇及甲床紫绀时，迅速拨打120急救电话或到有耳鼻喉科急诊的医院就诊。	→家中备有氧气枕，可立即为患者吸氧。
二、院内治疗措施	
1. 接诊患者后迅速通知医生，同时对患者病情做出判断。	①呼吸困难已达Ⅲ～Ⅳ度，立即进行抢救，配合医生气管切开术。 ②呼吸困难Ⅰ～Ⅱ度者，为患者取半坐卧位，并遵医嘱给予氧气吸入，以维持有效氧浓度，提高动脉血氧分压，改善呼吸困难，给予对症处理。
2. 尽量减少患者的一切活动，使其安静休息，减少耗氧量。	→小儿由父母陪伴，减少哭闹，防止增加心脏负担，加重呼吸困难。
3. 做好心理护理，得到患者的配合和家属的支持，实施有效救护。	→向患者及家属耐心解释本病的病因、发展及预后，消除患者的紧张恐惧心理。
4. 遵医嘱立即为患者开通静脉通路，给予足量抗生素及激素类药物抗炎、抗水肿治疗。	
5. 严密观察病情变化。患者因咽喉部充血、肿胀、喉黏膜水肿，极易引起呼吸困难，并随时有窒息的危险，故应随时注意患者呼吸、咳嗽和全身情况。	→患者呼吸急促、口唇发绀、烦躁不安等症状不能改善或逐渐加重，须及时报告医生，进行抢救。 →犬吠状咳嗽是急性喉炎或白喉的典型症状；咳嗽而伴有拍击声，为气管异物随气流活动撞击声带发出的声音。
6. 备齐抢救用物及药物，如气管切开包、吸引装置及抢救用药等。	
7. 呼吸困难的程度是选择治疗方法的主要依据。同时要结合病因和患者的一般情况，耐受缺氧的能力（儿童、老人、孕妇一般对缺氧的耐受能力较差）等全面考虑。 **图230：气管切开包物品摆放图** 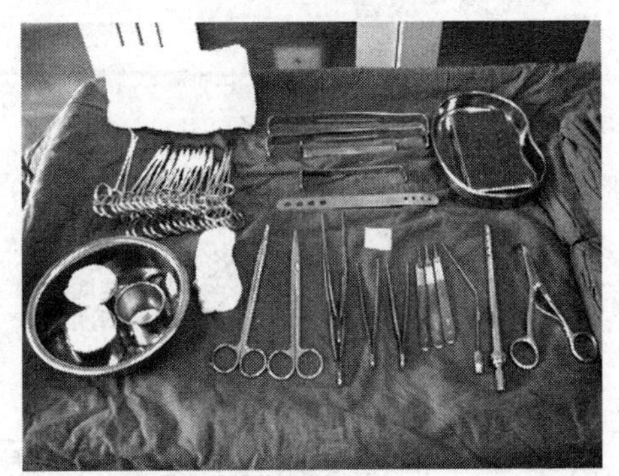	→呼吸困难分度： Ⅰ度　明确病因后，一般通过针对病因的积极治疗即可解除喉阻塞，不必做紧急气管切开。如：通过积极控制感染和炎性肿胀；取除异物；肿瘤根治手术等手段治疗病因，解除喉阻塞。 Ⅱ度　积极针对病因治疗，急性炎症时，用足量有效抗生素和糖皮质激素，大都可避免气管切开。但应酌情做好气管切开的准备。若呼吸道异物应迅速取出，如为肿瘤可考虑气管切开。 Ⅲ度　在严密观察呼吸变化并做好气管切开术准备的情况下，可先使用对症治疗和病因治疗。若经保守治疗未见好转，应及早手术，以免造成窒息或心力衰竭。因恶性肿瘤所引起的喉阻塞，应及早行气管切开术。 Ⅳ度　立即行气管切开术。若病情十分紧急时，可先行环甲膜切开术。

第三节 气管、支气管异物

气管、支气管异物是耳鼻咽喉科常见的急危重症之一，治疗不及时可发生窒息及心肺并发症而危及病人生命。临床上多见于儿童，男性多于女性。

异物分内源性与外源性两类。外源性异物是指体外物体误吸入气管、支气管内，常见异物有瓜子、花生米、坚果、细小的玩具等。内源性异物则是指气管、支气管内所产生的物质，如假膜、血块、肿瘤等。

气管、支气管异物临床表现：①一般特点：呛咳，当异物误吸入下呼吸道，即刻出现剧烈的刺激性呛咳，当异物固定后咳嗽程度减轻；呼吸困难，当异物阻塞在声门下或位于气管隆突，阻塞双侧支气管开口时，出现吸气性呼吸困难，特点是吸气时间长。②气管异物的特点：常为活动性。初为呛咳，而后转为间歇性剧烈阵咳；常见症状为气喘哮鸣，由气流经异物阻塞处发声所致；气管拍击声，为异物随气流向上撞击声门下区所致，颈前下方叩到冲击感，以咳嗽时更显著，这是气管活动异物典型体征。③支气管异物的特点：早期症状与气管异物类似。异物进入一侧支气管，经过一阵呛咳后症状可减轻或无症状。当异物尚能活动时，则有痉挛性呼吸困难和高声呛咳，呼吸时虽有部分阻塞现象，但不引起明显肺部病变；异物停留阻塞支气管腔时，则可能发生呼吸困难或胸部不适感；当异物为植物性异物如花生豆类时，对黏膜刺激较大，支气管炎症多较明显，常有发热、痰多、咳嗽等症状。呼吸困难程度与异物部位及大小有关；若两侧支气管内均有异物堵塞，呼吸困难则较严重。

吸入的异物除了少部分能够自己咳出外，绝大部分都停留在下呼吸道，引起呛咳和呼吸困难，严重时可危及生命。因此，气管、支气管异物需要及时医治处理。

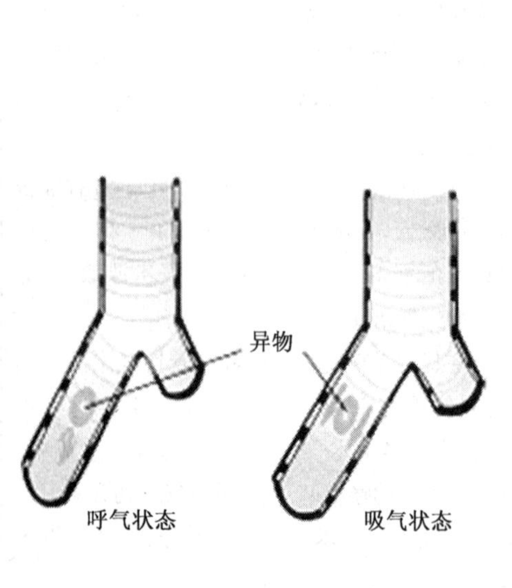

图 231：异物状态

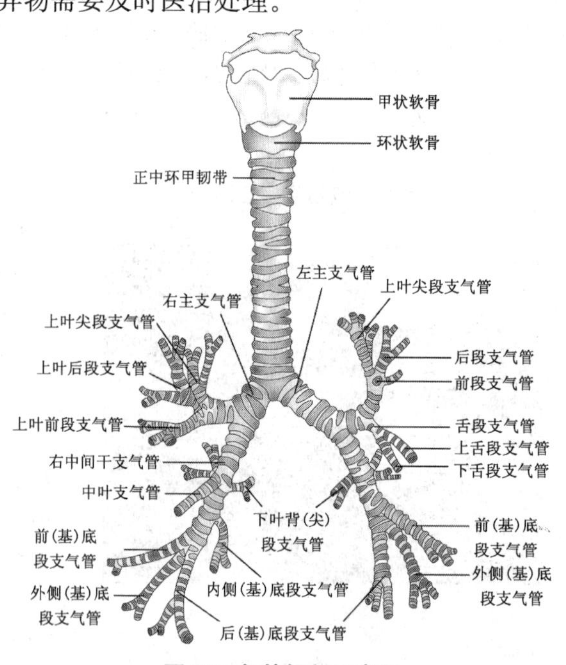

图 232：气管解剖示意图

急症处理	疾病相关知识介绍
一、院外急救处理 1、明确呼吸道异物者，如出现窒息和Ⅳ度吸气性呼吸困难，应立即将患儿侧卧，并拍击其背部，使位于气管隆突处阻塞双侧支气管开口的异物进入一侧支气管，而使另一侧支气管保持通畅。	→呼吸困难分度见喉阻塞。
2. 安抚患儿，使其保持平静，减少耗氧。若有条件，可给予氧气吸入，即刻就诊。 3. 经上述措施无效时，应立即到有耳鼻喉科急诊的医院就诊或拨打120急救电话。	→异物若是活动性的，在进一步刺激时，如猛烈的咳嗽，可将异物吹起(舞蹈性异物)，在气管内上下活动，如嵌顿于声门下腔可引起窒息，所以在移送病人时，要使其保持安静，减少哭闹，避免频繁改换体位。
二、院内急救处理 1. 安抚患者，做好心理护理，使其保持平静，减少刺激。	→对于儿童，应尽量使患儿安静、避免哭闹，以减少耗氧。非睡眠时宜直立抱起，减少异物随呼吸气流在气管内活动的可能。
2. 了解异物的种类、大小、位置及呛入的时间，观察异物是否仍在活动，咳嗽及呼吸困难的程度。遵医嘱为患者开通静脉通路，及时准确给药。	→如异物为金属物，应嘱患者卧床休息，少活动，避免异物继续下坠，并及时做好行气管异物取出术的准备工作。
3. 异物阻塞主支气管或气道广泛阻塞时，应立即报告医生，遵医嘱及时给予氧气，备齐抢救用物及药物，如喉镜、支气管镜、吸引装置、气管切开包等。	→异物阻塞主支气管：患者可出现鼻翼煽动、吸气性三凹征、口唇发绀、心跳加速，进而出现面色苍白、呼吸急促、呼吸弱、血压下降、休克。
4. 气管、支气管异物诊断后，尽早取出，在无条件下取异物时，则应先解决呼吸困难；有条件者，应经支气管镜或直接喉镜下取出异物。 **图 233：抢救台物品** 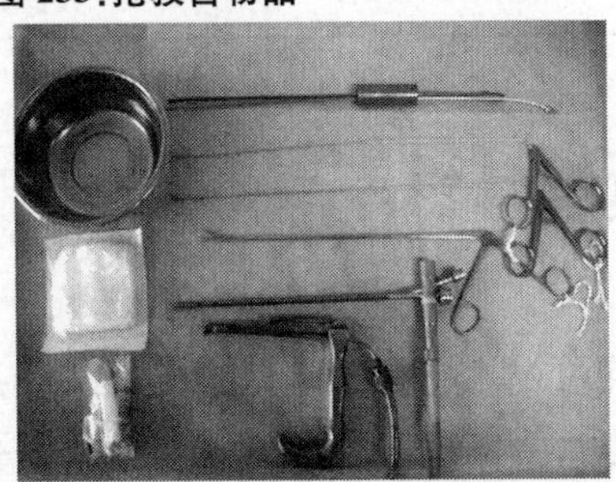 **图 234：各种型号气管镜** 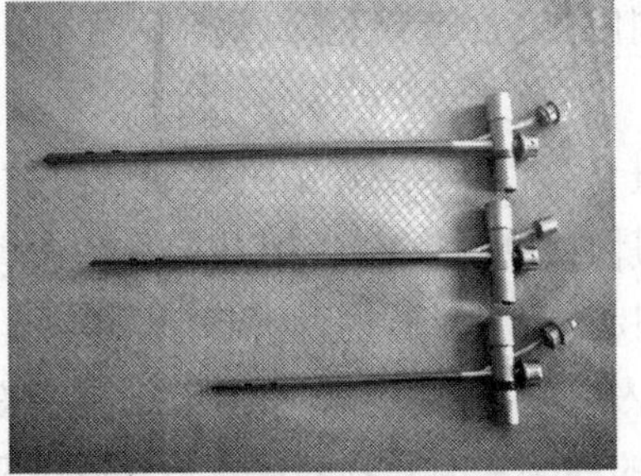	→异物取出术前的注意事项： ①气管、支气管异物一般应尽早取出，以避免或减少发生窒息及并发症的机会。 ②病人若无明显呼吸困难，但因支气管炎、肺炎等并发症且伴有高热、体质虚弱者，宜先行抗感染补液支持疗法，密切观察，一般情况好转后再行异物取出术。 ③已有气胸、纵隔气肿等并发症时，应先治疗气胸或纵隔气肿后再行异物取出术；伴有心力衰竭时，应予强心剂治疗。 ④术前了解异物的种类、大小、形状及部位，根据患儿年龄大小选择合适的直接喉镜、支气管镜等器械，准备好急救物品。

续表

急症处理	疾病相关知识介绍
图 235：各种类型气管异物钳 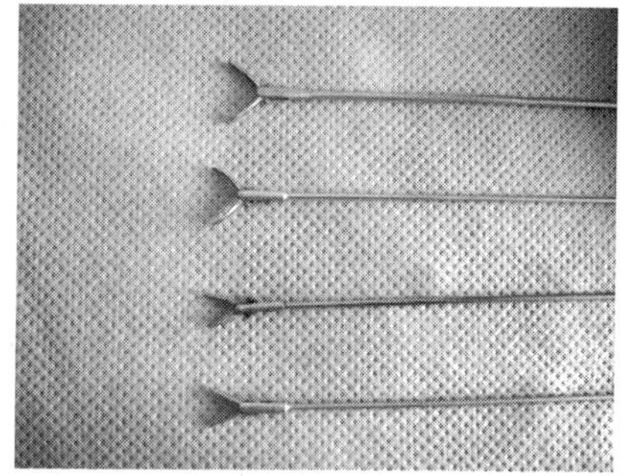 图 236：气管镜下异物取出术 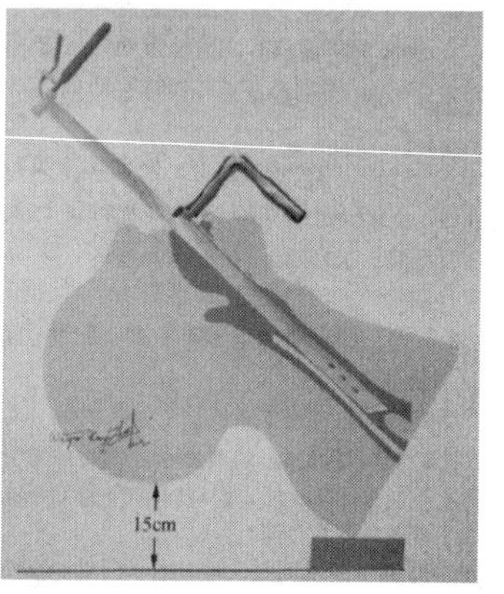  5. 经多种方法试取仍无法取出异物或异物嵌顿较紧者，应行开胸手术。	→异物取出术后的注意事项 ①密切观察病情，若有喉水肿并伴严重呼吸困难时，应行紧急气管切开术。 ②酌情使用糖皮质激素及抗生素，以减轻喉部反应性水肿及预防感染。 ③异物未取净或术后仍有异物症状与体征者，应选择时机，再次行支气管镜检查。

第四节　食管异物

食管异物是耳鼻咽喉科常见急症之一。任何年龄均可发生。食道有四个生理狭窄：食管入口处、主动脉弓压迫食管左侧壁处、左侧主支气管压迫食管前壁处及食管通过横膈裂孔处，异物最常见于食管入口处，其次为食管中段，发生于下段者较少见。食管异物以骨头、肉团、果核、假牙、玩具等多见，异物若处理不当，会引起食管周围炎、食管穿孔、纵隔脓肿、大出血、破溃、气管食管瘘等并发症。

病因与发病机制：食管异物多由进食不慎或仓促进食，食物未经仔细咀嚼咽下而引起；老年人牙齿脱落或使用假牙、小儿有口含小玩物的不良习惯或磨牙发育不全，也是发生食管异物的常见病因；食管本身的疾病如食管狭窄或食管癌时引起管腔变细，也可引起食管异物。

临床表现：①吞咽困难：异物停留于环后隙及食管入口处，最常引起吞咽困难，其程度与异物的形状、有无继发感染有关。②吞咽疼痛：吞咽疼痛的程度常因异物的形状与性质以及有无继发感染等而不同。尖锐异物位于食管入口时，疼痛局限于颈正中或颈侧，伴有压痛。异物位于胸段时，常伴有胸骨后疼痛，可放射至背部。食管穿孔并发纵隔感染与脓肿时，疼痛加剧，且伴有高热。③其他症状：异物较大，向前压迫气管、异物位置较高，未完全进入食管内，外露部分压迫喉部，均可出现呼吸困难呼吸道症状；异物穿破食管而引起感染者常引发食管周围脓肿或脓胸，则可见胸痛；损伤血管则可有出血，黑便。

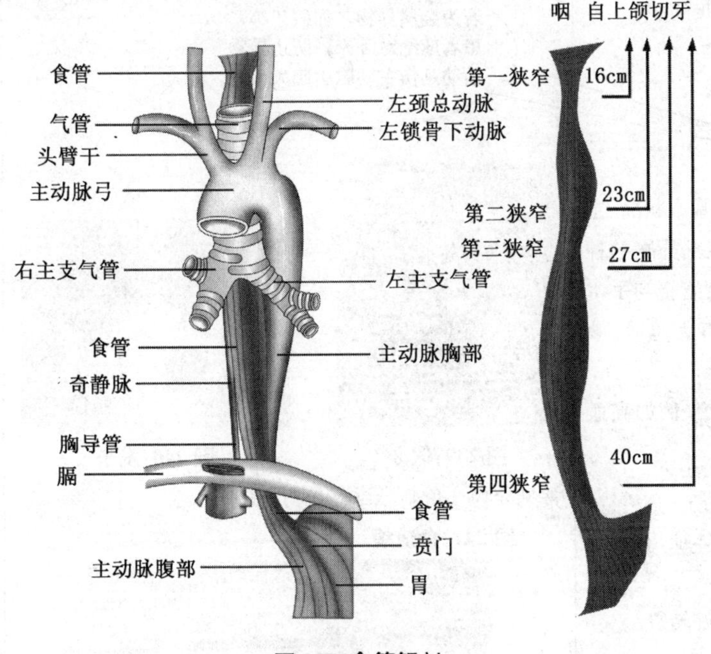

图 237：食管解剖

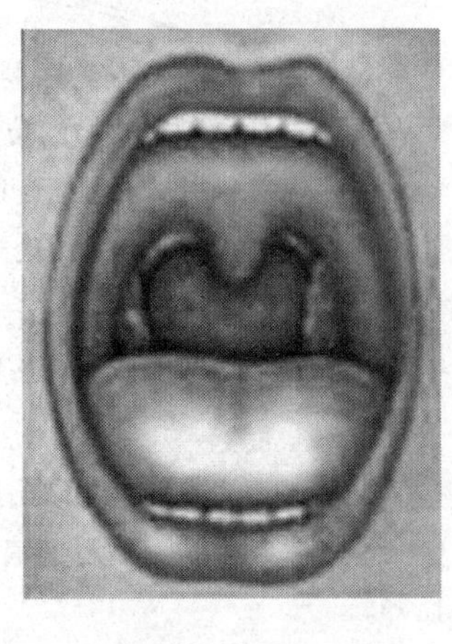

图 238：咽部解剖

急症处理	疾病相关知识介绍
一、院外急救处理 1. 疑有异物嵌顿在口腔时，应立即停止进食，饮一口水咽下，同时做缩颈、转头的动作以评估疼痛情况，并判断异物是否存在及位置，以便采取相应措施。	→咽及食管异物引起的疼痛多为刺痛。
2. 采用呕吐法催吐：用手指、筷子及勺柄等刺激舌根部引起呕吐，通过呕吐反射将异物带出。 3. 如上述方法不能缓解，迅速到有耳鼻咽喉科急症的医院就诊。 二、院内急救处理 1. 安抚患者，做好心理护理，解除其焦虑。 2. 相关检查： ①间接喉镜检查：咽部异物、扁桃体和靠近舌根部的异物在间接喉镜下用镊或钳子取出。 ②纤维喉镜检查：异物位于食管第一生理狭窄处可在纤维喉镜下取出。	→民间常用喝醋、吞咽干饭等土方法治疗，此法并不可取，反而会因过度刺激而使异物嵌顿进一步加深，造成异物取出困难，甚至黏膜破损严重而引起感染。

续表

<table>
<tr><th>急症处理</th><th>疾病相关知识介绍</th></tr>
<tr><td>③X线食管钡透片：对怀疑有异物的病人应遵医嘱行食管钡透，可起到明确诊断与治疗的作用。
④食管镜检查：异物较深者均应在食管镜下钳取。
3. 食管镜检查及食道异物取出术前准备：
①禁食水 6～8h。
②全麻术前常规化验检查及麻科会诊。
③嘱患者卧床休息，了解患者身体的基本状况、主诉，查阅X线片，判定异物的位置，根据异物的种类、大小、形状选用长短粗细合适的食管镜与手术器械，并了解患者院外有无处理及有无呛咳、咳血、便血等症状。
④老年患者还应关注其基础病的治疗（例如高血压等）。
4. 食道镜检查及食管异物取出后护理：
①全麻术后护理常规，观察患者生命体征、有无咳血等。
②倾听病人主诉，观察患者症状是否好转。
③禁食水 24h 或遵医嘱。
④输液抗感染、补液：病人合并感染、水与电解质紊乱时，首先遵医嘱应用有效抗菌药物、静脉补液，给予鼻饲，补充足够水分与营养，待炎症控制、酸碱平衡紊乱纠正后，及时配合食管镜检查、异物取出。
⑤食管异物取出术后行食道碘油造影复查异物是否取出。
5. 并发症的观察：
①颈部皮下气肿或纵隔气肿、食管周围炎、纵隔脓肿：食管穿破引起。</td><td>→钡棉即在棉花外面裹上钡剂，患者服下后根据其位置判断异物存在位置。疑有食管穿孔或已有穿孔者，忌作钡剂造影。
若为金属异物，如假牙等，患者应绝对卧床，防止异物活动刺伤主动脉引起大出血。
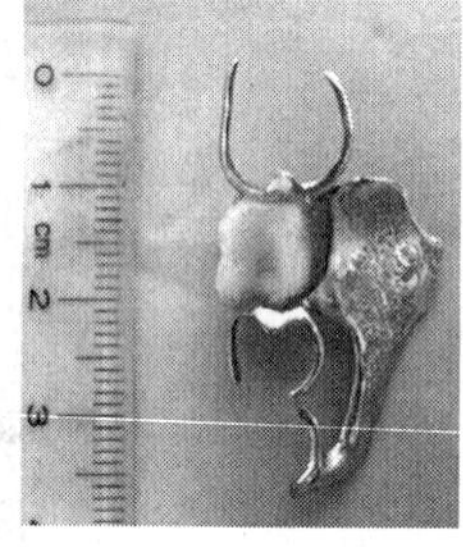
图 239：假牙
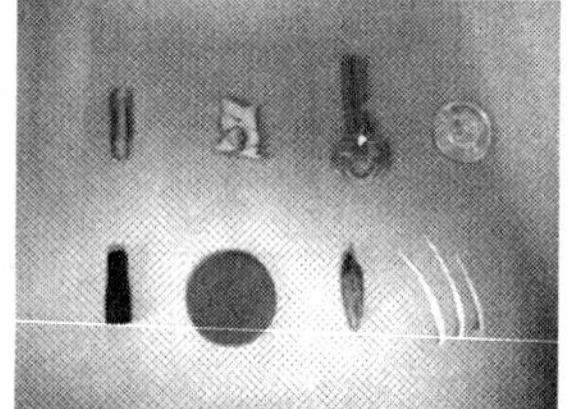
图 240：发卡
常见异物一鱼刺、果核、骨类、假牙。
图 241：食道镜
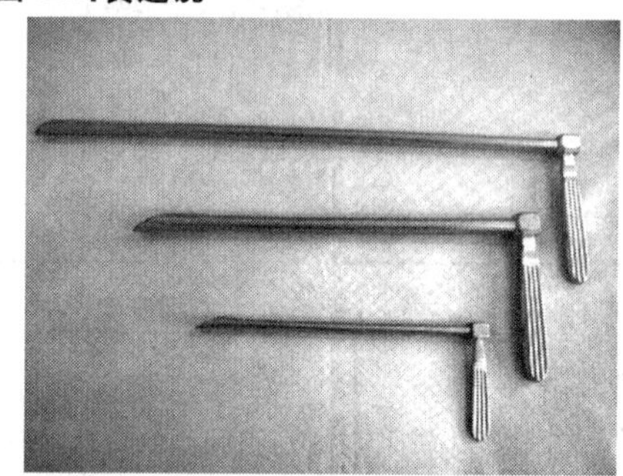
图 242：各种异物钳
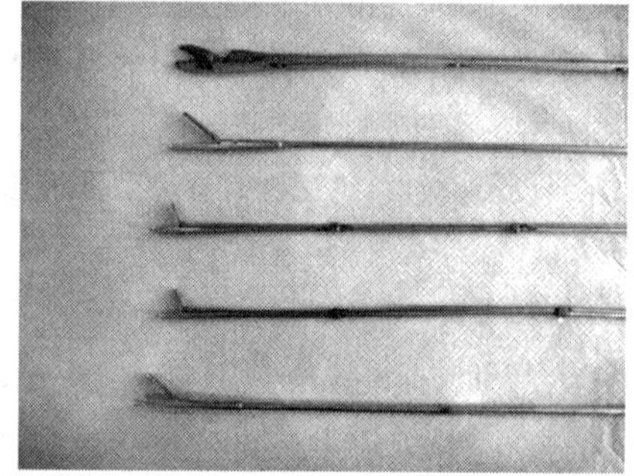
→食管穿孔：
①仅有气肿或食管周围尚无脓肿形成时，可先采用广谱抗生素静滴与肌注及支持疗法，在适当时机取出异物。</td></tr>
</table>

续表

急症处理	疾病相关知识介绍
②大出血：刺破血管。 ③气管食管瘘：异物压迫食管壁致管壁坏死，累及气管、支气管。 6. 宣教 ①进食时细嚼慢咽，不宜匆忙。 ②教育儿童不要把玩具放入口内，以免不慎误服。 ③睡前、全麻或昏迷病人，应将活动义齿取下。	②食管异物合并颈段食管周围脓肿或咽后脓肿且积脓较多时，应考虑施行颈侧切开、咽侧切开术，充分引流脓液。 ③异物已穿破食管壁，合并有纵隔脓肿等胸外病变或异物嵌顿甚紧，食管镜难以取出时，宜请胸外科协助开胸处理。 ④患者出现胸部疼痛加剧，并伴有高热，甚至出现大量呕血、便血，应考虑已有食道穿孔，且病变累及主动脉弓或锁骨下动脉等大血管。

第五节　喉外伤

喉外伤指喉部遭受暴力、物理或化学因素作用，引起喉部组织结构损坏，临床表现有出血、呼吸困难、声音嘶哑或失声等，严重者可因窒息、休克、大出血而死亡，是耳鼻咽喉科急重症之一。

喉外伤病因与发病机制：①闭合性喉外伤：颈部皮肤及软组织轻微损伤，包括挫伤、挤压伤、扼伤等，重者可发生喉软骨移位、骨折和喉黏软骨膜损伤、环甲关节与环杓关节脱位外，均为颈部遭受外来暴力直接打击，如拳击、交通事故、工伤事故、钝器打击、扼伤、自缢等。②开放性喉外伤常见于：枪、炮、弹片及刺刀等战伤、工矿爆破或车间工作时为碎裂物击中、交通事故中，破碎挡风玻璃及铁器等物撞伤，殴斗中为匕首、砍刀等锐器所伤，精神病患者或有意用刀剪等锐器自伤。

临床表现：①闭合性喉外伤：颈及喉部疼痛与触痛、声音嘶哑或失声、咳嗽及咯血、呼吸困难及喘鸣、颈部皮下气肿及休克等。②开放性喉外伤：出血、呼吸困难及休克被称为开放性喉外伤的三个危急现象，还包括皮下气肿或纵隔气肿，声嘶乃至失声、吞咽困难，吞咽及进食时有唾液和食物自伤口流出等。

急症处理	疾病相关知识介绍
一、院外急救处理 1. 稳定伤者情绪，使其保持镇静。 2. 开放性喉外伤的伤员，现场急救最重要的是止血。 3. 如出现呼吸困难或出血较多时，迅速拨打 120 到医院进行治疗。	→无论是动脉还是静脉破裂，应迅速在现场寻找可用的棉垫或棉布压迫止血。

续表

急症处理	疾病相关知识介绍
二、院内急救处理 1. 闭合性喉外伤 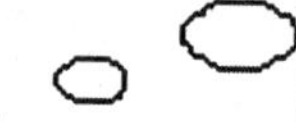	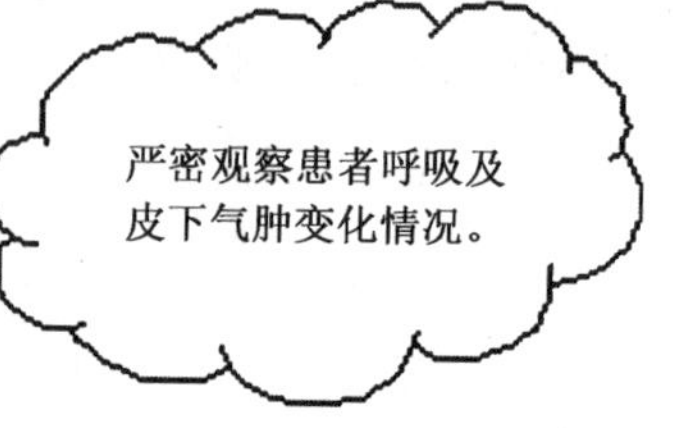
(1)按一般外科挫伤治疗：可颈部制动、减少吞咽动作；给予止痛剂、应用抗生素及糖皮质激素；做好气管切开术准备。	→适用于仅有软组织损伤，无咯血、无喉软骨移位或骨折及气道阻塞的喉挫伤。
(2)气管切开术：有Ⅲ度呼吸困难者应行气管切开术。极危急情况下可行喉内插管术或环甲膜切开术，但要尽快施行气管切开术。	→呼吸困难分度见喉阻塞。
(3)喉软骨复位术。	→适用于喉挫伤严重、喉软骨破碎移位、颈部气肿、呼吸困难的患者。
2. 开放性喉外伤 (1)出血处理：血管结扎及填塞止血。	→应立即用纱布压迫喉气管两侧，以填塞止血，同时通知医生。
(2)呼吸困难处理：将咽喉部血液、唾液吸出，给予吸氧，取出异物。紧急情况下可将气管插管或气管套管由伤口处插入，伤口内填以纱布，以防血液流入气道。紧急时，可行环甲膜切开术，待呼吸困难缓解后再改行正规气管切开术。气胸可行胸腔闭式引流术。	→备好各种急救器械：常规备氧气、吸引器、血管钳、气管切开包、照明灯等，以备气管阻塞、套管脱出或窒息时急用。 →贯通伤不可加压包扎，以防喉水肿或加重脑水肿及脑缺氧。出血猛烈者，可用手指压迫止血，并探查颈部血管。 →排出胸膜腔内的积气、恢复胸膜腔负压、使肺扩张。
(3)休克的处理：多为失血性休克，故应尽快给予输液、输血，扩充血容量	→休克： ①临床表现：测量脉搏和血压，如脉搏快而弱、血压下降、皮肤冷而有汗，提示已进入休克状态。 ②处理：应立即开通有效的静脉通路，遵医嘱从静脉输入高渗葡萄糖、低分子右旋糖酐、全血等扩容治疗。
3. 鼻饲饮食：伤后10天内应给予鼻饲饮食，以减少喉部活动、喉痛及呛咳，利于愈合。 4. 其他：喉外伤后，患者发声功能受到影响，患者表现为烦躁、易怒，应做好心理护理，嘱患者用手势或文字表达自己的意愿。	

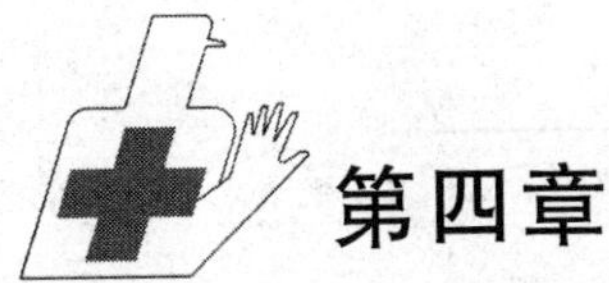

第四章 耳鼻咽喉头颈外科疾病应急预案

一、上呼吸道梗阻所致呼吸困难护理抢救应急预案

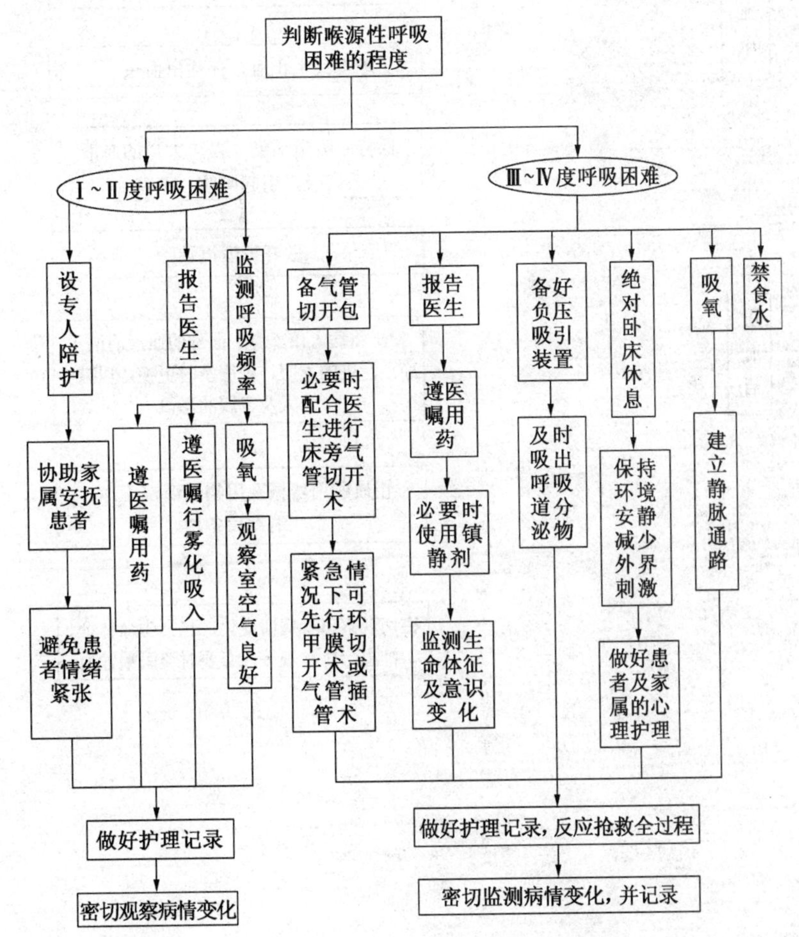

二、急性鼻出血护理抢救应急预案

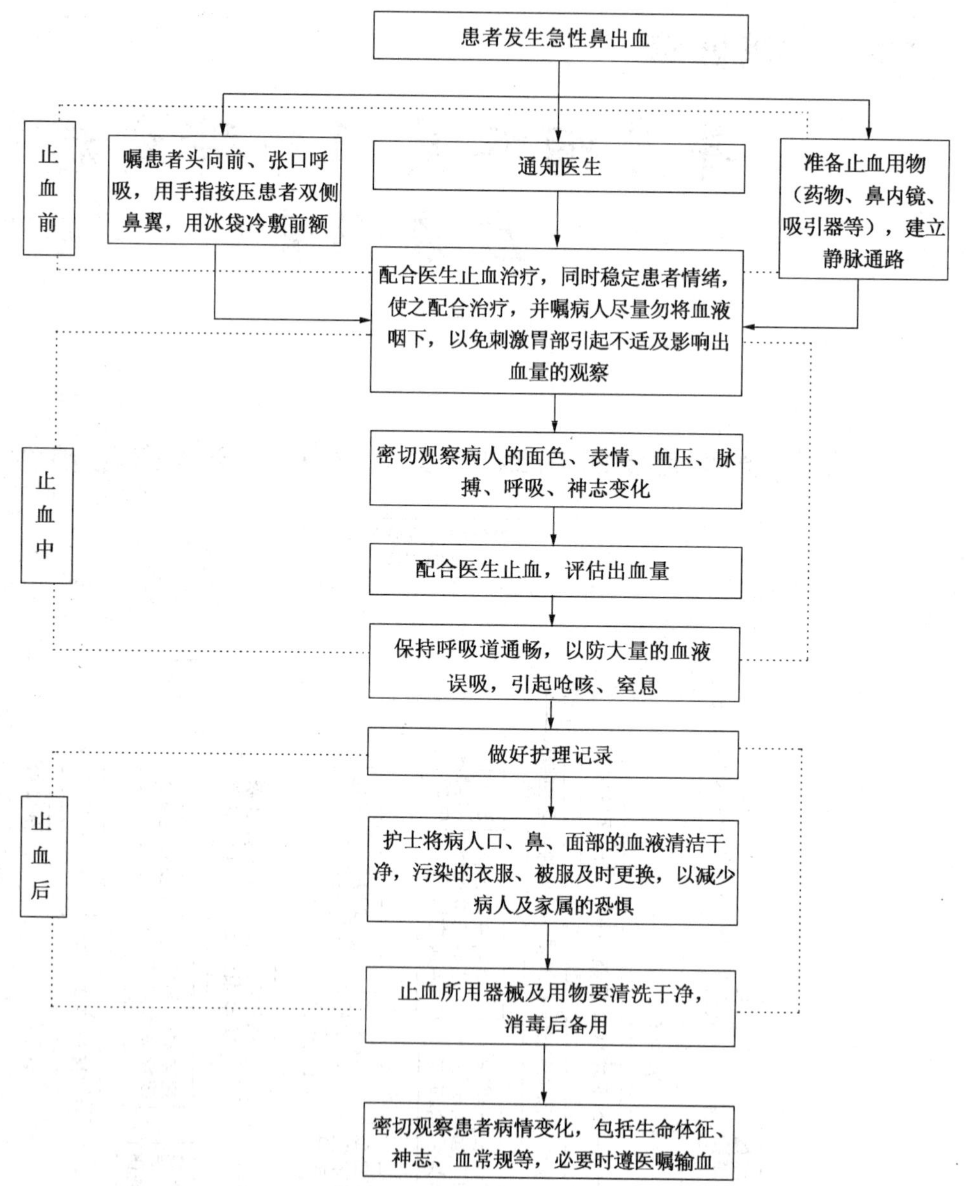

患者发生急性鼻出血
止血前
嘱患者头向前、张口呼吸，用手指按压患者双侧鼻翼，用冰袋冷敷前额
通知医生
准备止血用物（药物、鼻内镜、吸引器等），建立静脉通路
配合医生止血治疗，同时稳定患者情绪，使之配合治疗，并嘱病人尽量勿将血液咽下，以免刺激胃部引起不适及影响出血量的观察
止血中
密切观察病人的面色、表情、血压、脉搏、呼吸、神志变化
配合医生止血，评估出血量
保持呼吸道通畅，以防大量的血液误吸，引起呛咳、窒息
做好护理记录
止血后
护士将病人口、鼻、面部的血液清洁干净，污染的衣服、被服及时更换，以减少病人及家属的恐惧
止血所用器械及用物要清洗干净，消毒后备用
密切观察患者病情变化，包括生命体征、神志、血常规等，必要时遵医嘱输血

三、气管套管脱管的护理抢救应急预案

（气管切开术后的病人重新出现呼吸困难）

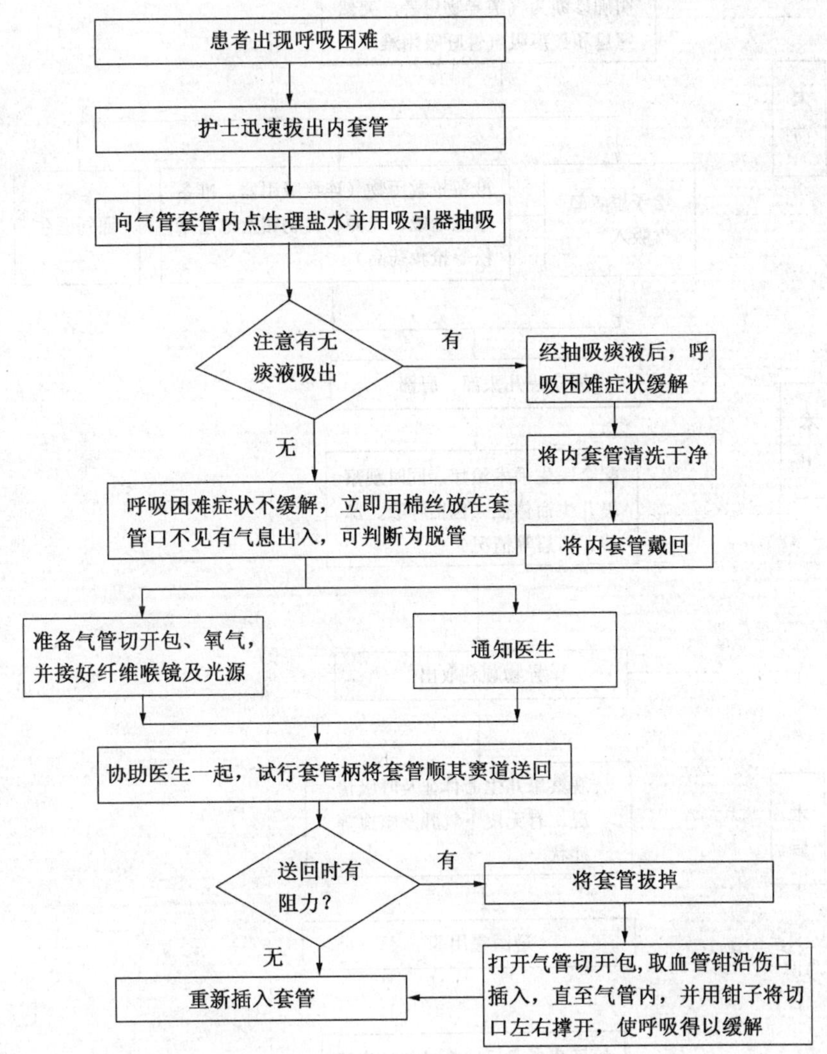
患者出现呼吸困难
护士迅速拔出内套管
向气管套管内点生理盐水并用吸引器抽吸
注意有无痰液吸出
有
经抽吸痰液后，呼吸困难症状缓解
将内套管清洗干净
将内套管戴回
无
呼吸困难症状不缓解，立即用棉丝放在套管口不见有气息出入，可判断为脱管
准备气管切开包、氧气，并接好纤维喉镜及光源
通知医生
协助医生一起，试行套管柄将套管顺其窦道送回
送回时有阻力？
有
将套管拔掉
打开气管切开包，取血管钳沿伤口插入，直至气管内，并用钳子将切口左右撑开，使呼吸得以缓解
无
重新插入套管

注意：①插入外管时应将管芯放入外管中，作为导引。

②注意调整套管系带的松紧度，松紧度以带子与颈部间可放入一手指为宜，术后要观察系带的情况，太松可于咳嗽时脱出，故应适当系紧，特别是术后出现皮下气肿的患者，于气肿消退后，要及时加紧系带。

四、气管异物治疗紧急预案

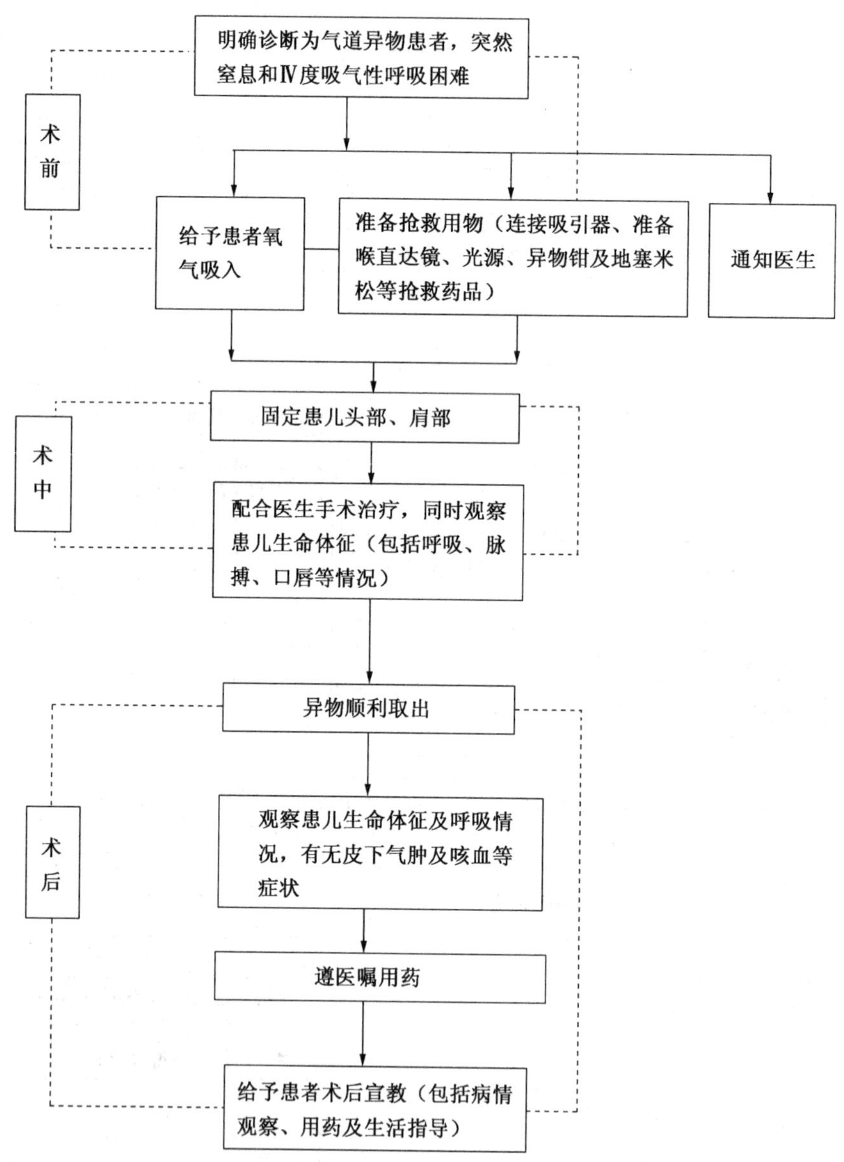
术前
明确诊断为气道异物患者，突然窒息和Ⅳ度吸气性呼吸困难
给予患者氧气吸入
准备抢救用物（连接吸引器、准备喉直达镜、光源、异物钳及地塞米松等抢救药品）
通知医生
术中
固定患儿头部、肩部
配合医生手术治疗，同时观察患儿生命体征（包括呼吸、脉搏、口唇等情况）
术后
异物顺利取出
观察患儿生命体征及呼吸情况，有无皮下气肿及咳血等症状
遵医嘱用药
给予患者术后宣教（包括病情观察、用药及生活指导）

五、紧急气管切开术抢救预案

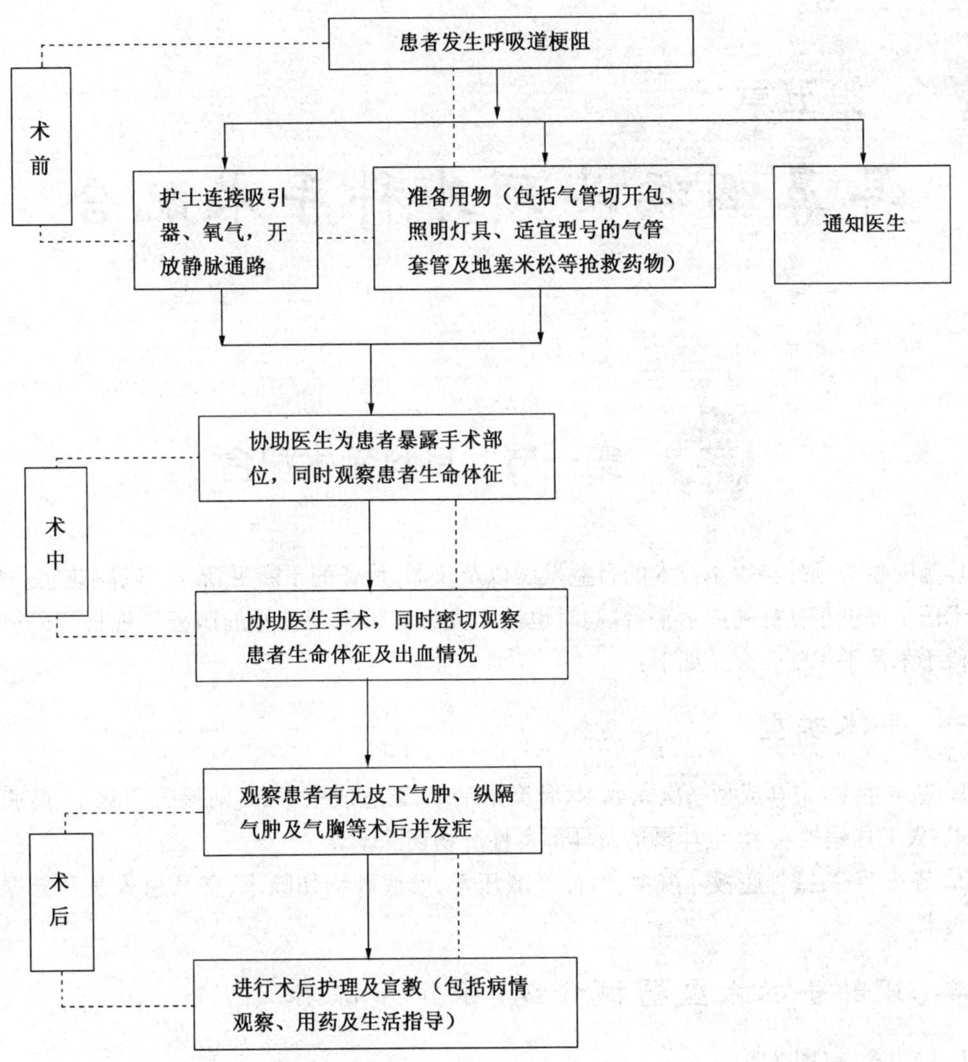
患者发生呼吸道梗阻
术前
护士连接吸引器、氧气，开放静脉通路
准备用物（包括气管切开包、照明灯具、适宜型号的气管套管及地塞米松等抢救药物）
通知医生
协助医生为患者暴露手术部位，同时观察患者生命体征
术中
协助医生手术，同时密切观察患者生命体征及出血情况
观察患者有无皮下气肿、纵隔气肿及气胸等术后并发症
术后
进行术后护理及宣教（包括病情观察、用药及生活指导）

第五章 耳鼻咽喉头颈外科手术配合

第一节 耳科手术配合

耳鼻咽喉头颈外科手术技术的日益发展以及仪器、设备的不断更新，给耳鼻咽喉头颈外科的手术医生提供了良好的展示平台，同时也给广大患者带来了良好的服务。现将我院已开展的耳科手术及手术配合介绍如下：

一、手术类型

1. 基本手术：中耳成型一次完成术、乳突根治术、鼓室成型术、耳前瘘管切除术、鼓膜切开置管术、人工耳蜗植入术、全耳再造及耳部良性肿物切除术。

2. 特殊手术：镫骨底板开窗术、面神经减压术、颅底肿物切除术、义耳植入及耳部振动声桥植入术。

二、耳部手术大型器械介绍、维护及保养

1. 动力系统(图 243)

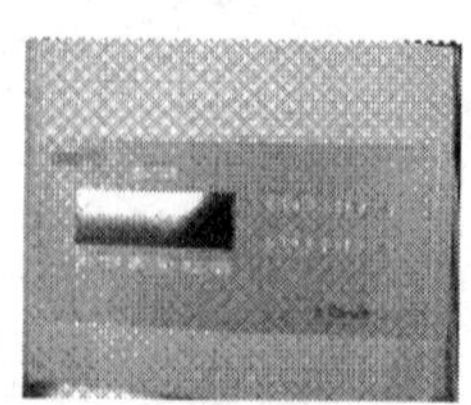

动力系统主机

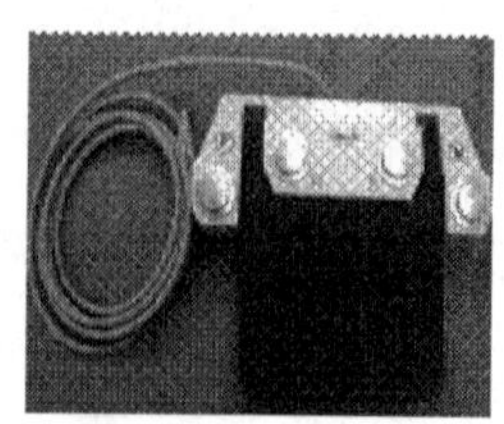

动力系统脚踏

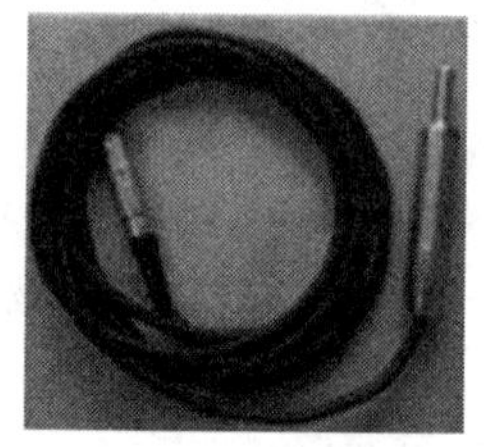

动力系统马达

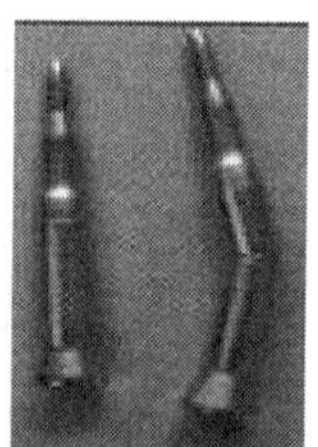

动力系统手柄

图 243：动力系统

【使用时注意事项】

(1)使用前，对动力系统主机及操作系统进行评价，检查有无损坏，如有损坏，停止使用该

系统。

(2)根据设备使用要求，选择动力系统主机和脚踏的插拔方式(热插或冷插，即先开主机或后开主机)。

(3)严禁液体浸湿主机，使用脚控开关，以免损坏。严禁将手柄完全浸入消毒液中浸泡，以免造成动力系统手柄马达损坏。手柄清洗后，要立即进行干燥处理，然后进行消毒灭菌(目前我院采用低温等离子消毒灭菌)，消毒灭菌前先将电线盘好，以免损坏。

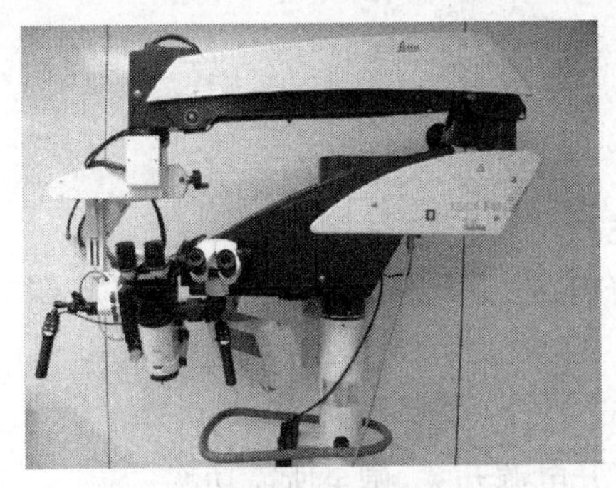

图 244:显微镜

2. 显微镜(图 244)

【使用时注意事项】

(1)使用者操作前必须进行培训。

(2)使用显微镜前需要先解锁，以免显微镜关节受损。严禁未解锁前移动显微镜。

(3)手术前显微镜需要套无菌显微镜套，为暴露镜头切割镜头前的无菌镜套时，要注意避免划伤镜头。

(4)镜头表面须保持清洁，保证术野清晰，以确保手术安全。

(5)显微镜的物镜和目镜需要用专用清洁剂清洁，以免损伤镜头，影响使用。显微镜表面用 75%的乙醇擦拭清洁，但不能使液体浸入显微镜。注意，擦拭前一定要切断电源，以免造成短路和触电危险。

3. 监视系统(图 245)

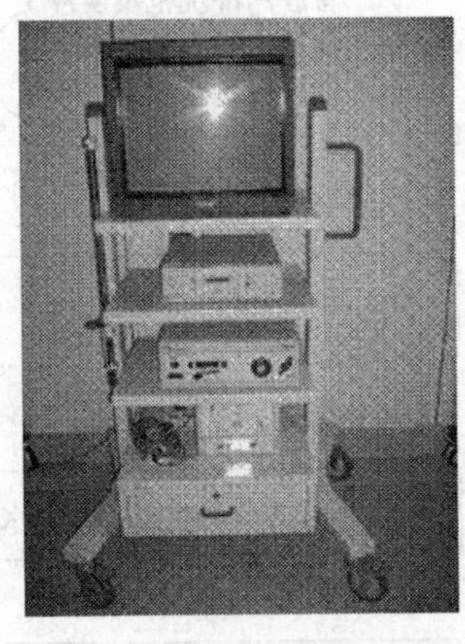

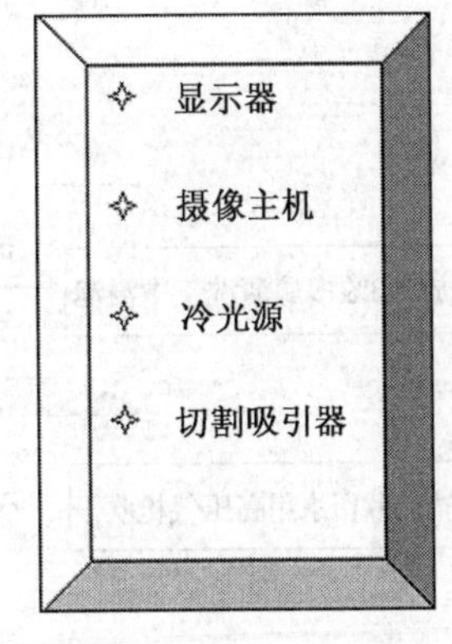

图 245:监视系统

4. 录像采集系统(图 246):及时收集有价值的影像资料，以供科研教学使用。

5. 面神经监测仪:在做颅底肿物切除、面神经减压及术中有可能造成面神经损伤的手术时，利用面神经监测仪做术中监测，以保护面神经不受损伤，防止面瘫等并发症的发生。

三、术前准备及术中配合

1. 术前准备

(1)每日早晨准备手术的必需器械及一次性消耗品(生物蛋白海绵、生物胶及术后填塞的膨胀海绵)。

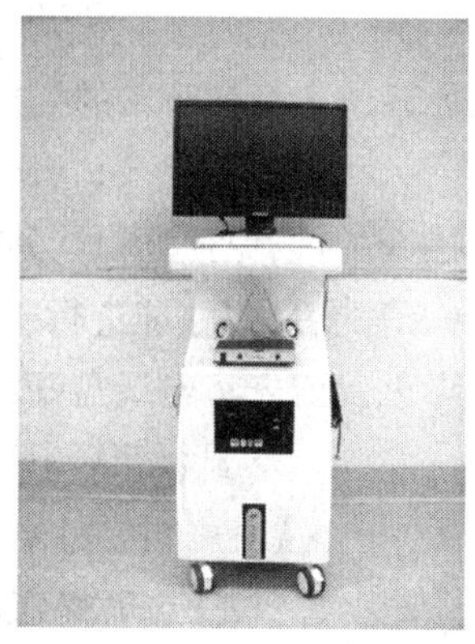

图 246:录像采集系统

(2)根据手术病人的情况摆放显微镜及电钻,并插好电源,打开显微镜的电源,解锁,调节平衡,摆放好术者镜及助手镜位置。

2. 术中配合

(1)及时巡视手术间,手术开始时及时接好电钻并打开电源开关,调至所需功率。

(2)术中根据手术特殊需要随时调整器械,保证手术顺利进行。

(3)手术结束后,及时将显微镜移至固定安放位置,防止碰撞。

四、手术中所用常规显微器械的清洗及消毒流程(图 247)

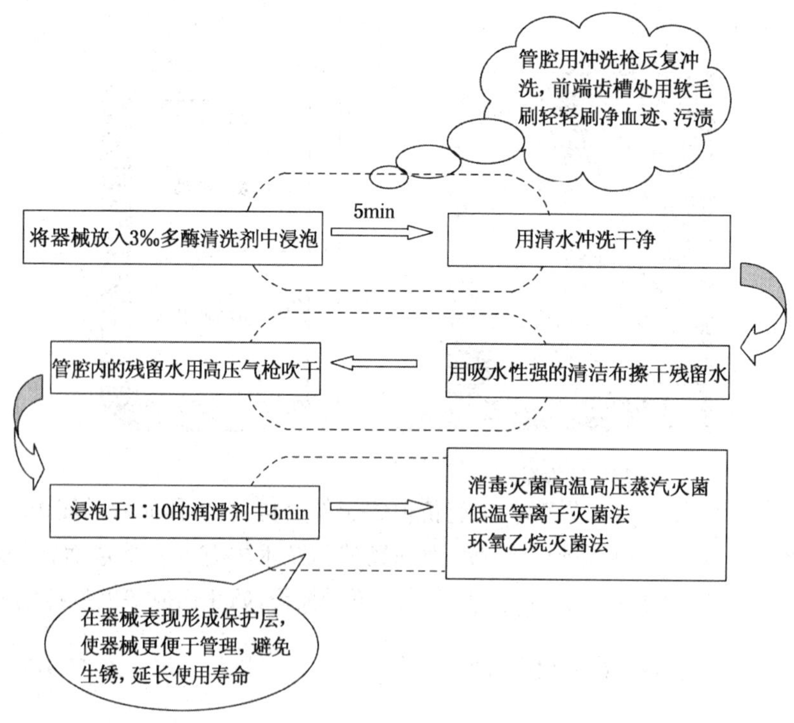
管腔用冲洗枪反复冲洗,前端齿槽处用软毛刷轻轻刷净血迹、污渍
将器械放入3‰多酶清洗剂中浸泡
5min
用清水冲洗干净
用吸水性强的清洁布擦干残留水
管腔内的残留水用高压气枪吹干
浸泡于1∶10的润滑剂中5min
消毒灭菌高温高压蒸汽灭菌
低温等离子灭菌法
环氧乙烷灭菌法
在器械表现形成保护层,使器械更便于管理,避免生锈,延长使用寿命

图 247

第二节 鼻科手术配合

一、手术类型

目前开展的鼻科手术有:鼻窦开放,鼻中隔偏曲矫正,鼻骨整复,鼻息肉摘除,鼻腔泪囊吻合,视神经减压,骨纤维异常增生去除,骨化纤维瘤切除,嗅母细胞瘤摘除,脑脊液鼻漏修补,垂体瘤摘除,鼻中隔穿孔修补,窦内病变去除,中下鼻甲成型,鼻腔扩容,脑膜脑膨出修补等。

二、鼻部手术大型器械介绍、维护及保养

1. 电视监视系统(图 248)

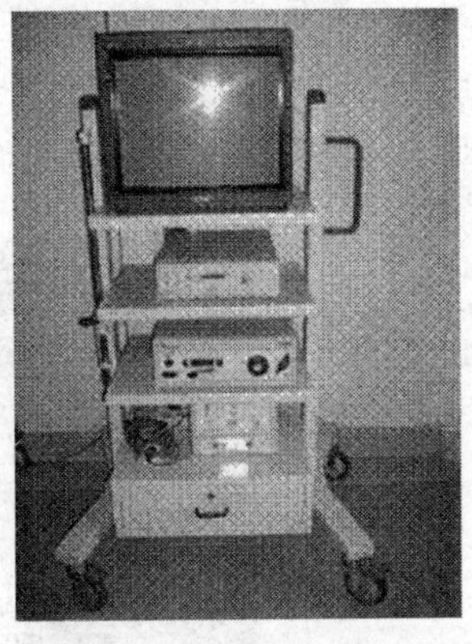

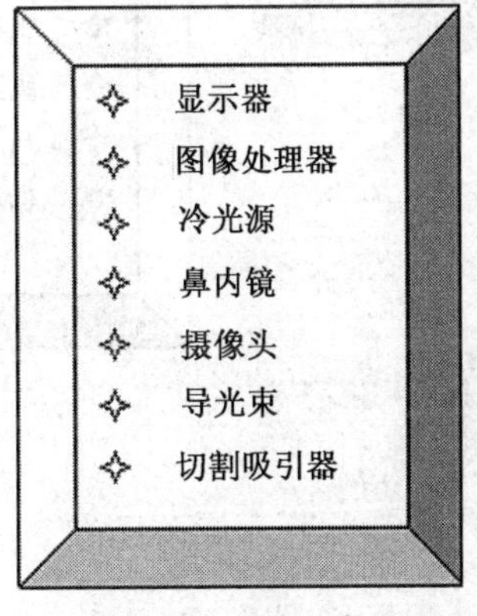

显示器
图像处理器
冷光源
鼻内镜
摄像头
导光束
切割吸引器

图 248:电视监视系统

电视监视系统是鼻科手术不可缺少的设备,手术医生利用鼻内镜照射手术术野,再通过摄像头和图像处理系统将影像放大后传输到显示器上,使术者、助手能够直观地看到需要手术的部位,进行准确的定位。电视监视系统的应用在方便术者操作的同时为学习者提供了极大的方便。

2. 导航仪(图 249)

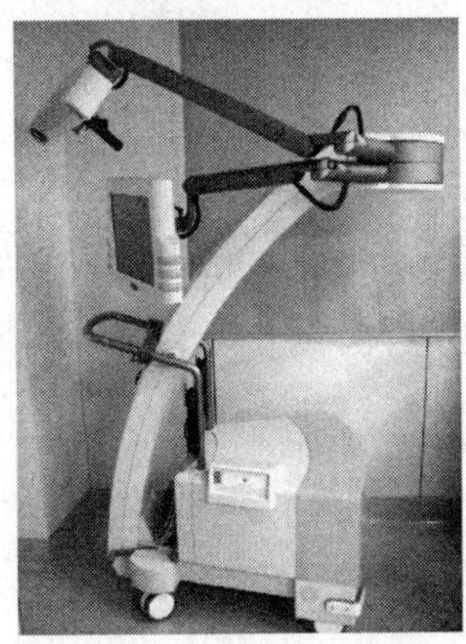

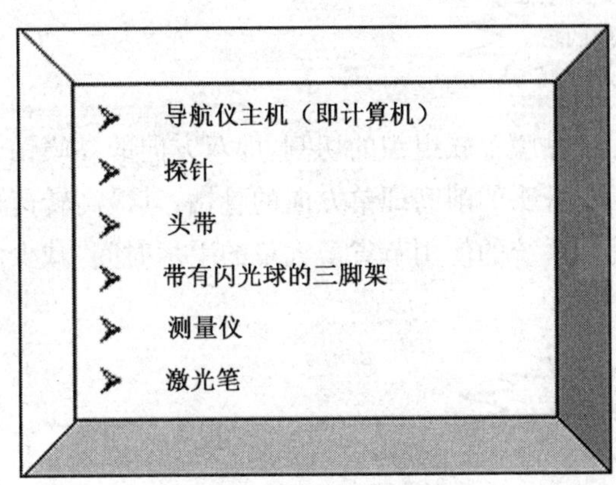

导航仪主机(即计算机)
探针
头带
带有闪光球的三脚架
测量仪
激光笔

图 249:导航仪

导航就是在手术过程中，对解剖位置进行定位的一项新兴技术。需要术前获取患者手术部位的影像信息(CT或MRI)，将其记录在计算机中，麻醉后先进行配准，在患者的实际位置与影像之间建立起一一对应关系，术中用不同的定位方法在术前影像上实时显示手术器械尖端所在的位置及手术路径。导航技术适用于所有的鼻内镜手术，如：复杂的鼻窦炎，鼻息肉，解剖标志不清的手术，鼻腔鼻窦肿瘤的切除，视神经减压，经蝶窦垂体瘤切除术等颅底部的手术。导航仪的使用可以有效地避免误伤，降低了医生的手术风险，提高了手术的成功率。

3. 动力系统：切割吸引器

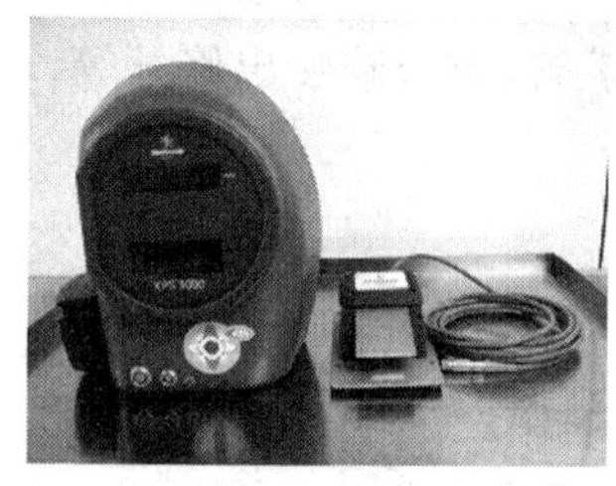

图250：主机

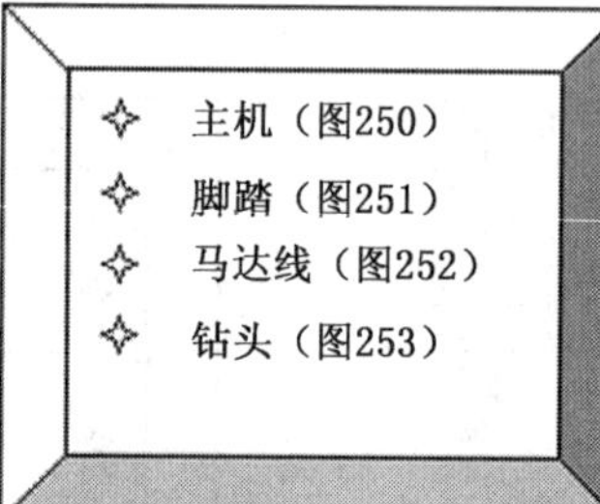

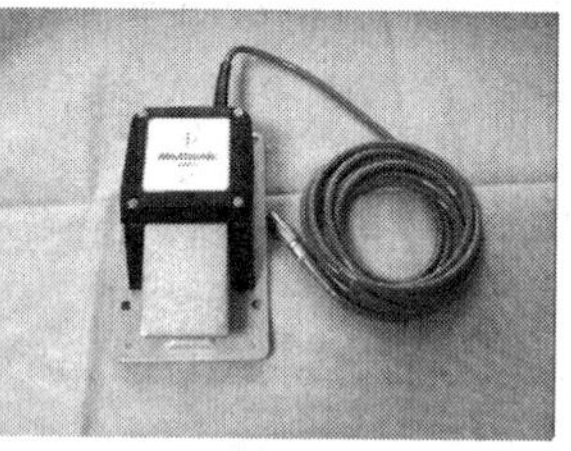

图251：脚踏

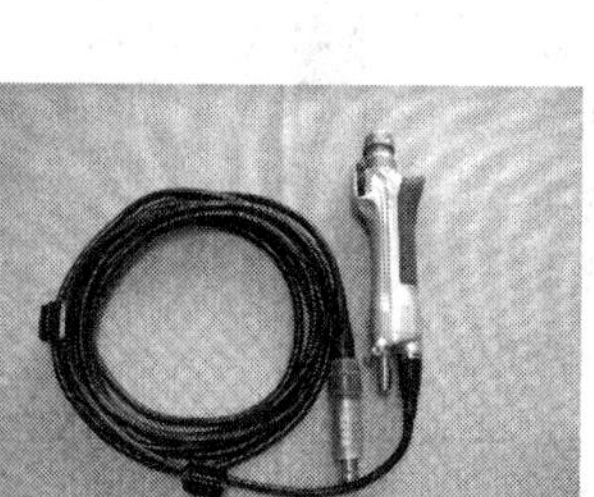

图252：马达线

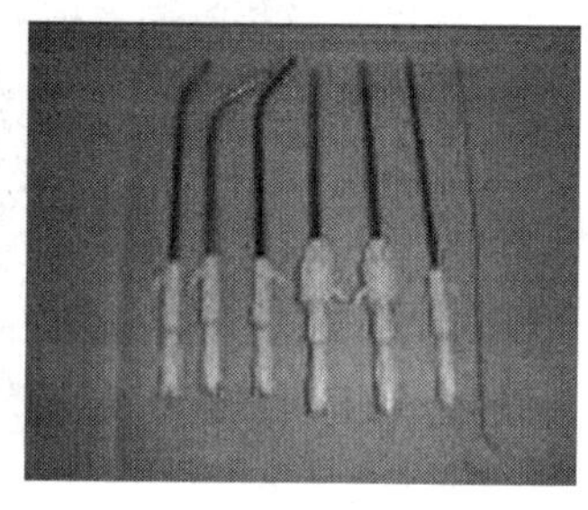

图253：钻头

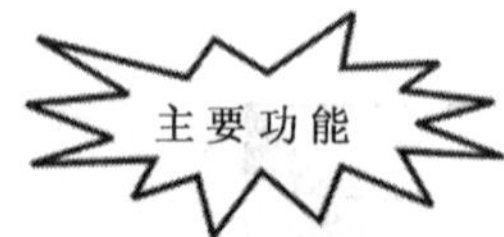

(1)用于黏膜等软组织的切割，即双方向的黏膜钻。

(2)用于骨头的削磨即单方向的骨钻，其最高转速分别是5000转/min和12000转/min。

(3)动力系统的使用节省了大量的手术时间，减少术中出血，提高了手术效率。

4. 洗镜器

洗镜器是将内镜套、冲洗管与洗镜器主机连接，外接灭菌生理盐水，手术进行过程中通过

术者脚控使灭菌生理盐水自动冲洗鼻内镜，将附着在鼻内镜表面的血渍自动清除，提高镜面的通透性，使视野清晰。从而减少鼻内镜从术腔取出的次数，节省手术时间，减少出血。

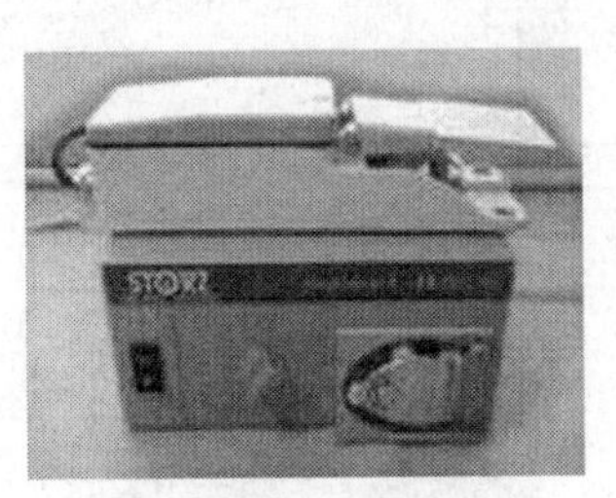

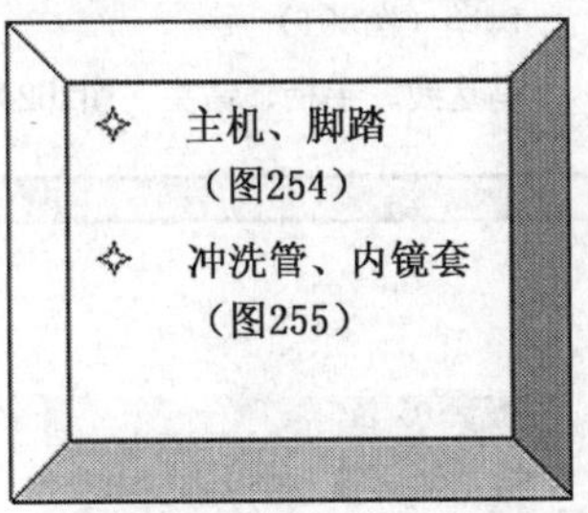

✧ 主机、脚踏
（图254）
✧ 冲洗管、内镜套
（图255）

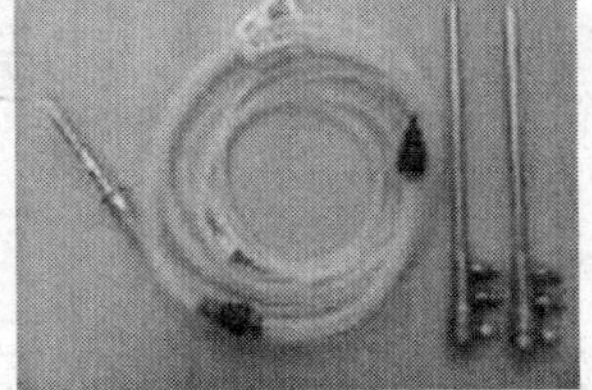

图 254：主机与脚踏

图 255：冲洗管与内镜套

5. 骨钻

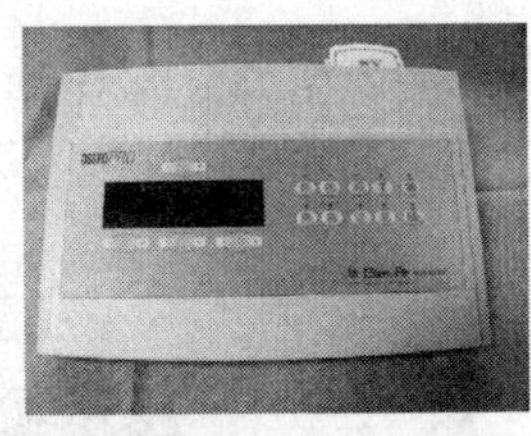
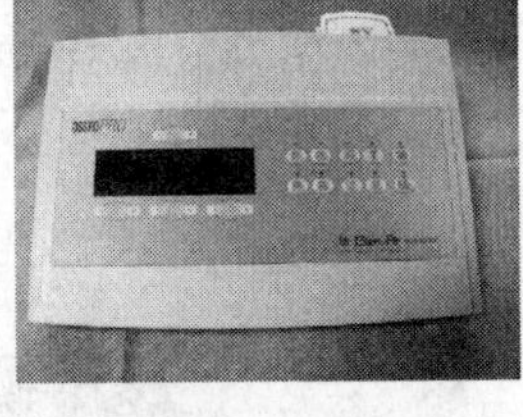

图256：主机

✧ 主机（图256）
✧ 马达线、手柄（图257）
✧ 钻头（图258）
✧ 冲洗管（图259）

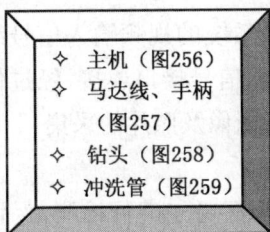

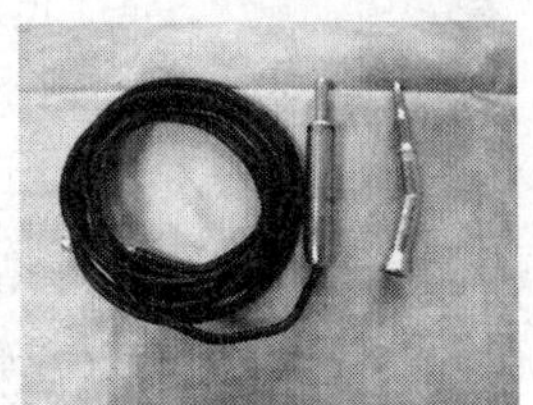

图257：马达线、手柄

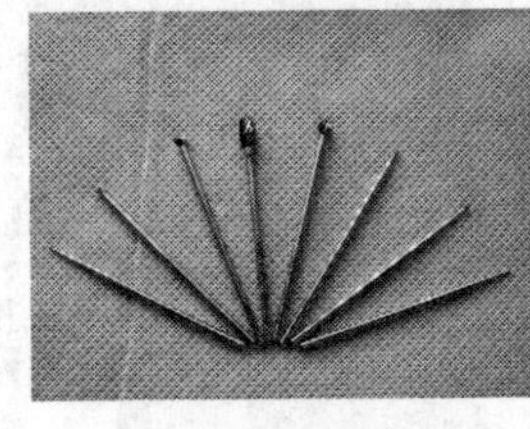

图258：钻头

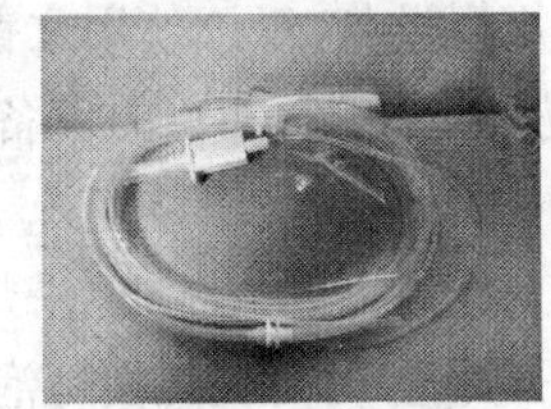

图259：冲洗管

骨钻最高转速为 40 000 转/min。骨钻在鼻科的使用主要用于咬骨钳不能够直接钳取的硬骨头，骨纤维异常增生，骨化纤维瘤等。使用高速骨钻可以降低咬骨钳的损坏率，提高手术效率。

6. 气钻：最高转速 100 000 转/min，速度远远高于普通骨钻，其优势优于普通骨钻。

- 墙壁压缩气（图260）
- 脚踏（图261）
- 马达线、手柄、钻头（图262）

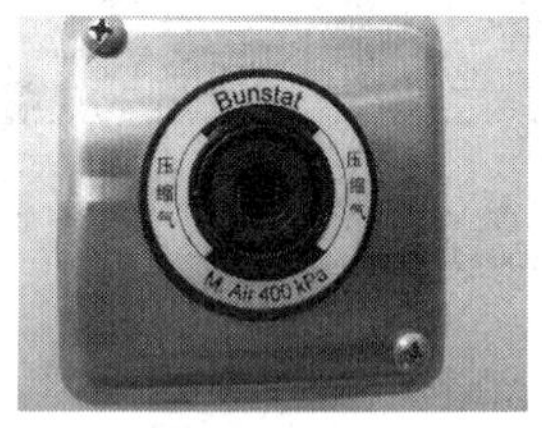

图 260:压缩气

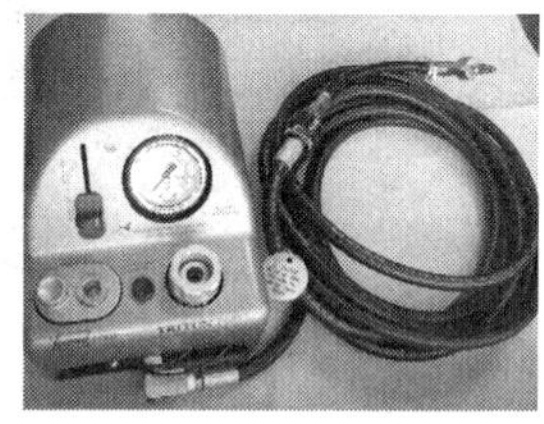

图 261:脚踏

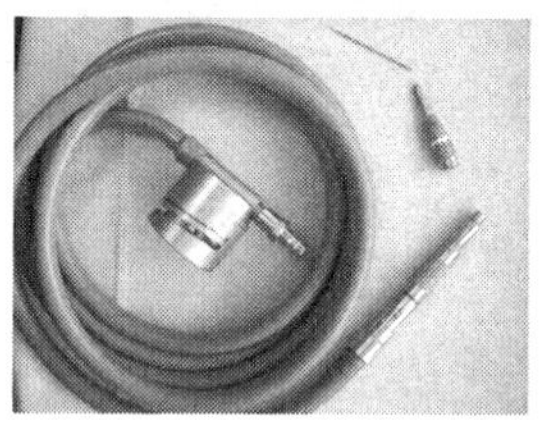

图 262:马达线等

7. 刻录系统(插图 263):将刻录系统的视频输入信号线和监视系统的图像处理器的视频输出信号接口连接,经过信号传输将图像传入到刻录系统,进行图像及照片的采集。

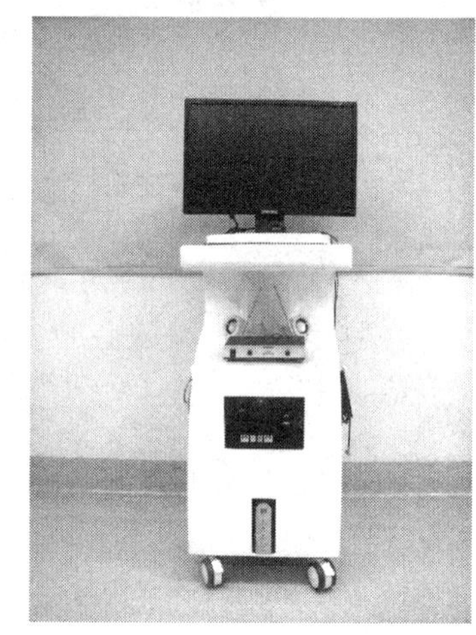

图 263:刻录系统

【大型设备维护及保养】

(1)常用型设备,每天使用之前,都要先进行检测,保证手术顺利进行;不经常使用的设备,定期检测、维护,保证使用时能够正常工作。

(2)带有冷光源的设备,记录灯泡使用的时间及更换日期,提前预订灯泡,为随时更换灯泡做准备。

(3)带有数据线的设备,定期检测数据线及数据线接口,准备备用线,为更换做好准备。

(4)每天使用潮湿的 75%的乙醇对设备进行清洁,保持设备的干净整洁。

(5)设备出现问题,及时处理,保证使用时的正常运行。

三、鼻部手术显微微器械介绍、维护及保养

鼻部手术显微器械(图 264)分为常用显微器械(三关节咬骨钳、小 30 度咬骨钳、普通咬骨钳、黏膜咬切钳、反张钳、筛窦钳、上颌窦钳)和特殊显微器械(颅底显微器械、特殊角度吸引器头、刮匙、探针、不同角度的上颌窦黏膜咬切钳、组织钳、颅底电烧钳、鼻腔泪囊吻合器械)。

【显微器械维护及保养】

(1)手术器械分类很细,不同的器械其作用不同,要做到器械专用,以免造成器械的不必要损伤。

(2)显微器械使用完清洁以后,对每把器械逐一检查,是否有螺丝松动,钳端变形。检查后

将器械放入到润滑剂中润滑，在规定时间内取出，用毛巾将器械擦干整理好后放到器械盒中收藏。

四、鼻内镜台上物品的清洁，干燥和灭菌(图 265)

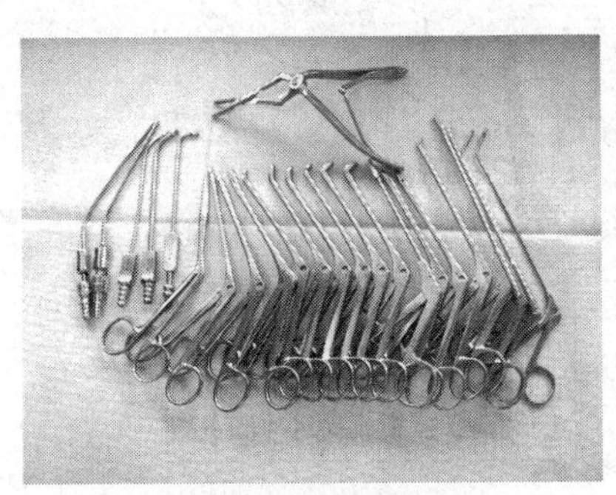
图 264：显微器械

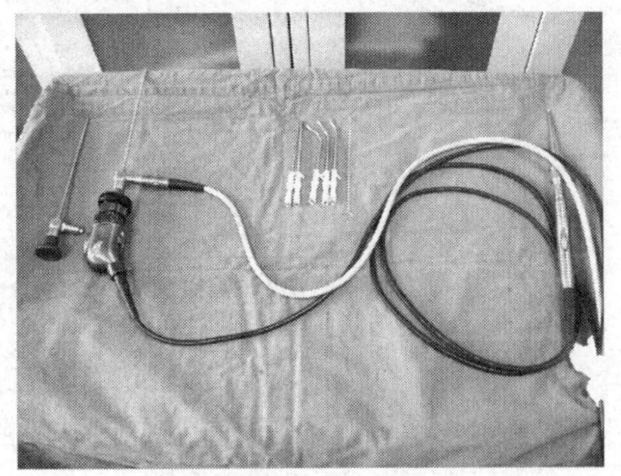
图 265：鼻内镜台上物品

1. 清洁

(1)普通无污染手术：清洁鼻内镜台上的物品时，按照常规方法处理。首先收集易碎贵重物品，其次收集其他物品。

①鼻内镜的清洁(图 266)

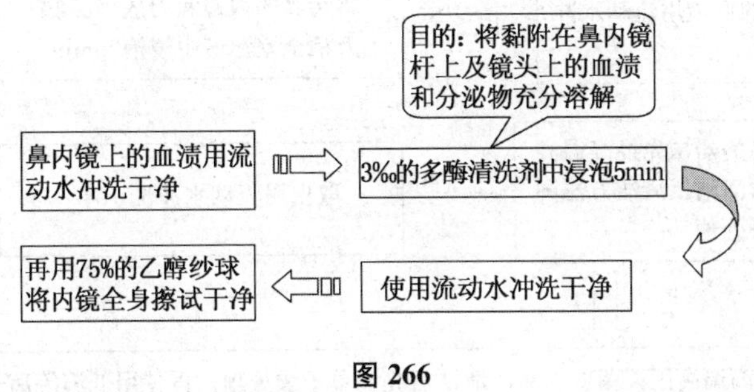

图 266

②导光束的清洁(图 267)

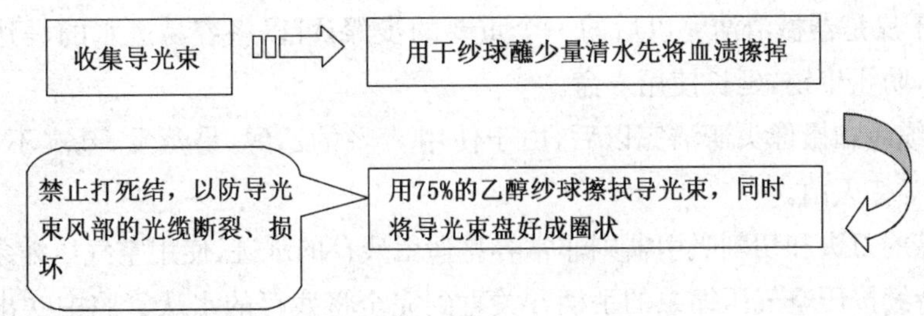

图 267

③摄像头的清洁：摄像头为易碎物品，清洁时摄像头为重点保护对象，不能磕碰。摄像头

的清洁方法同导光束。

④切割吸引器的清洁方法：切割吸引器的内部是一个马达，不能浸泡(图 268)。

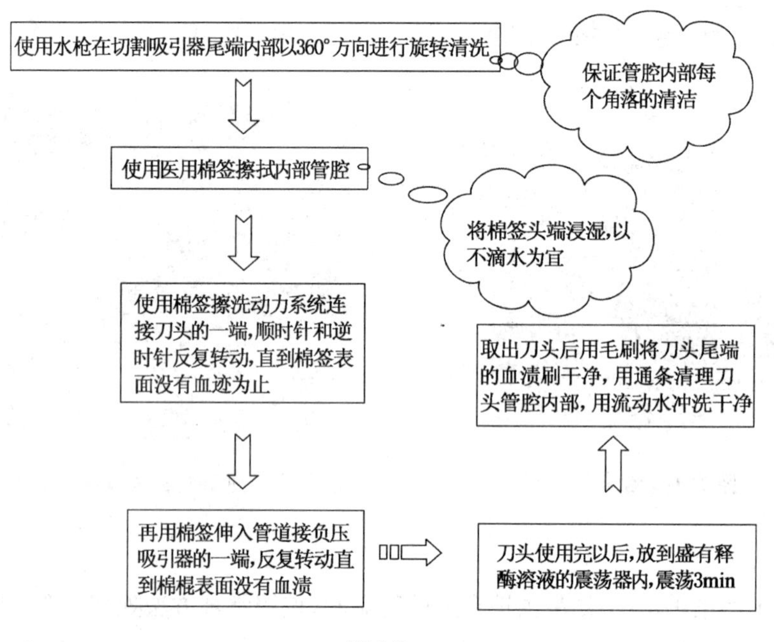

图 268

(2)污染手术(图 269)

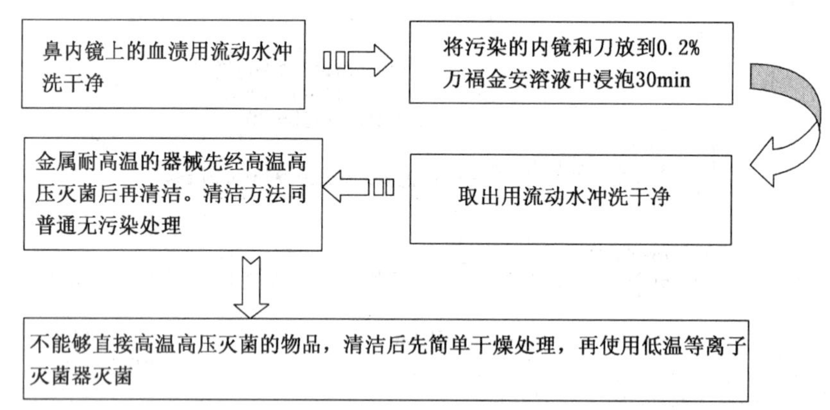

图 269

2. 干燥：干燥是器械清洁完以后的一个重要的步骤，可以将容易进水的马达或器械内部进行干燥处理，防止生锈，延长使用寿命。

(1)内镜、缆线和摄像头清洁完以后，由于使用 75%的乙醇，易蒸发，基本不会残留水迹，放到器械盒内等待灭菌。

(2)有管腔的刀头和切割吸引器则非常容易遗留残存的水迹，使用空气压缩泵向管道内释放压缩空气，持续按压空气压缩泵的手柄开关直到完全将残存的水从管腔中吹出为止。判断水是否完全从手柄管腔压出，可以观察是否有水从手柄缝隙冒出，同时用力甩动手柄，如果没有水滴被甩出则证明切割钻手柄已经处于无水状态。刀头也有管腔，使用同样的方法将管腔内的水吹出，使其处于干燥状态，放到器械盒内等待灭菌。

3. 包装：将待灭菌物品放到器械盒内后，使用双层包布按要求打包，记录打包日期。

4. 灭菌：目前我们采用过氧化氢低温等离子灭菌器进行灭菌。将需要灭菌的物品打包后放进低温等离子灭菌器的箱体内开始灭菌，此设备操作快捷，使用安全，能够保障每台鼻内镜手术使用到达标的无菌物品。

五、术前准备及术中配合

1. 术前准备

(1)手术前一天，根据住院医生所开的手术条，评估手术患者的基本情况。

(2)提前准备手术当中所需要使用的大型设备及鼻科手术显微器械，放于指定地点。

2. 术中配合

(1)在病人进行静脉输液和麻醉诱导时，准备无菌鼻内镜器械台，需要上台的无菌手术器械提前灭菌保障手术时正常使用。铺无菌鼻内镜器械台的步骤：无菌大单放置于治疗车上；带无菌手套将无菌大单展开平铺，构成一个无菌台面；将手术所需无菌物品(无菌鼻内镜0°、70°，导光束，摄像头，切割吸引器，马达线，刀头：直径分别为4mm直刀头，2.9mm直刀头，40°和60°弯刀头，腺样体刀头)及带毛刷通条，整齐的摆放在上面并固定；将台上缆线的另一端顺延到台下，连接到电视监视系统上，待开机。

(2)手术准备开始时，将电视监视系统摆放在便于手术医生进行操作的最佳位置，将无菌鼻内镜台摆放在手术医生一侧，固定，逐一打开电视监视系统，将光亮度、白平衡、摄像头焦距调到最佳状态，使视野清晰，切割吸引器开启，首先调节到双向的切割黏膜状态，术中随时根据需要调整切割吸引器的方向及转数。

(3)手术开始，由助手医生将已消毒好的鼻科显微器械根据手术需要，放置在手术托盘和无菌器械台上。

(4)需要收集患者的资料时，将工作站连接好(工作站连接：将工作站的数据线与电视监视系统的图像处理器上的视频接口连接)，术中随时根据需要，采集照片及录像资料。患者手术中的资料记录在工作站内，便于术后学习和交流。

(5)特殊器械，需要事先灭菌备用，保证手术进行过程中随时能够使用。

(6)手术接近尾声，准备术腔填塞物品，并将物品费用记录到病历的临时医嘱单上。

(7)手术结束后，将缆线接头从电视监视系统上拔掉，进行清洁灭菌。将监视系统移至指定位置。

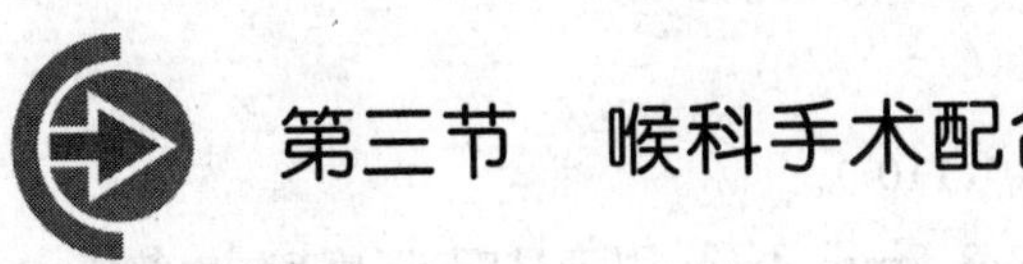

第三节　喉科手术配合

一、手术类型

1. 支撑喉镜下二氧化碳激光手术(见图270)。

(1)声带良性增生性病变:声带小结,声带息肉,声带水肿,声带囊肿,声带接触性肉芽肿,喉淀粉样变,声带沟。(见图 271:声带息肉)

(2)喉部良性肿瘤:喉、气管乳头状瘤,喉血管瘤,喉软骨瘤,喉纤维瘤,喉神经鞘膜瘤,喉神经纤维瘤,喉淋巴瘤,喉腺瘤。(见图 272:喉乳头状瘤)

(3)喉部恶性肿瘤:声带角化,声带白斑,喉癌。(见图 273:喉癌)

(4)其他:舌根淋巴组织增生,会厌囊肿,声带麻痹杓状软骨切除,口咽狭窄,下咽狭窄,喉狭窄(喉蹼、声带粘连)及外伤后声带成型术,T 管植入扩张术,声门闭合不良自体筋膜移植填充术,声带自体脂肪注射术,声带类脂质蛋白沉积症。

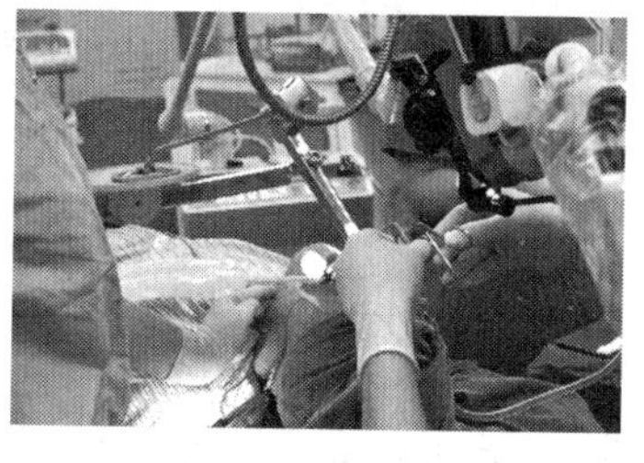

图 270(附彩图):二氧化碳激光手术

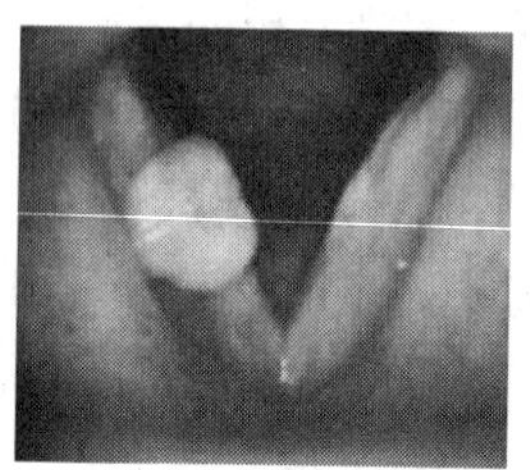

图 271:声带息肉(附彩图)

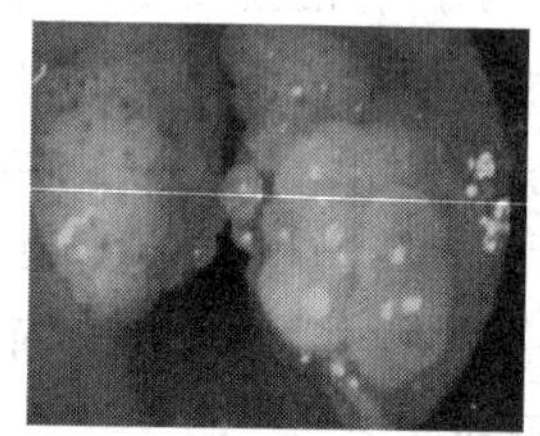

图 272:喉乳头状瘤(附彩图)

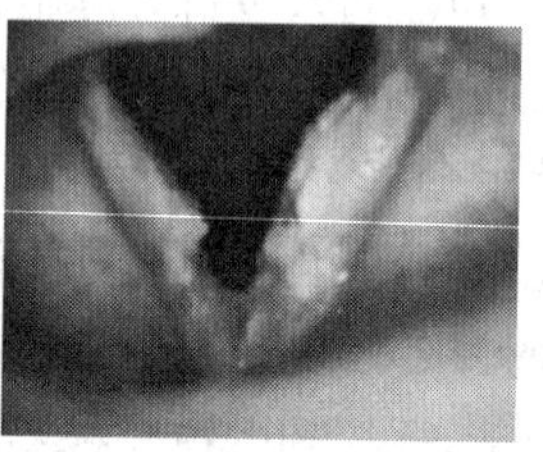

图 273:喉癌(附彩图)

2. 鼻内镜下腺样体切除术,扁桃体切除术,改良腭咽成型术(H-UPPP)、硬腭截短、下颌骨前移、颏舌肌前移术,气管异物取出术,食管异物取出术,甲状软骨板成形手术。

二、喉科手术仪器设备和特殊显微器械介绍、维护及保养

1. 显微镜

仪器组成:主体由支架和(显微镜)头部组成,头部由主镜、助手镜、物镜和操控手柄组成,主要用于支撑喉镜下 CO_2 激光手术。

2. CO_2激光机

仪器组成:主机,脚踏开关,712 手锯(适配器)。

3. 电视鼻内镜监视系统

仪器组成:监视器,摄像系统转换器,氙灯冷光源组成,另可配备录像系统和彩色照片打印机和鼻内镜、光缆线、摄像头。

(1)鼻内镜。

①不同视角(0°,30°,70°,110°)。

②不同直径,常用规格:2.7mm,4mm 用于鼻咽部、喉腔、气管手术。

5mm,5.8mm,10mm 用于喉腔、气管、食管手术和照像。

③不同长度,常用规格:18cm,24cm 用于鼻咽部、喉腔手术。

29cm,36cm,41cm 用于声门下、气管、食管手术。

(2)光缆线。

(3)摄像头:有分光和不分光两种类型,视术式和医生习惯而定。

4. 动力系统

(1)鼻窦手术动力切削系统

由主机,脚踏,马达线和各种不同规格(角度,开口方向,直径,长短)的钻头组成,主要用于腺样体、喉气管乳头状瘤手术、舌根淋巴组织增生等。

(2)骨动力系统切割磨削钻

由主机,脚踏,马达线,手柄组成。喉科手术钻头常用到裂隙钻、骨切割钻、骨金刚砂磨头钻,分别用于 H-UPPP 硬腭截短、下颌骨前移术、颏舌肌前移术,甲状软骨板成术等手术。

(3)骨动力切割摆动钻

由主机,脚踏,马达线,不同类型骨动力切割、摆动手柄组成。喉科手术常用到矢状摆动锯、水平摆动锯,分别用于 H-UPPP 下颌骨前移术、颏舌肌前移术和部分颌面部手术。

5. 低温等离子消融系统

仪器组成:主机,脚控踏板,流量控制器,工作刀头。主要用于腺样体、扁桃体肥大,舌根淋巴组织增生,H-UPPP,喉部良性肿瘤(如喉、气管乳头状瘤)(见图 274)。

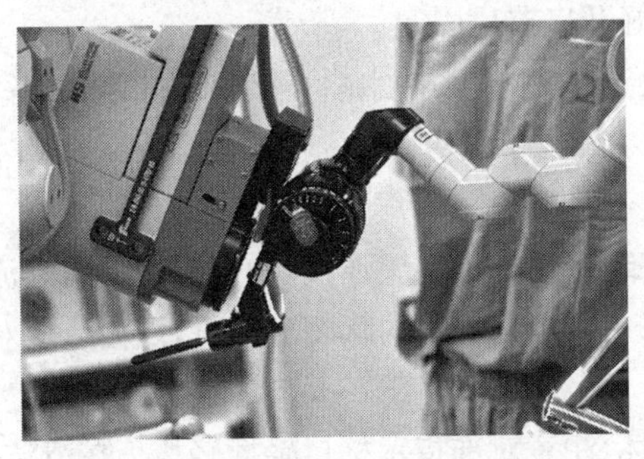

图 274:低温等离子消融系统(附彩图)

6. 手术器械

(1)支撑喉镜下 CO_2 激光手术:支撑喉镜,支撑喉息肉咬切钳,显微剪刀,黏膜刀,剥离子,缝合针持,显微组织镊,打结器。

(2)鼻内镜下腺样体切除术,扁桃体切除术:鼻内镜,光缆线,摄像头,鼻窦手术动力切削手柄及钻头,开口器,扁桃体抓钳,低温等离子消融系统及手术刀头。

(3)H-UPPP:开口器,CO_2 激光手据。

(4)气管、食管异物:食管镜及各类型食管异物钳,气管镜及各类型气管异物钳。

(5)其他手术如甲状软骨板成形手术,下颌骨前移术、颏舌肌前移术等根据手术需要配备相应成套器械。

三、术前准备及术中配合

1. 术前准备

(1)手术开始前,根据手术安排将仪器设备分置在各手术间,根据术式的不同摆放位置。

(2)针对病情、术式准备手术器械。喉科手术特点是急症多,需要有预见性地将手术器械准备完善,避免因用物准备不全耽误手术抢救时间。

(3)手术开始前,将相关仪器设备连接好,接通电源并提前开机预热自检,将显微镜支架解锁保护。目的是对机器各系统功能进行检查,以便及时发现问题并节省手术准备时间。

(4)根据手术需要准备影像采集设备。

2. 术中配合

(1)支撑喉镜下 CO_2 激光手术的配合

①调节支撑喉胸板高度，固定好后移至病人胸口上方。

②手术开始打开光源调控亮度，连接光缆线与灯芯为术者备用，配合（托下颌，保护嘴唇）下支撑喉镜暴露手术区域，用支撑喉架固定并支撑。

③协助术者调节显微镜瞳距，调控光源亮度。将显微镜头部移动到术者可控范围内，连接 CO_2 激光与显微镜上固定的 712 手据部分。

④严格按操作步骤打开 CO_2 激光，根据术式需要选择能量大小、激光工作模式（喉科常用连续模式），术者操纵脚控踏板使激光工作。

⑤手术结束暂停 CO_2 激光后关机，拆开 CO_2 激光与 712 手锯连接部分，将支撑喉胸板、显微镜头部、CO_2 激光移动离开工作区域，收起光缆线与灯芯并关闭光源。

⑥在激光工作状态下，相关医护人员必须佩戴安全防护镜，防止激光误伤。

（2）鼻内镜下腺样体切除术、扁桃体切除术的配合

①内镜、鼻窦手术动力切削系统准备及仪器配合方法同鼻科鼻内镜手术上台。

②根据病人性别、年龄挑选开口器，协助术者上好开口器后固定。

③使用低温等离子消融系统时，根据术式需要挑选刀头，刀头冲水口连接生理盐水，刀头、脚控踏板插口端与主机相连后开机，调控能量。

（3）注意事项

①所有仪器设备在开机前，注意冷插冷拔。即在进行摄像头系统连接、动力马达、脚踏、流量控制器、刀头等的插、拔连接操作时，注意一定要在主机电源关闭的状态下进行，以免造成对主机及相关配件的损伤。

②与主机相连的接头多为针状或芯片状，容易损坏，注意对准指示标口轻插轻拔。在清洁、消毒、存放、安装及使用过程中，与主机的连接头均不能进水，以免损坏电缆本身，同时危及主机。

③注意使用安全，防止 CO_2 激光误伤和冷光源烫伤。

四、手术仪器和器械的清洁、消毒灭菌、保养维护

1. 显微器械

（1）常规清洁：清水冲洗血渍；释酶浸泡、超声振荡 5min；在流动水下软刷刷洗器械污染手术清洁；4%的万福金安浸泡 15min；在流动水下软刷刷洗器械。

（2）消毒灭菌：高温高压灭菌，低温等离子过氧化氢消毒，环氧乙烷。

2. 内镜及动力系统上台部分：具体可参见鼻科鼻内镜，鼻窦手术动力切削系统术后清洁、消毒、保养方法。

3. 特殊仪器设备

（1）显微镜

①清洁：切断显微镜电源线，用 70%的乙醇湿布清洁显微镜，不能让液体流入显微镜。物镜和目镜应该每日规律的清洁，镜头表面必须没有污垢，表面变脏会严重影响光学品质。

②维护保养：定期检察显微镜光源灯泡工作时间，显微镜不用经常保养，可建议至少一年检查维护一次，联系由经授权的人或医院经过显微镜培训的技术人员来完成维护工作。使用过程中，随时发现问题，及时联系维修。

(2)CO_2激光机

①清洁:主机、适配器、工作站等非接触人体,严禁消毒,必须避光干燥处放置,可用70%酒精湿布清洁仪器外表。

②维护保养:建议定期维护,联系由经过培训的技术人员来完成维护工作,定期加冷冻液,对激光光路进行校准,以保证激光使用的能量准确性和光路准确性。使用过程中,随时发现问题,及时联系维修。

(3)射频

①清洁:主机,脚控踏板,流量控制器,可用70%酒精湿布清洁外表。刀头是无菌供应的,刀头仅供一次性使用。

②维护保养:不用经常保养。

(4)骨动力系统切割磨削钻、摆动钻清洁、维护保养:具体可参见耳科动力系统术后清洁、消毒、保养方法。

五、术中影像资料采集

1. 采集方式:主要有显微镜下,电视鼻内镜下或电视软式内镜(电子喉)下和外部直接拍摄的方法。

2. 影像采集设备:数码照相机,工作站(配备采集卡和影像采集软件的电脑),内镜系统配套的录像系统和彩色照片打印机,DV数码摄像机。

影像采集数据线:常用(图275)S-video(S端子线),(图276)Comp video(视频线或花头线),其他(图277)RGB线(监视器与摄像系统转换器连接时优选),DV线。

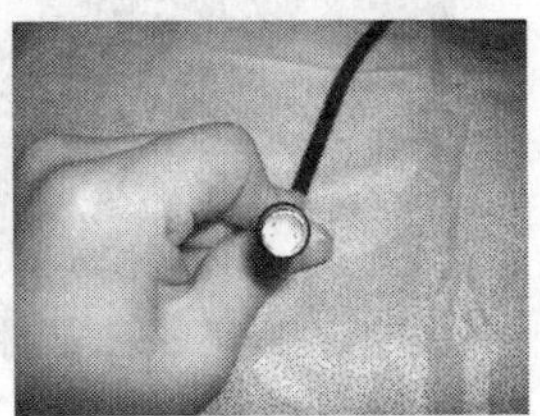

图275:端子线

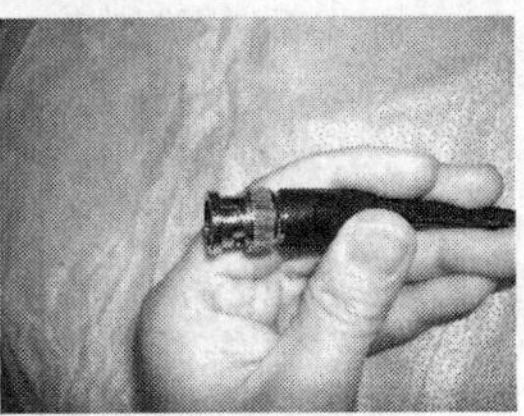

图276:视频线

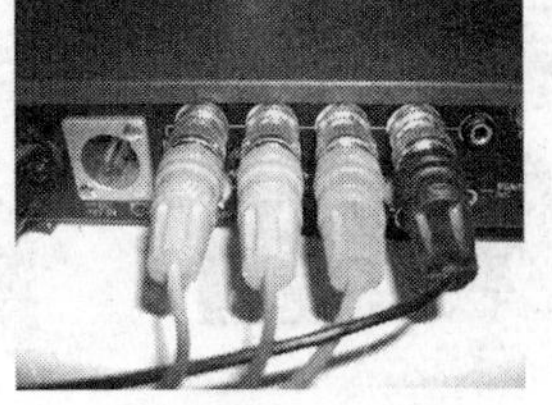

图277:其他

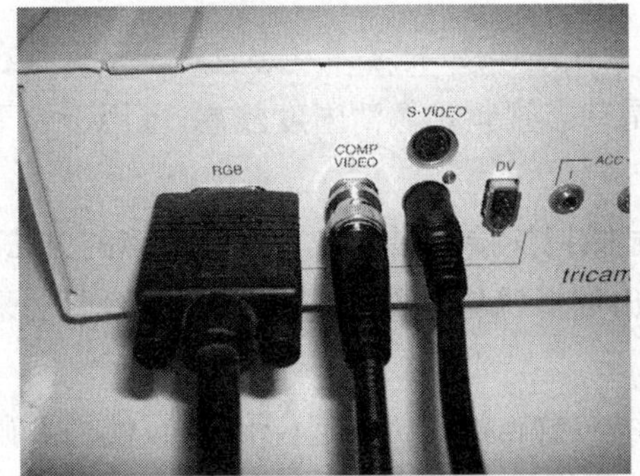

图278:数据采集端口

影像采集数据端口:见(图278)

3. 静态照片

根据采集方式与影像采集设备的不同连接组合,可以总结出几种手术照片的采集方法:

(1)显微镜下采集图像照片时,通常将显微镜自身配备摄像头接出的数据线与工作站或照片打印机相连,捕捉照片。但此种方法较局限,图像质量受自配摄像头与采集设备的采集卡品质双重影响,图像的分辨率及DPI低,达不到对图片画质的一般要求。

(2)在前述方法的基础上进行优化,以电视鼻内镜监视系统为主体,将摄像头与显微镜借助配件连接(图 279),或摄像头直接接内镜的方法,由摄像系统转换器后的数据线连接到工作站,通过采集软件捕捉的照片,图像的分辨率及 DPI 明显优于前者,清晰度大大提高,目前日常手术照片采集使用此方法,可以作为对病变手术前后情况对比或术中所见特别之处的记录。

(3)最优化方案:以数码相机为主体与不同采集方式相连接,如:数码相机与显微镜连接(图 280、图 281,最直接的捕捉术者视野下图像,或数码相机直接接内镜(图 282),配合在支撑喉镜辅助下对声门区直接捕捉照片(图 283),这种通过数码相机捕捉到的照片,图像的分辨率、DPI、清晰度是最佳的,可用于书籍出版,文章发表和特殊病例资料保存。

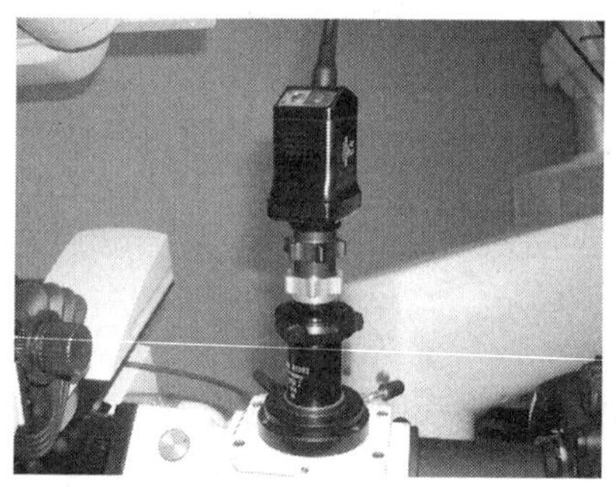

图 279

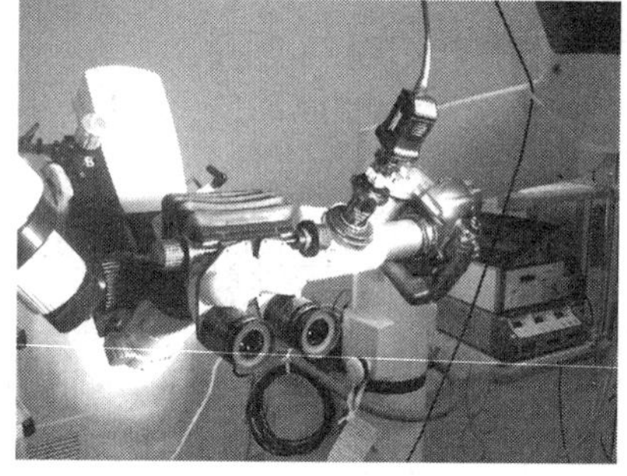

图 280

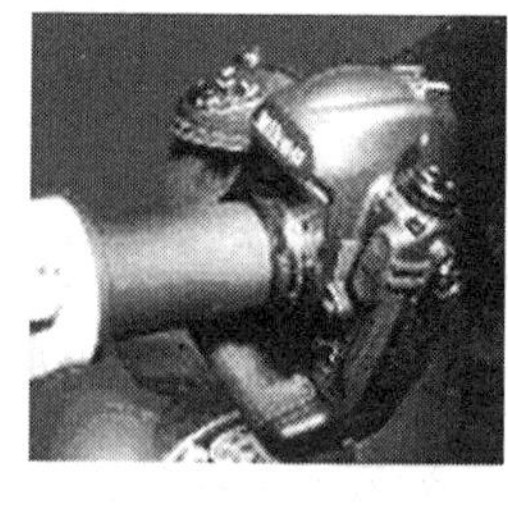

图 281

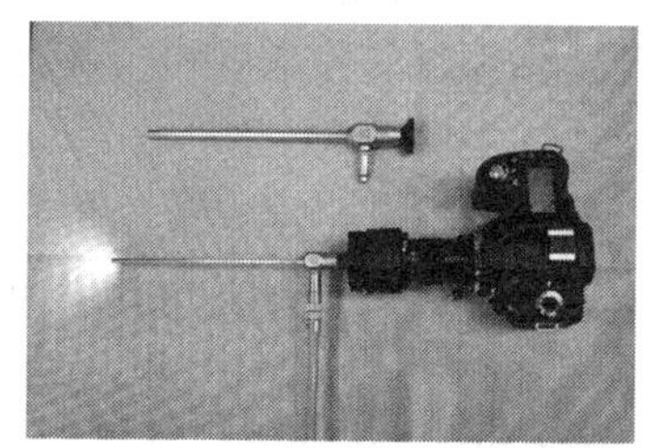

图 282

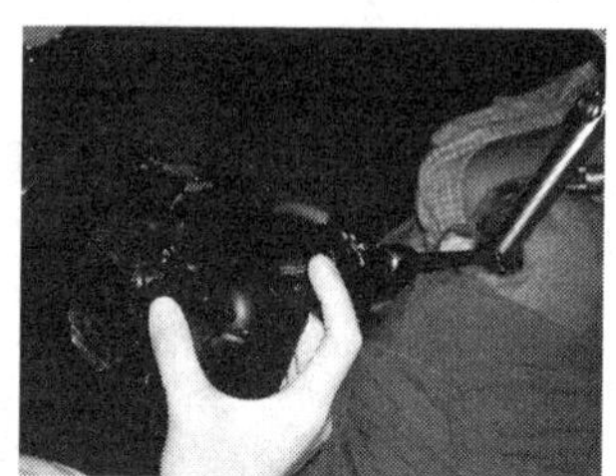

图 283

4. 动态视频:与静态照片采集方式方法相近。

(1)通过显微镜自身配备摄像头接出的数据线与工作站连接,把手术动态直接记录保存在电脑硬盘里,此法采集视频文件占用内存小,但缺点是动态视频录像清晰度较差,可用于台下观看手术动态。

(2)以电视鼻内镜监视系统为主体,将摄像头与显微镜连接或摄像头直接接内镜的方法,通过摄像转换器后面数据信号输出端口(图 284),接出数据线与工作站连接(图 285),此法采集视频录像清晰度大大优于前者。

(3)最优化方案:前述方法(2)基础上,接出数据线与数码摄像机相连(图 284),使用数码摄像机采集手术影像。手术有外切口时,也可使用数码摄像机直拍,以获得最佳动态视频效果,可用于学术会议时使用。

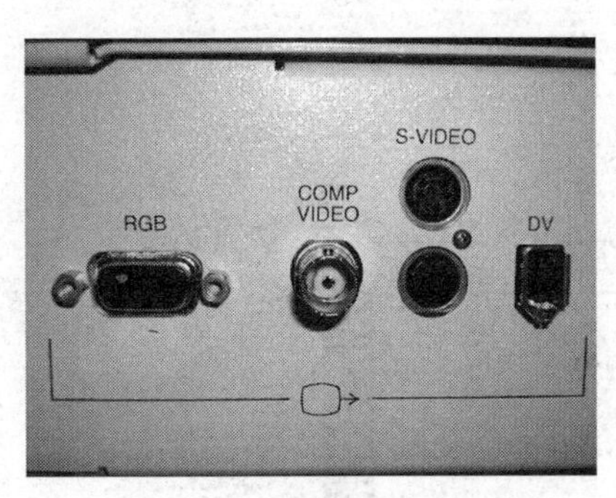

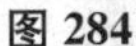
图 284

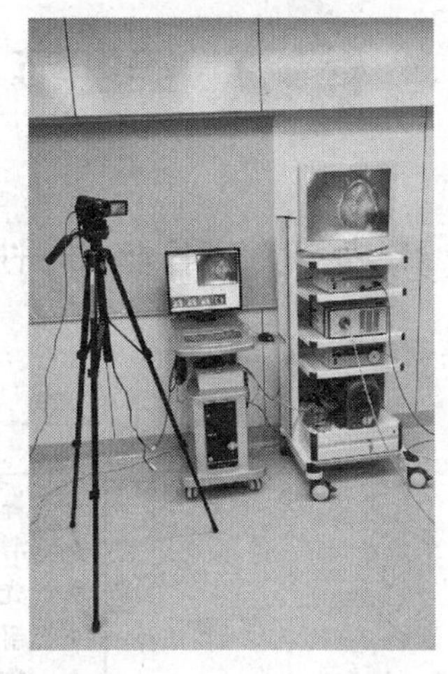

图 285

六、影像资料的剪辑、整理与保存

手术影像资料宝贵，手术量大的科室面对的问题是，每天录制的手术录像积累越来越多，如何将这些资料整理归档并保存？

1. 每台手术录像开始前，将病人基本情况资料填写，包括姓名、性别、年龄、住院号、诊断、手术名称、术者、手术日期、相关工作人员等，特殊病例或术式要有备注。一般工作站自带的影像采集软件配有后期处理平台，基本情况资料会自动保存在相关联的表格中，或自建 Excle 表格档案，用于完善基本情况资料的填写，有助于日后寻找查阅。

2. 完成录像和留取照片资料后，将带有病人姓名，手术名称和日期的文件夹，按术者、疾病种类逐级建档归类，以方便短期查询和日后刻盘整理保存。

3. 影像资料的剪辑：将手术录像进行剪辑，可使播放画质更完美，手术操作步骤更简洁明了，剪掉多余部分更有助缩小占用的存储空间，有些影像采集软件在后期处理平台中都开发了简单的剪辑功能，如对剪辑有更高要求可推荐使用绘声绘影软件。

4. 影像资料的保存：多采用保存在移动硬盘或刻录在 VCD，DVD 介质的光盘中。推荐使用 Nero 光碟刻录软件，VCD 和 DVD 的选取是根据文件大小而定。将刻好的光盘注明日期、病人一般情况资料、术者、手术方式等建档保存，方便日后查阅。

第四节　头颈手术配合及消毒流程

一、鼻内镜下甲状腺肿物切除

1. 准备用物(图 286)

- ✧ 鼻内镜监视系统
- ✧ 消毒好的0度鼻内镜
- ✧ 光缆线
- ✧ 超声刀
- ✧ 0度筛窦钳
- ✧ 直引器头

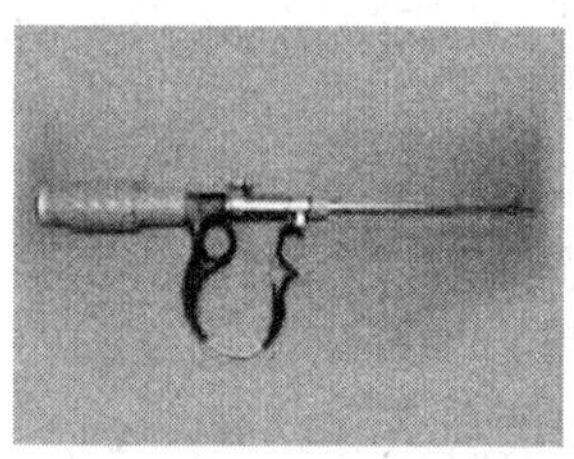

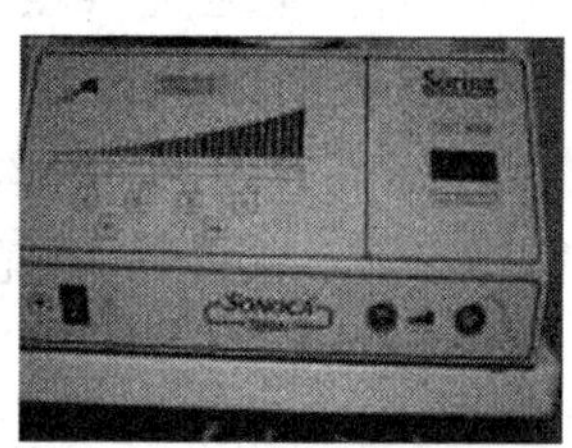

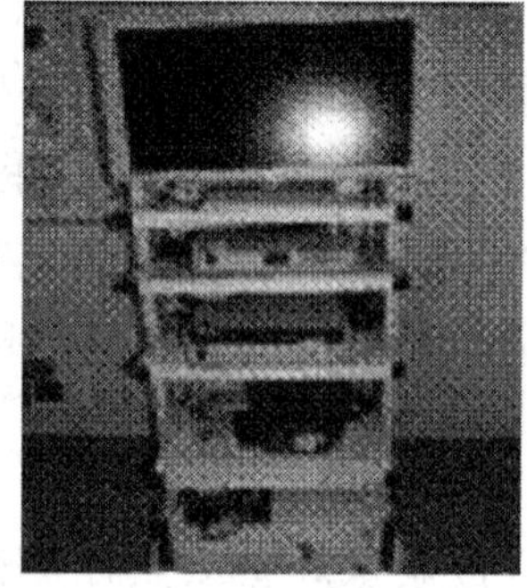

图 286:用物准备

2. 术中配合(图 287)

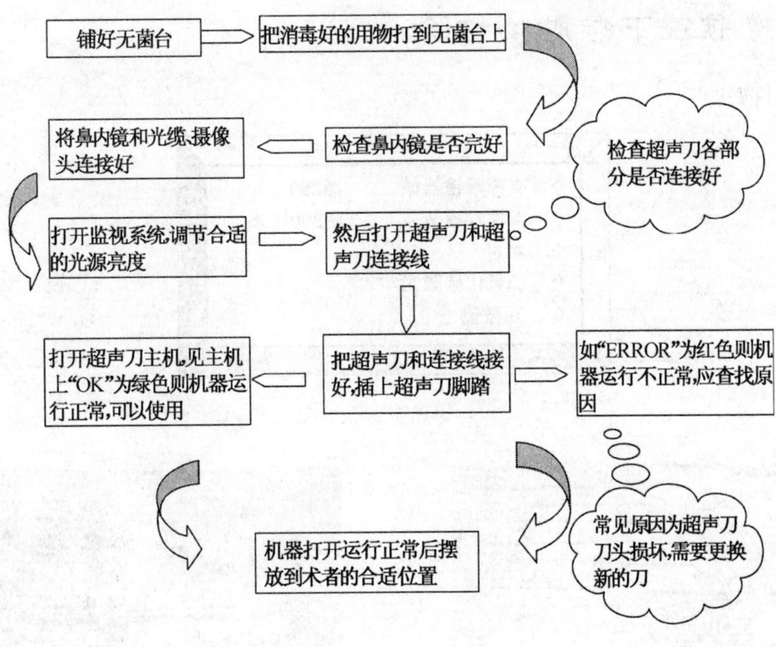

铺好无菌台
把消毒好的用物打到无菌台上
将鼻内镜和光缆,摄像头连接好
手术完毕后，先关闭所有机器开关然后拔下各连接线
用清水冲洗鼻内镜
检查鼻内镜是否完好
然后用干纱布擦净鼻内镜上的水渍
擦洗时注意把血迹擦干
用75%酒精纱布擦洗光缆线摄像头
检查超声刀各部分是否连接好
打开监视系统,调节合适的光源亮度
然后打开超声刀和超声刀连接线
打开超声刀主机,见主机上"OK"为绿色则机器运行正常,可以使用
把超声刀和连接线接好,插上超声刀脚踏
如"ERROR"为红色则机器运行不正常,应查找原因
常见原因为超声刀刀头损坏,需要更换新的刀
机器打开运行正常后摆放到术者的合适位置

图 287

3. 术后消毒流程(图 288)

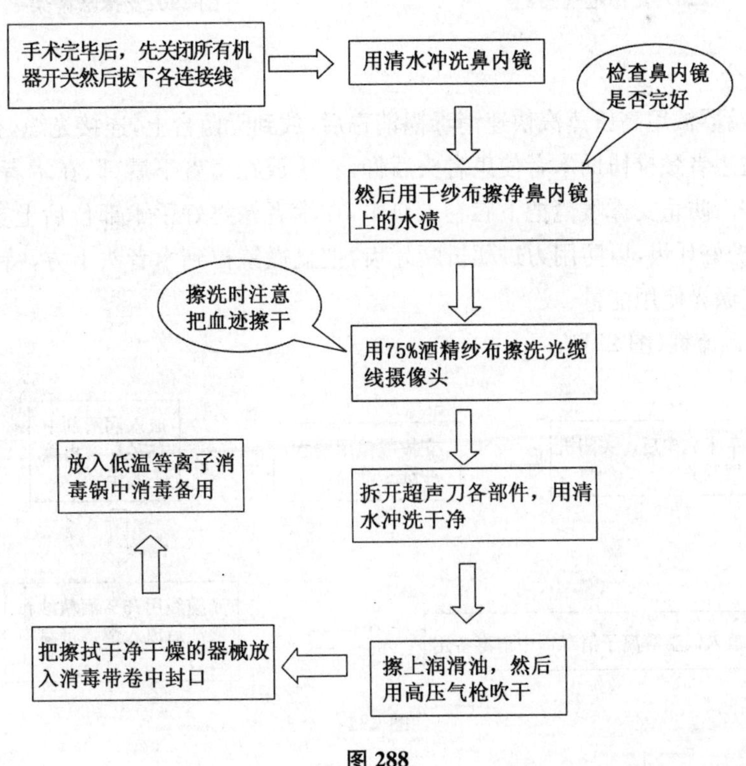

拆开超声刀各部件，用清水冲洗干净
把擦拭干净干燥的器械放入消毒带卷中封口
擦上润滑油，然后用高压气枪吹干

图 288

二、支撑喉镜下喉肿物切除

1. 准备用物：

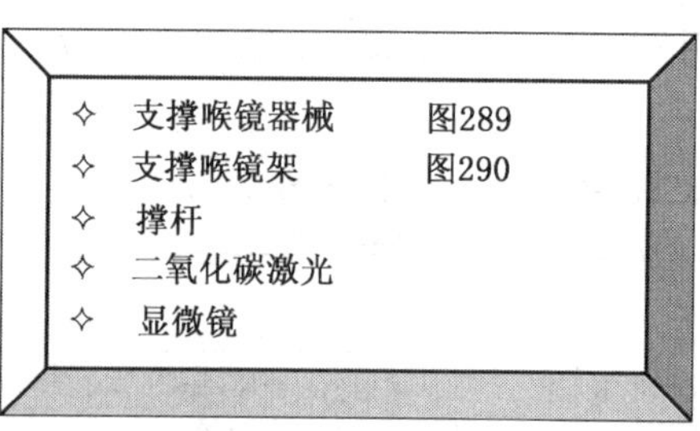

✧ 支撑喉镜器械　图289
✧ 支撑喉镜架　图290
✧ 撑杆
✧ 二氧化碳激光
✧ 显微镜

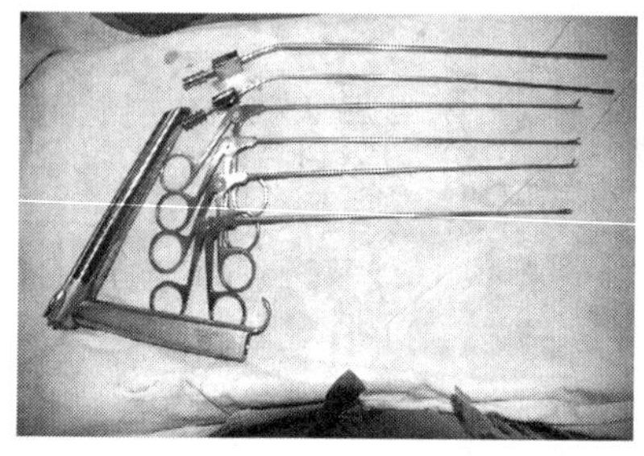

图 289：支撑喉镜器械

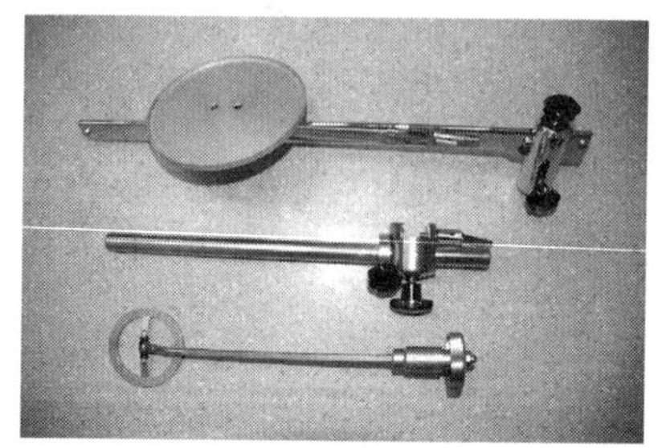

图 290：支撑喉镜架

2. 术中配合

支撑喉镜及器械用高压蒸汽快速消毒锅消毒后，放到无菌台上，连接光缆，打开光源，调节亮度，左手托住患者颈椎协助术者使患者头后仰，右手放在患者下唇部，在术者下支撑喉镜时随时把下唇扒开，防止支撑喉镜把下唇卷入口中，在术者暴露好手术部位后上支撑喉撑杆，注意上撑杆时保护好牙齿，以防用力过猛折断牙齿，把显微镜拉到术者头上方，待调整好位置后接上激光，调节激光使用能量。

3. 术后消毒流程(图 291)：

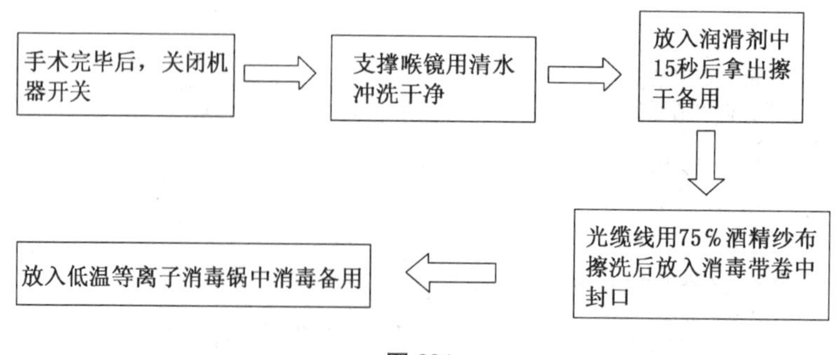

手术完毕后，关闭机器开关
支撑喉镜用清水冲洗干净
放入润滑剂中15秒后拿出擦干备用
光缆线用75％酒精纱布擦洗后放入消毒带卷中封口

图 291

三、上颌骨切除加腓骨瓣移植术

1. 准备用物：

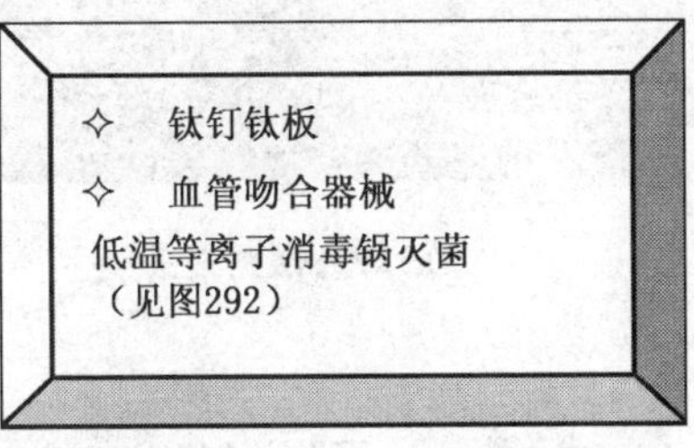

✧ 钛钉钛板
✧ 血管吻合器械
低温等离子消毒锅灭菌
（见图292）

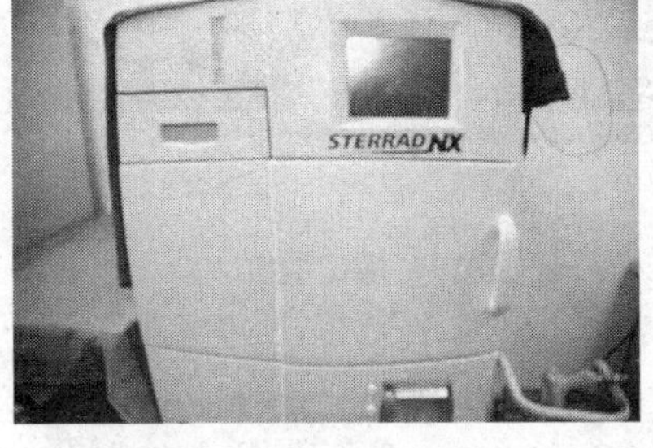

STERRAD NX

图 292：低温等离子消毒锅

- ✧ 上颌骨手术器械（骨凿，剥离子，咬骨钳，咬骨剪）
- ✧ 摆锯
- ✧ 裂隙钻头
- ✧ 高频射频刀

高温高压蒸汽快速消毒锅灭菌（见图293）

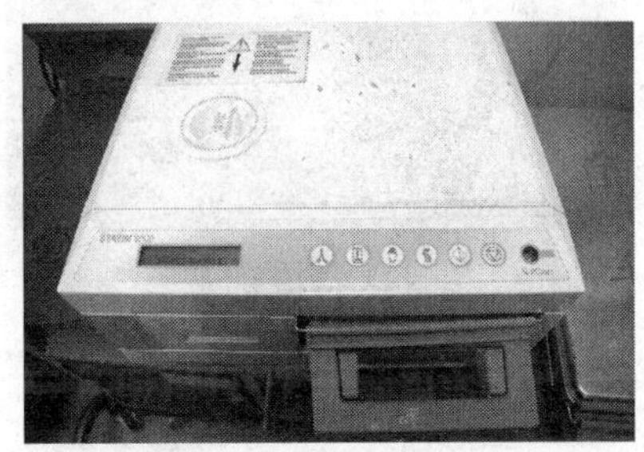

图 293：高温高压蒸汽快速消毒锅

2. 术中配合：

把消毒好的器械用物打到无菌台上，接好摆锯锯柄马达，脚踏，开机后调节转速不超过15 000转，把射频刀连接好，根据手术需要调节射频刀能量，取完腓骨瓣后接裂隙钻头切割腓骨瓣到合适的长度，用钛钉钛板固定腓骨瓣和下颌骨残端，然后吻合血管。

3. 术后消毒流程：

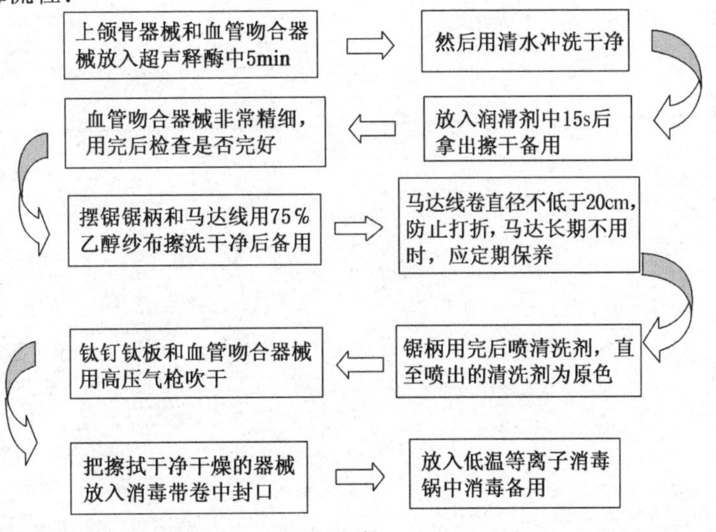

上颌骨器械和血管吻合器械放入超声释酶中5min
然后用清水冲洗干净
放入润滑剂中15s后拿出擦干备用
血管吻合器械非常精细，用完后检查是否完好
摆锯锯柄和马达线用75％乙醇纱布擦洗干净后备用
马达线卷直径不低于20cm，防止打折，马达长期不用时，应定期保养
锯柄用完后喷清洗剂，直至喷出的清洗剂为原色
钛钉钛板和血管吻合器械用高压气枪吹干
把擦拭干净干燥的器械放入消毒带卷中封口
放入低温等离子消毒锅中消毒备用

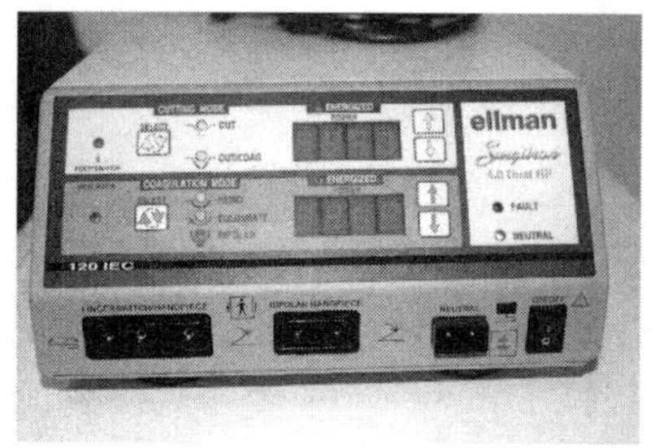

图 294:摆锯主机

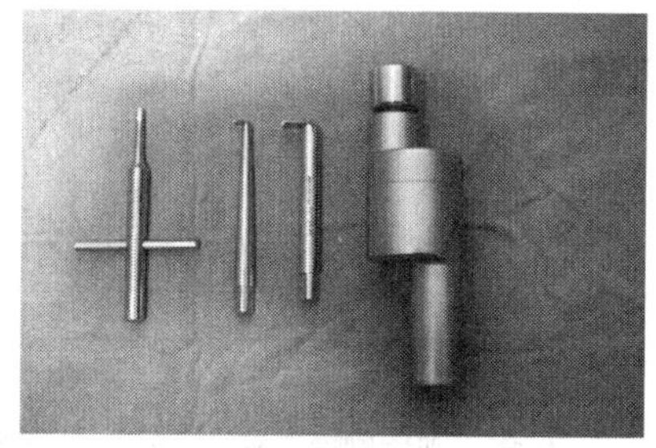

图 295:摆锯刀头

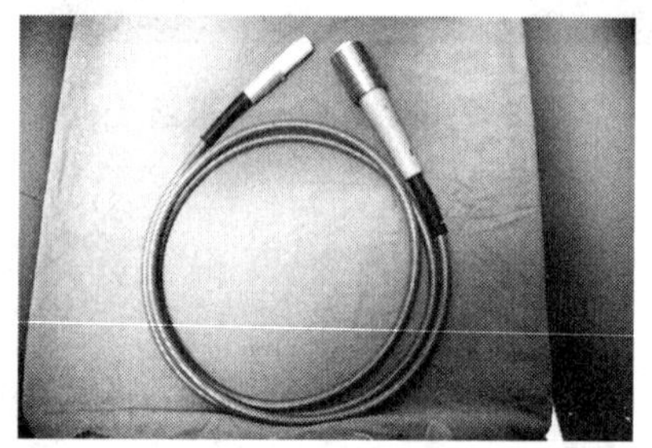

图 296:摆锯连接线

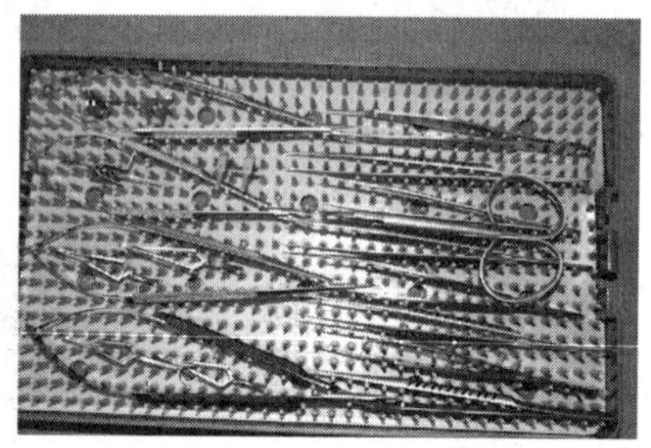

图 297:血管吻合器械

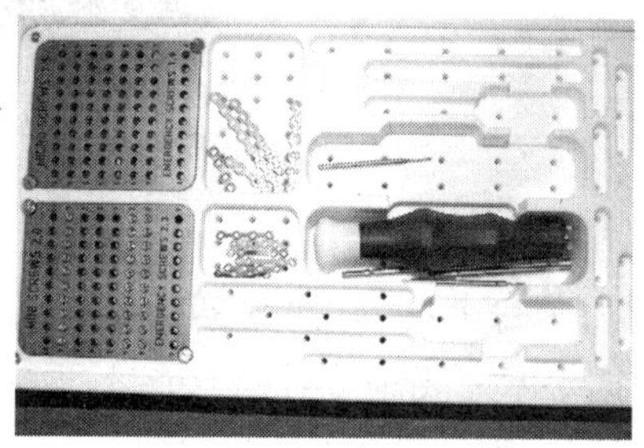

图 298:钛钉、钛板、螺丝刀

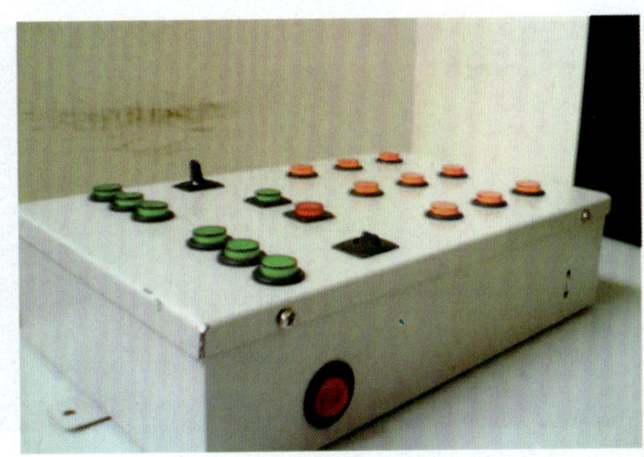

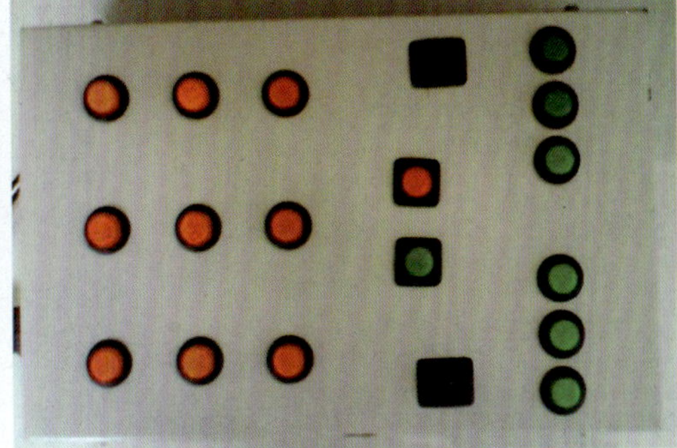

图 11

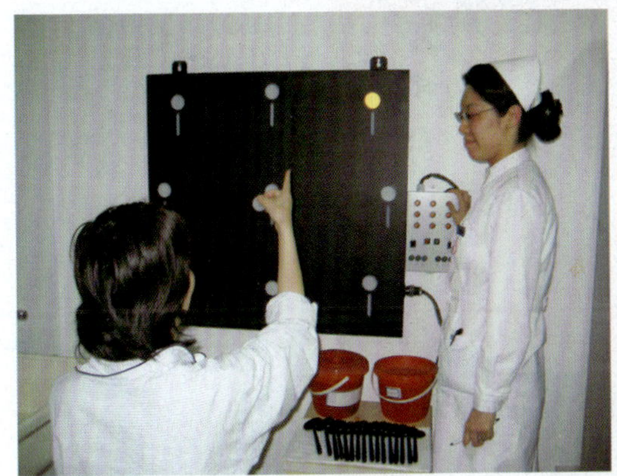

图 12

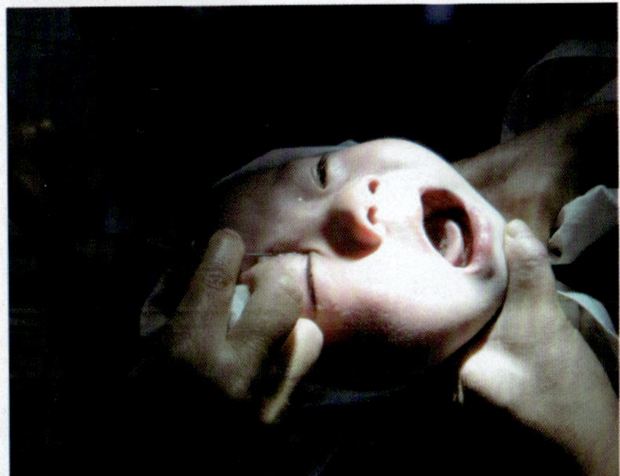

图 32

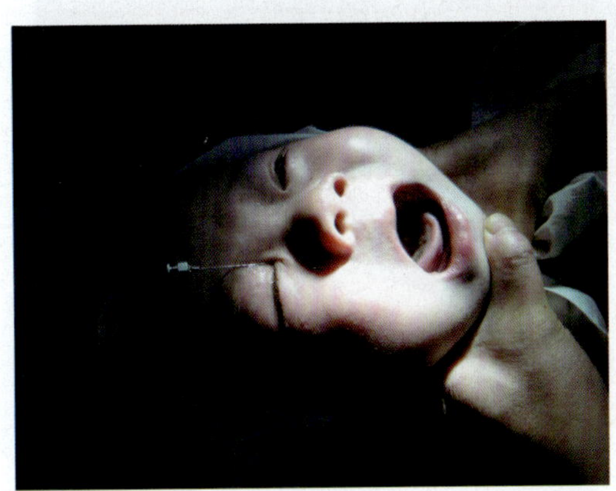

图 33

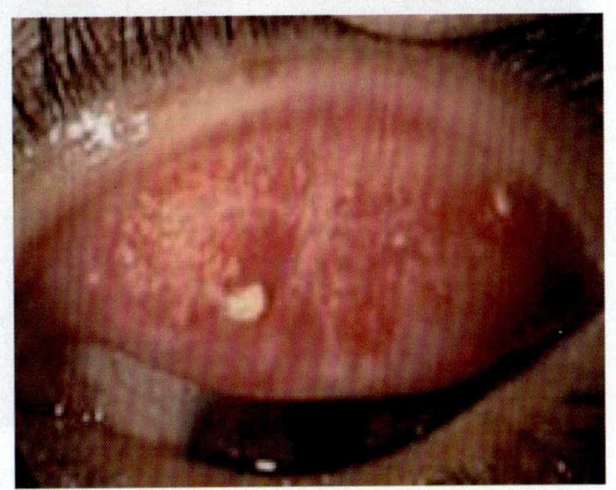

图 41

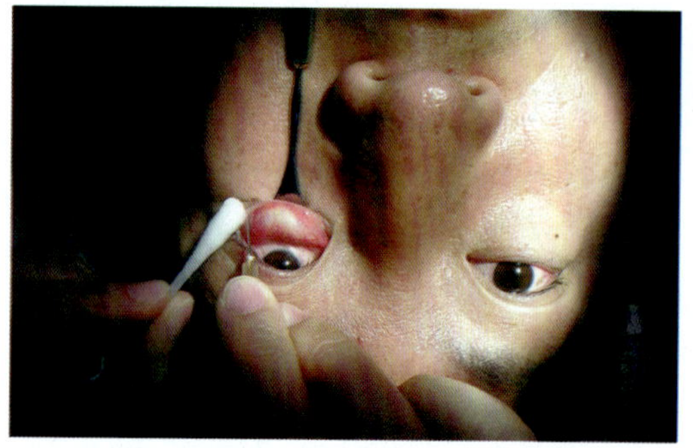

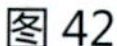

图 42

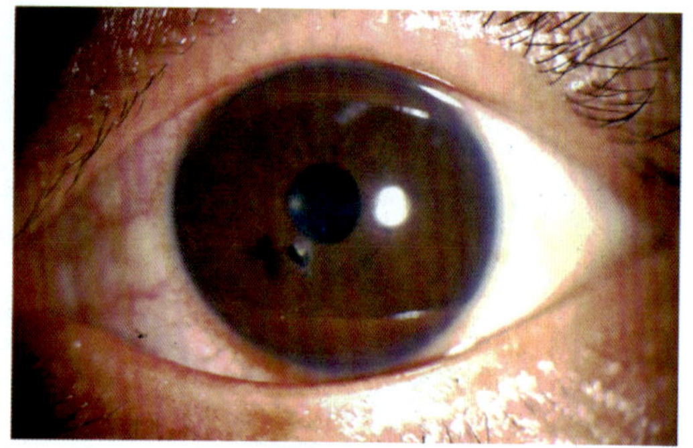

图 43

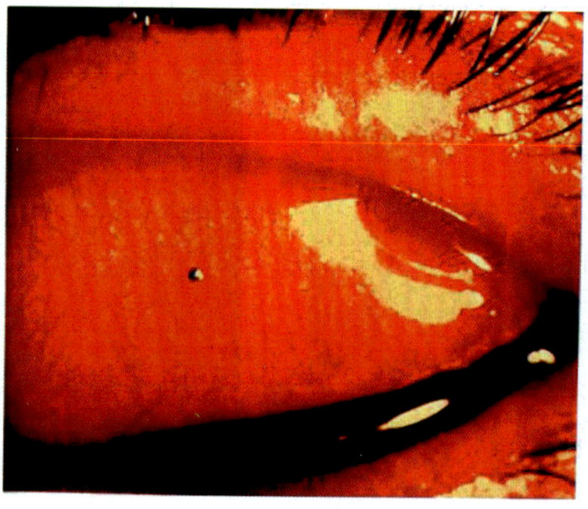

图 44

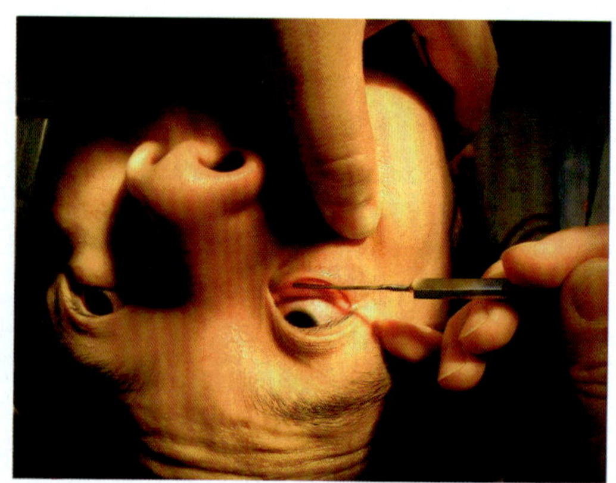

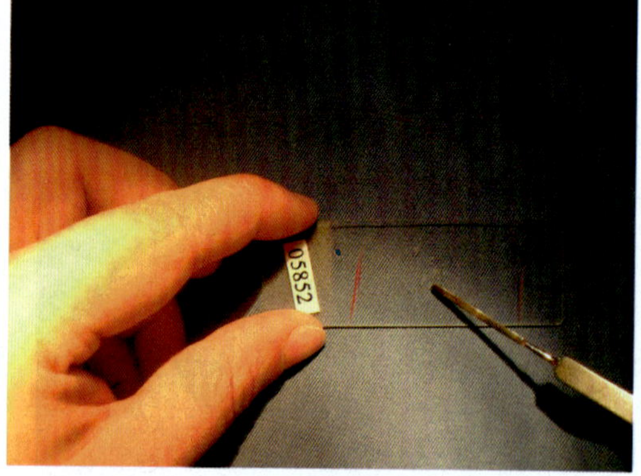

图 52

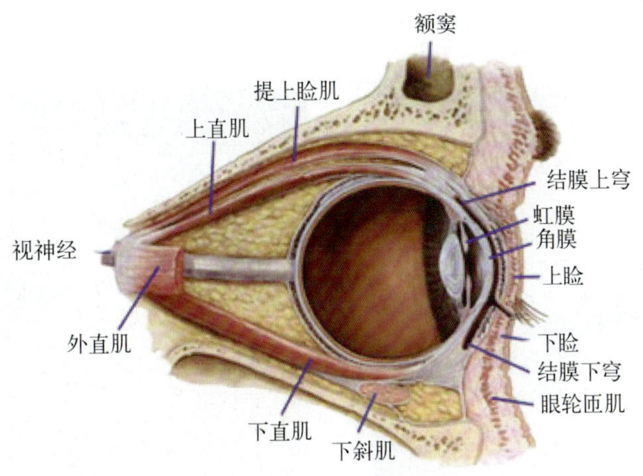

右侧眼球及眶腔矢状断

图 60

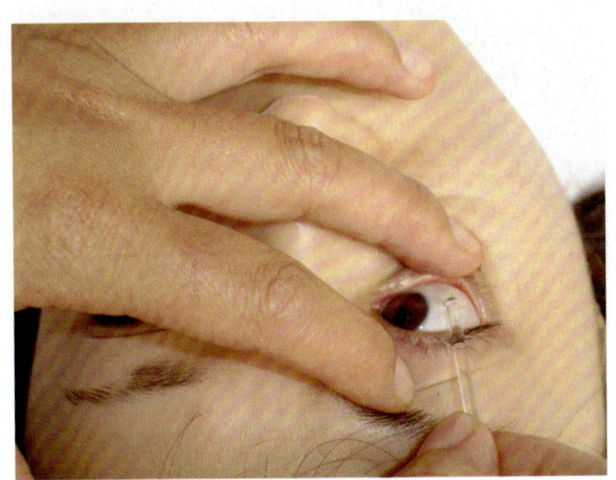

图 64

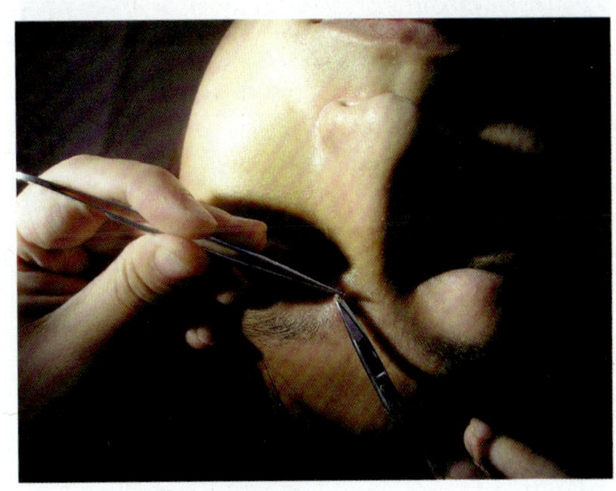

图 67

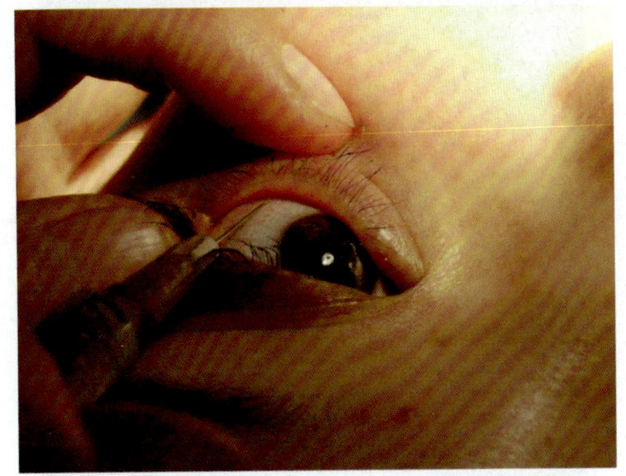

图 71

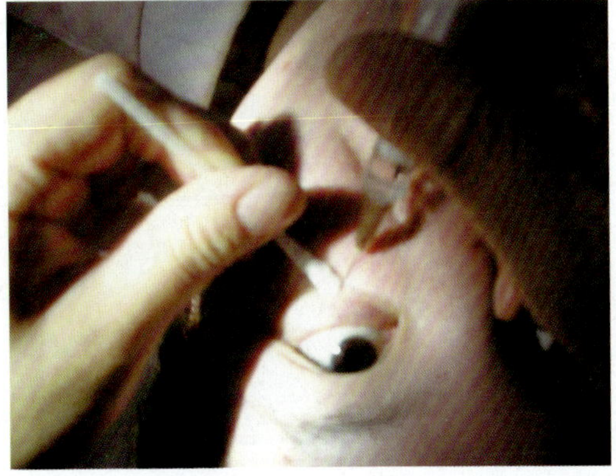

图 72

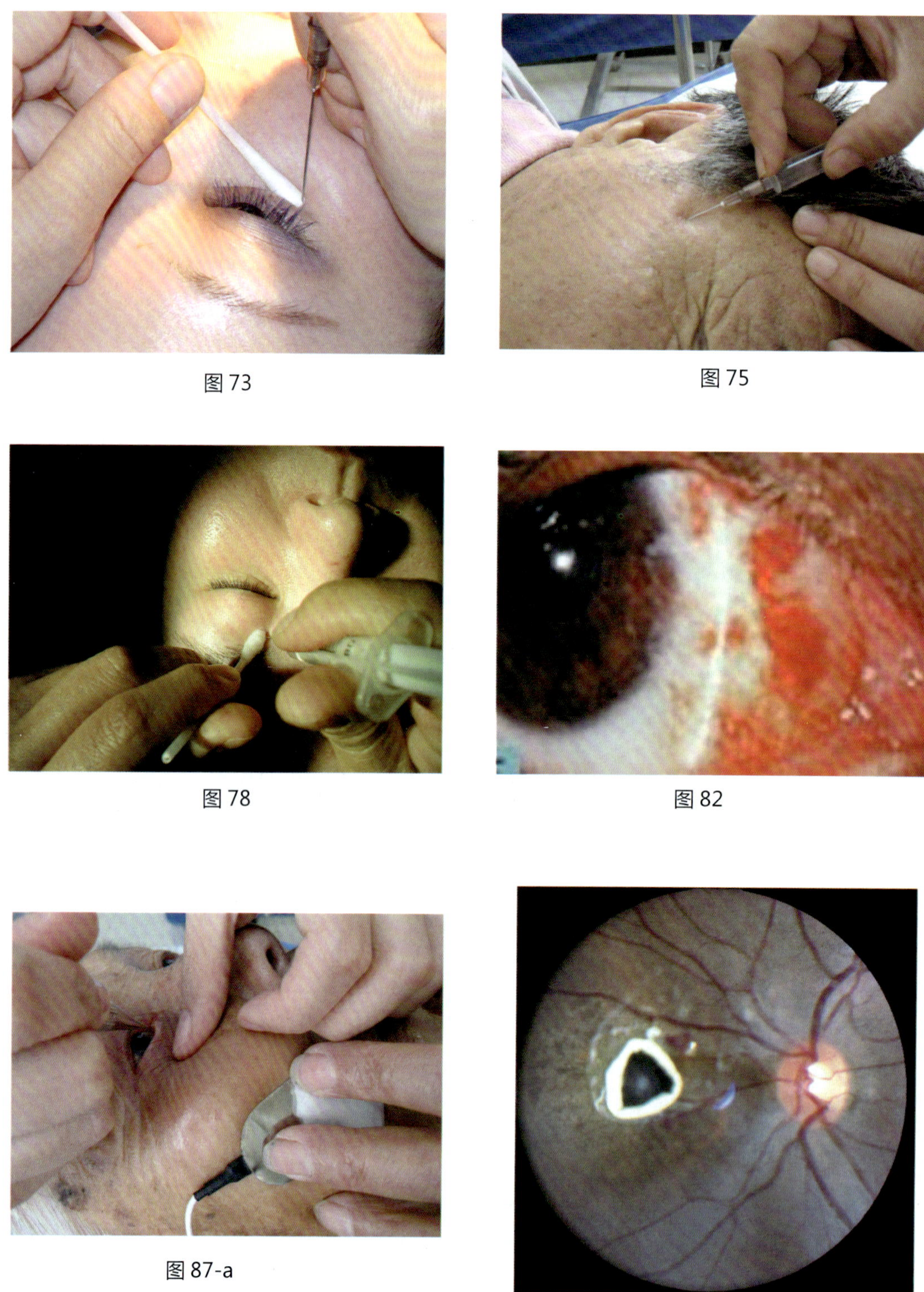

图 73

图 75

图 78

图 82

图 87-a

图 88

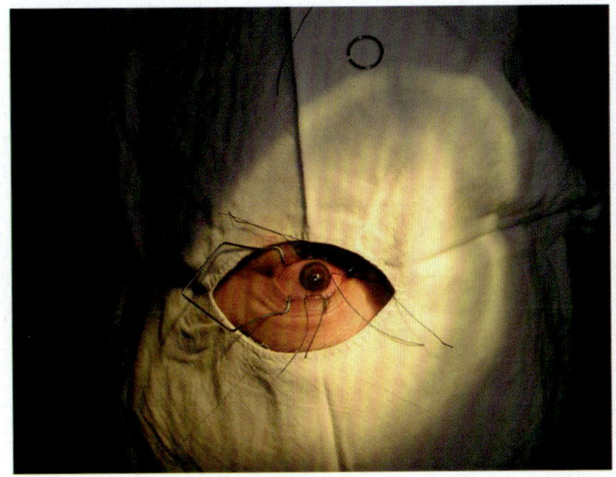

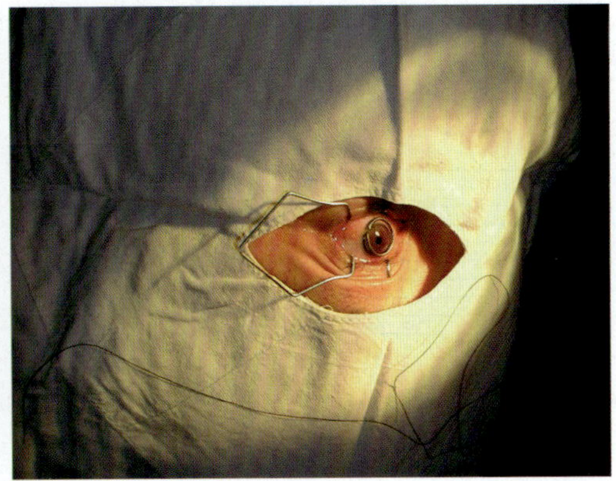

图 90

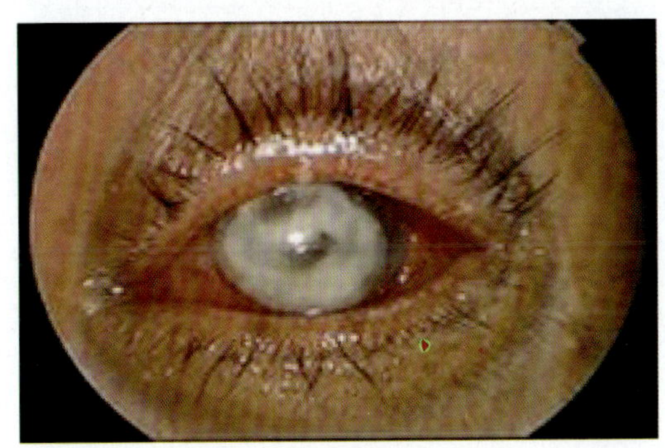

图 93

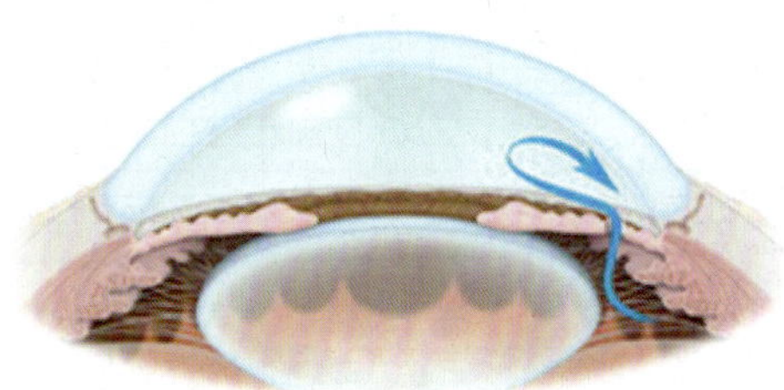

图 104

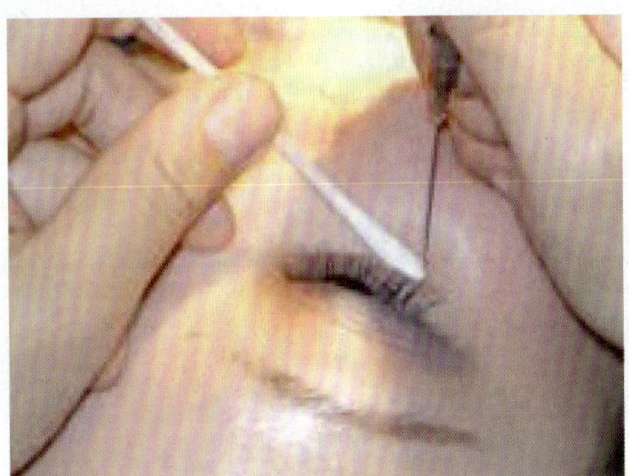

图 108

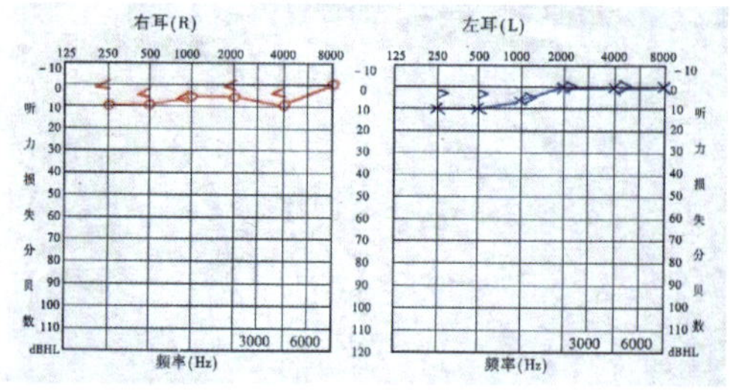

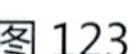
图 123

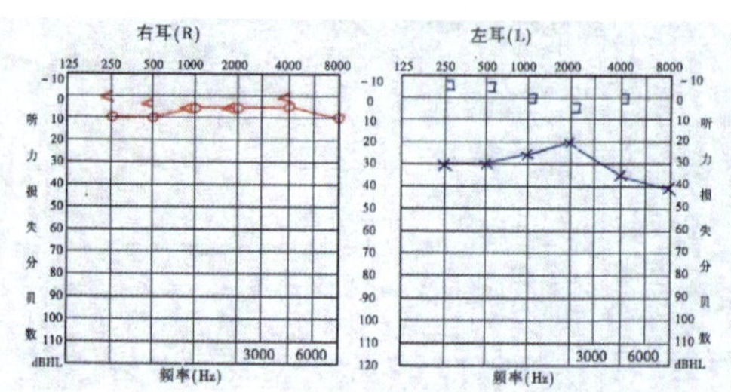

图 124

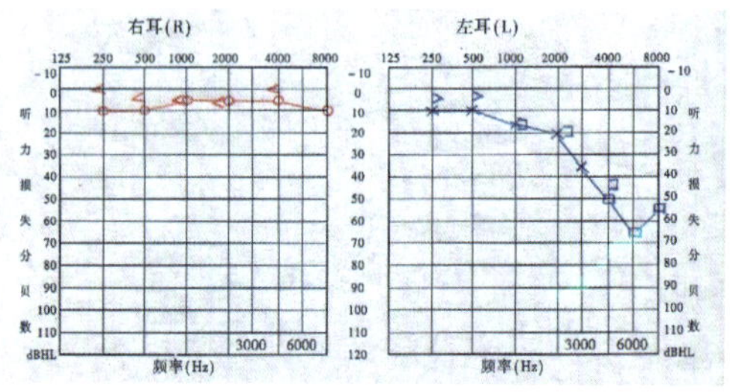

图 125

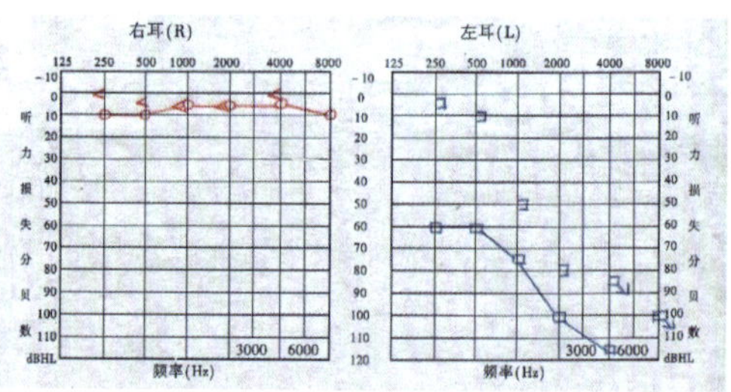

图 126

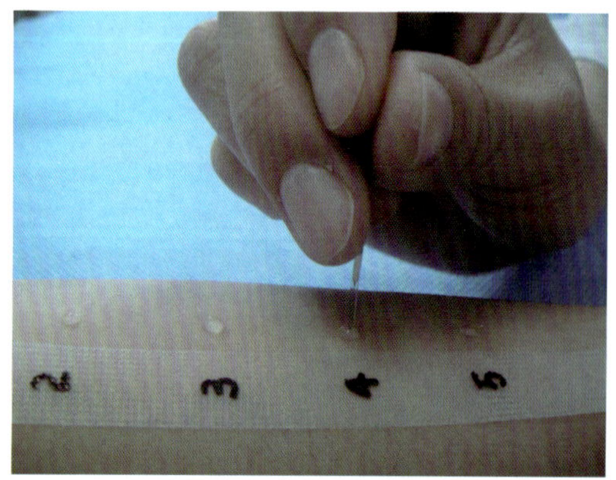

图 145

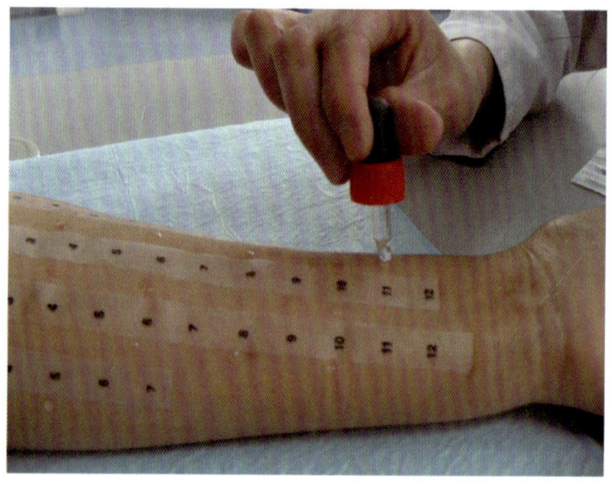

图 146

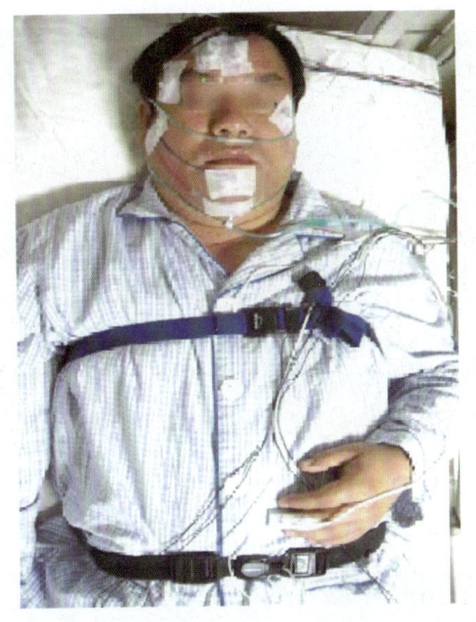

图 147

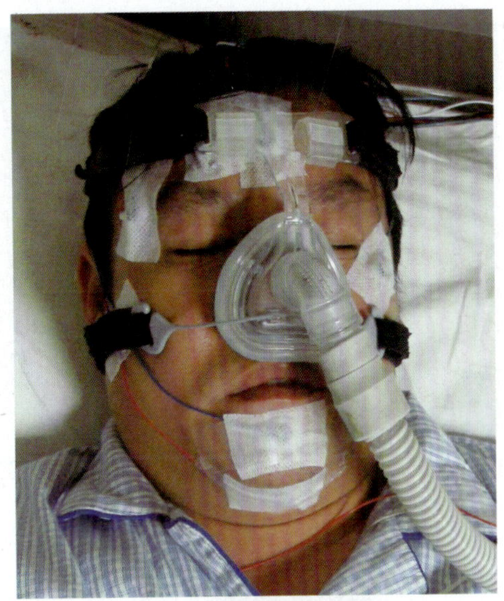

图 150

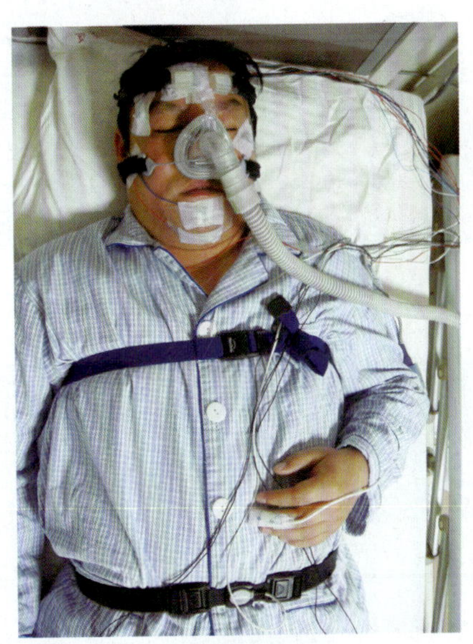

图 151

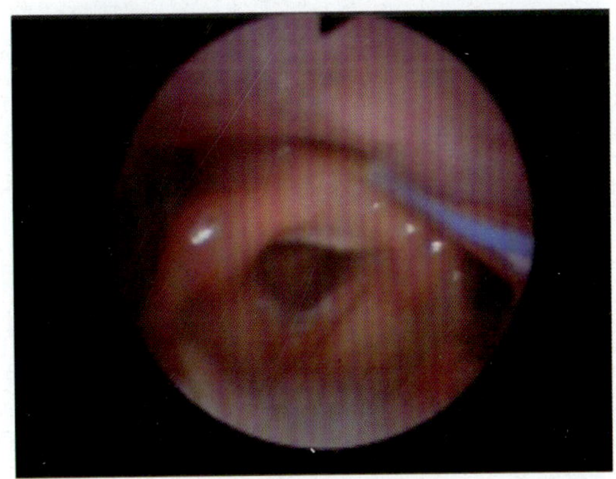

图 154

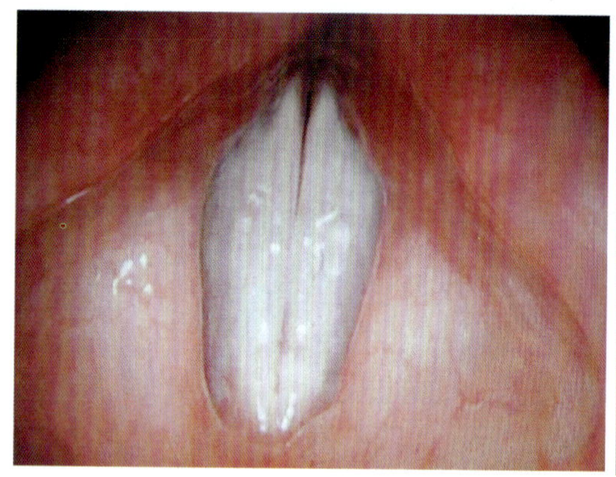

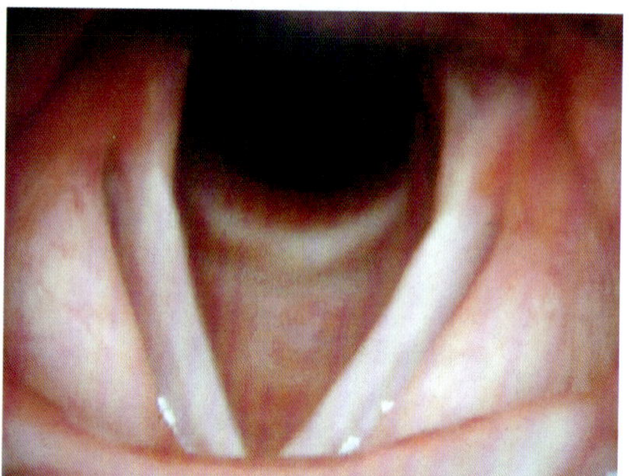

图 157

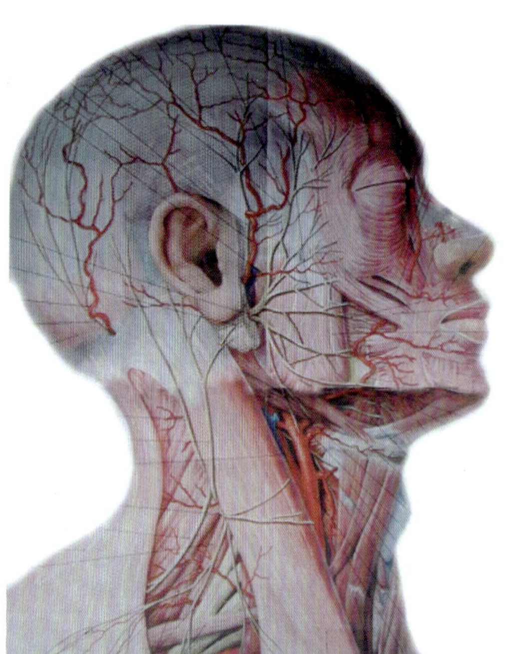

图 159

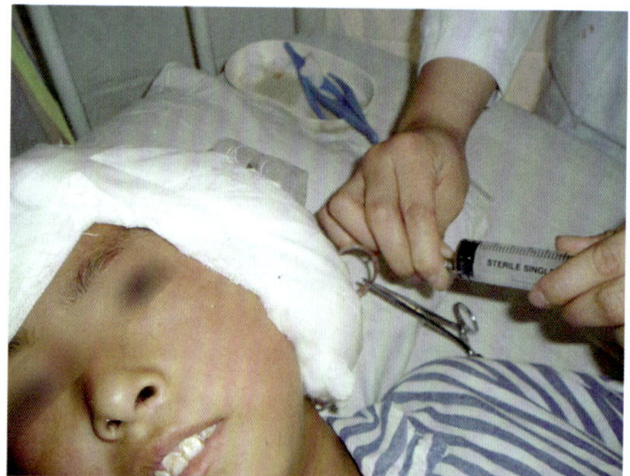

图 171

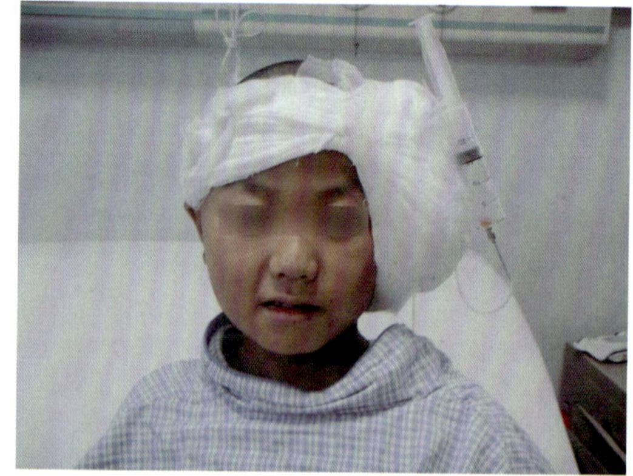

图 172

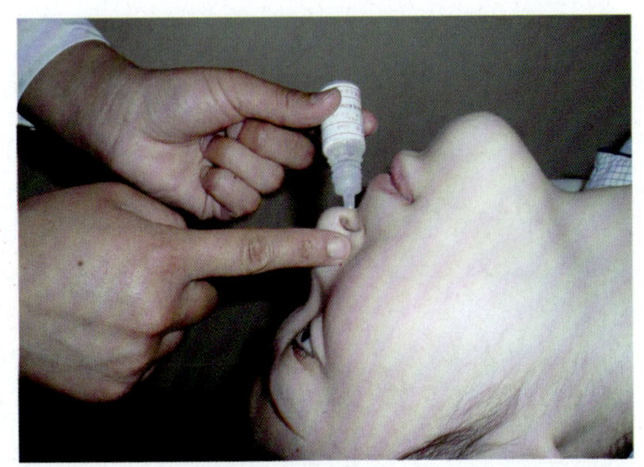
图 176

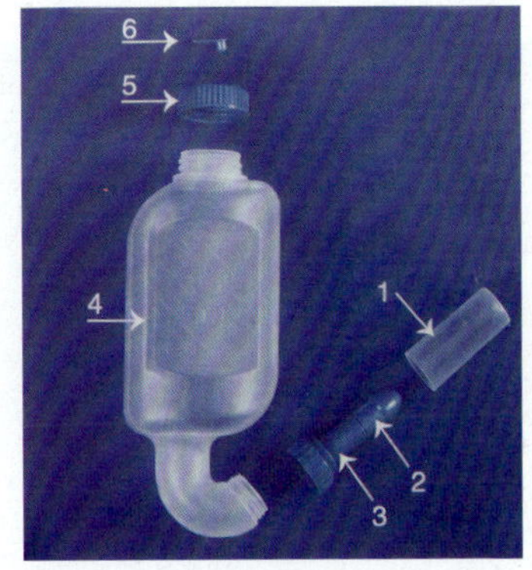

图 177

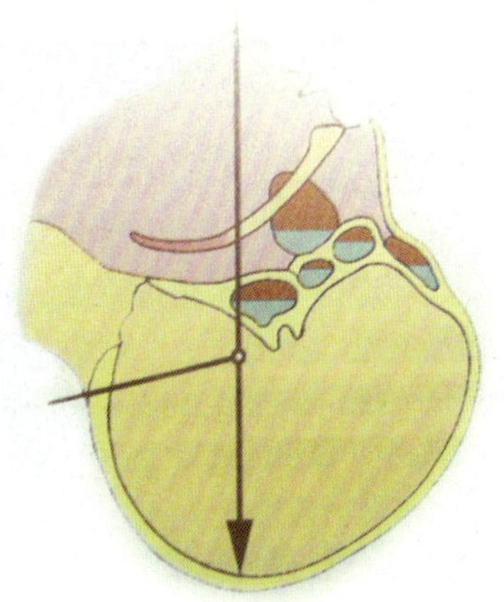
图 182

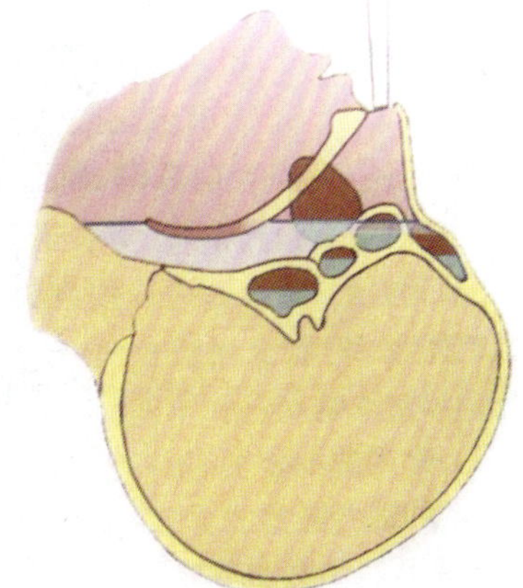
图 183

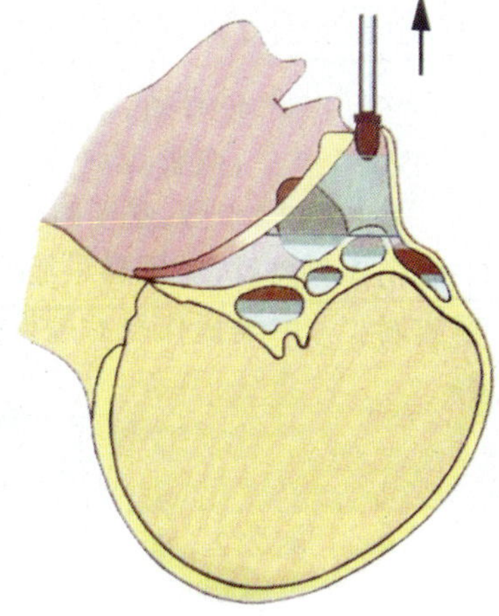
图 184

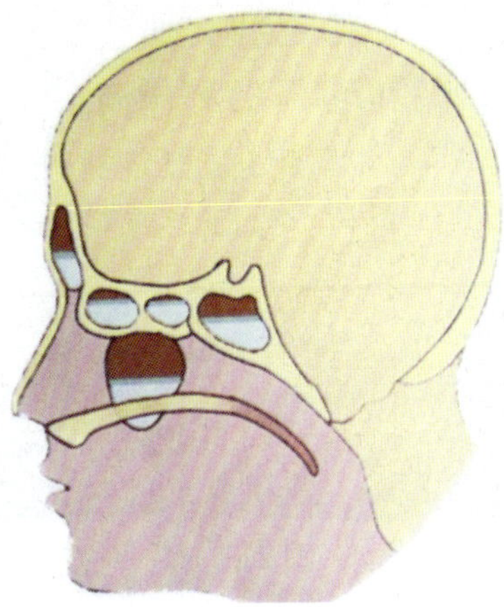
图 186

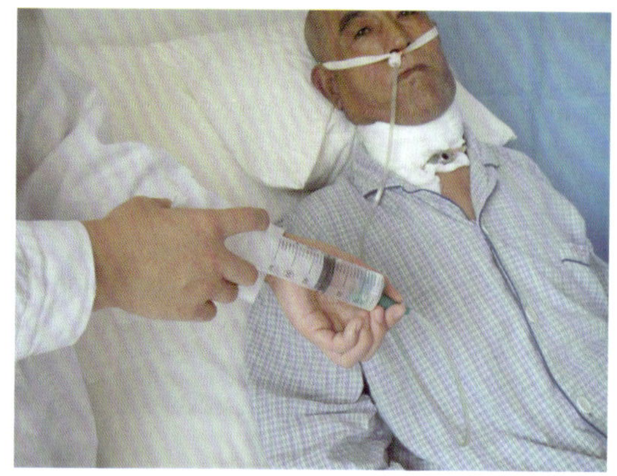

图 195

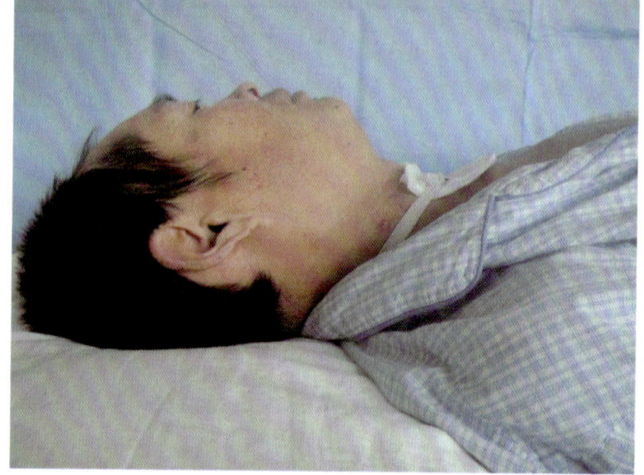

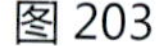

图 203

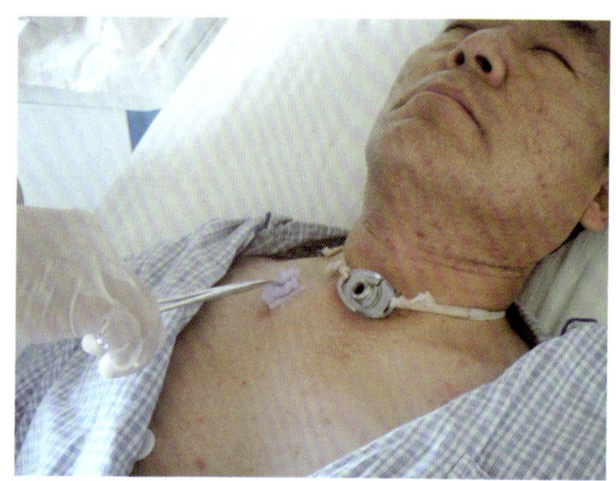

图 204

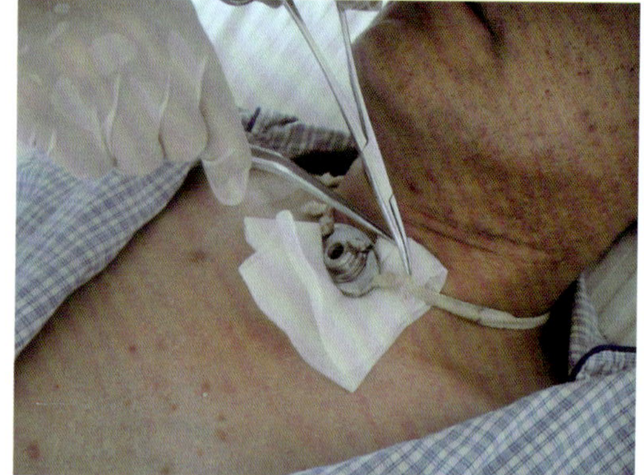

图 205

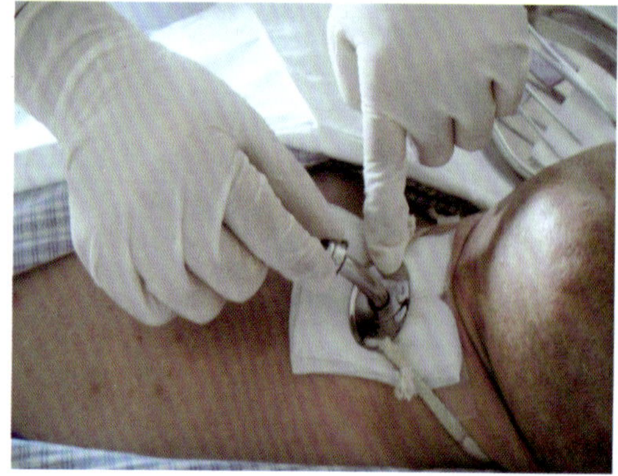

图 211

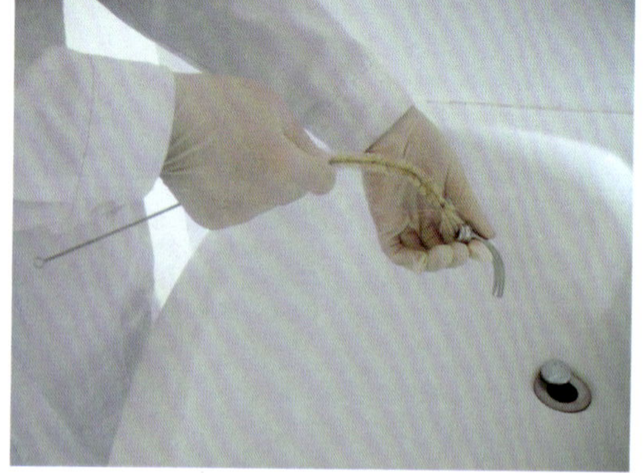

图 212

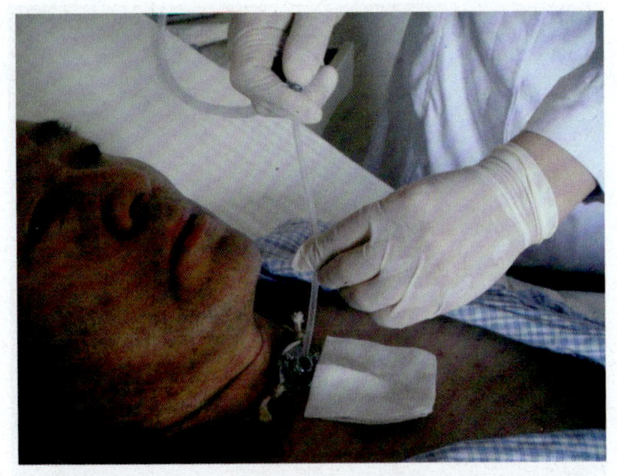
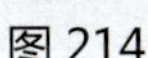

图 214

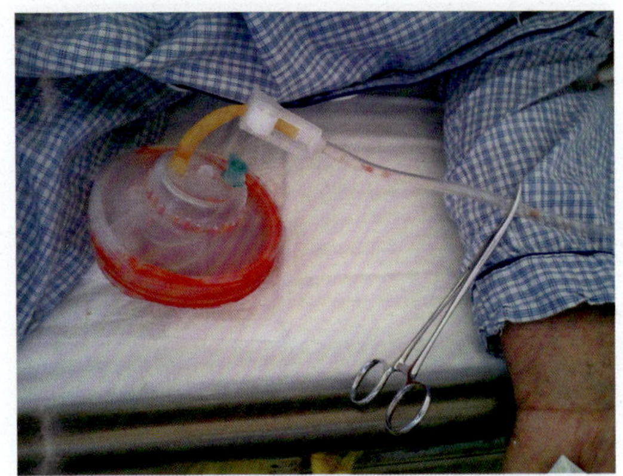

图 217

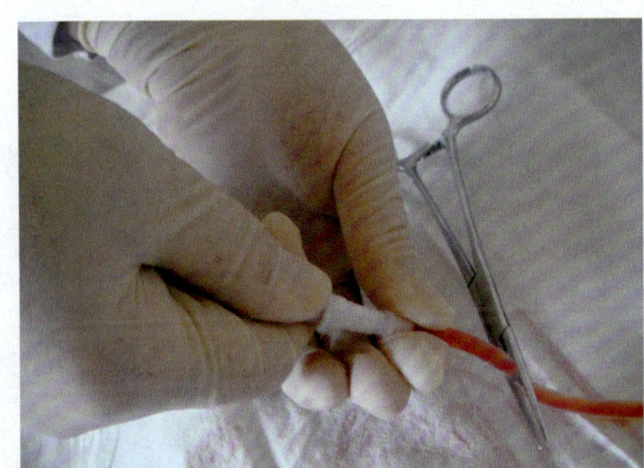

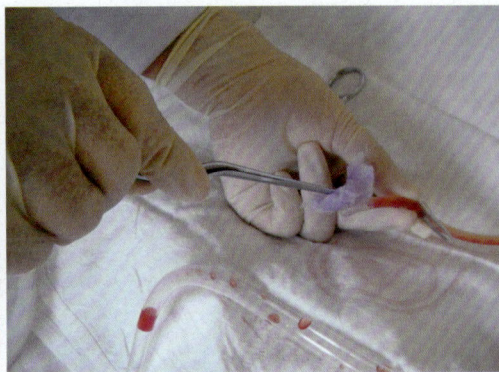

图 218

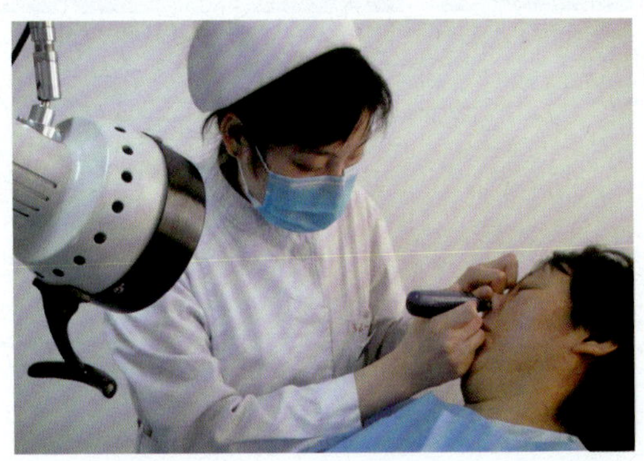

图 224

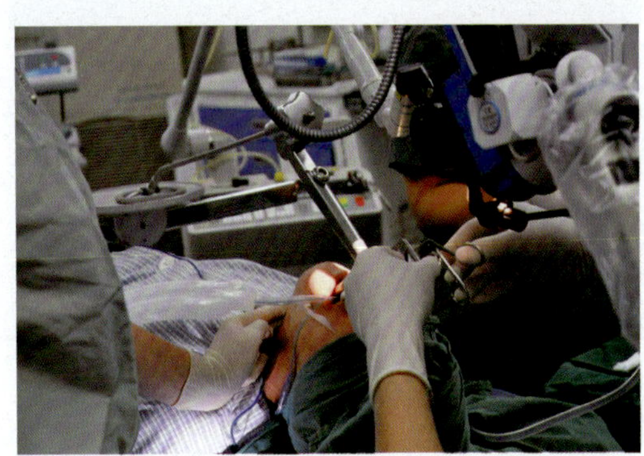

图 270

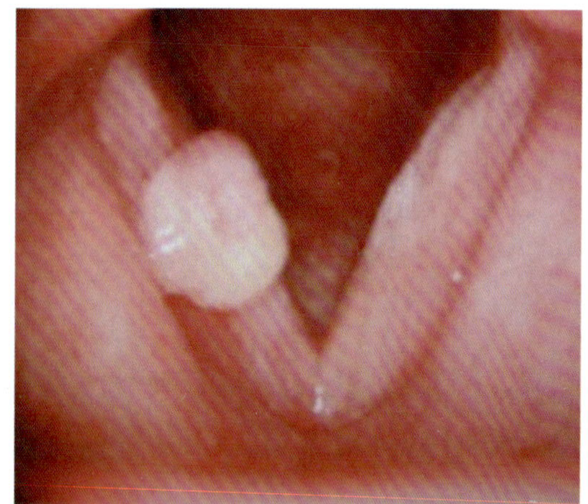
图 271

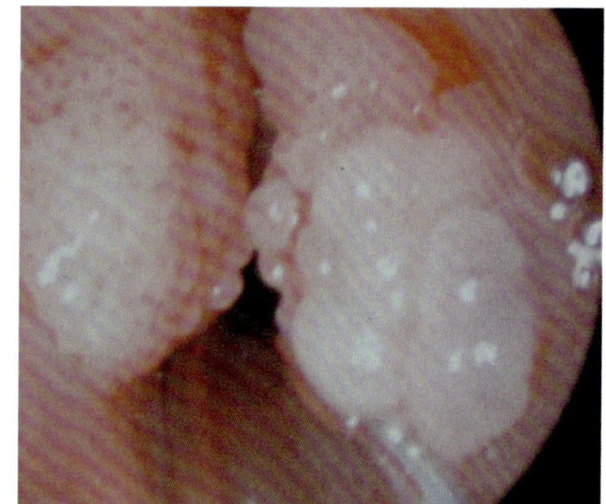
图 272

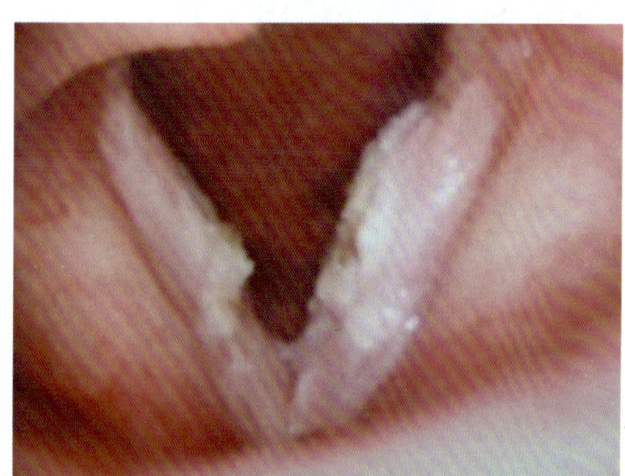
图 273

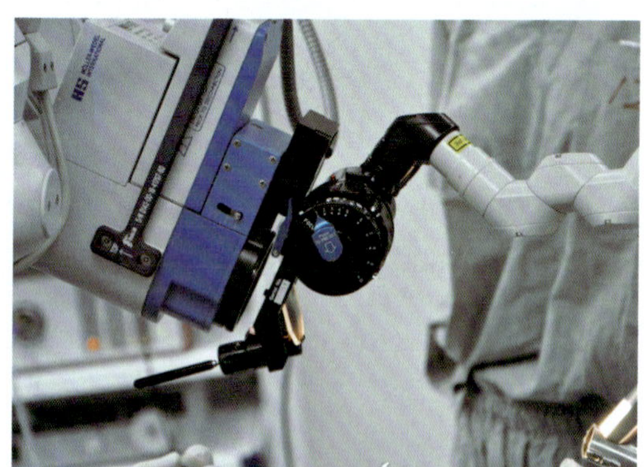
图 274